Erhaltung der Gesundheit

(ehemals Gesundheit und Leistungsfähigkeit)

Rasmus Larssen Alsaker

Writat

Diese Ausgabe erschien im Jahr 2023

ISBN: 9789358810257

Herausgegeben von
Writat
E-Mail: info@writat.com

Inhalt

KAPITEL I.

VORÜBERLEGUNGEN.

Schriften zu Hygiene und Gesundheit sind seit Jahrhunderten zugänglich, doch noch nie gab es so viele Bücher und Zeitschriften zu diesen Themen wie heute. Die meisten Informationen sind so allgemein, vage und unbestimmt, dass nur wenige die Zeit und Geduld haben, die Tausenden von Seiten zu lesen, die nötig sind, um zu lernen, was man tun muss, um gesund zu bleiben. Die Wahrheit lässt sich in den Archiven der Medizin finden, in Schriften aus einem Zeitraum von über dreißig Jahrhunderten, aber es ist ziemlich schwierig, die Körnchen der Wahrheit zu finden.

Gesundheit ist der wertvollste aller Besitztümer, denn mit Gesundheit kann man im Rahmen der Vernunft alles andere erreichen. Einige der großen Menschen der Welt waren kränklich, aber es braucht körperlich und geistig gesunde Männer und Frauen, um die wichtige Arbeit zu leisten. Gesunde Männer und Frauen sind das wertvollste Gut einer Nation.

Es ist natürlich, gesund zu sein, aber wir sind so weit in die Irre gegangen, dass Krankheiten die Regel und gute Gesundheit die Ausnahme sind. Natürlich geht es den meisten Menschen gut genug, um ihrer Arbeit nachzugehen, aber fast alle leiden an einer Krankheit, sei sie geistig oder körperlich, akut oder chronisch, die sie eines Teils ihrer Leistungsfähigkeit beraubt. Der durchschnittliche Mensch ist für sich selbst, seine Familie und die Gesellschaft weniger wertvoll, als er sein könnte. Seine schlechten Gewohnheiten, die ihm oft nicht bewusst sind, haben zu Schwäche und Krankheit geführt. Diese Bedingungen hindern ihn daran, geistig und körperlich sein Bestes zu geben.

Dieser abnormale Zustand wirkt sich negativ auf seine Nachkommen aus, die möglicherweise nicht mit besonderen Mängeln geboren werden, aber bei der Geburt weniger Widerstandskraft haben, als ihnen zusteht, und daher sehr leicht einer Krankheit zum Opfer fallen. Dieser Zustand der eingeschränkten Widerstandskraft wurde von Generation zu Generation weitergegeben, und wir geben ihn heute als Erbe an unsere Kinder weiter.

In den Vereinigten Staaten sterben jährlich etwa 280.000 Babys unter einem Jahr. Die durchschnittliche Lebensdauer beträgt nur etwas mehr als vierzig Jahre. Es sollte mindestens einhundert Jahre dauern. Das ist eine sehr konservative Aussage, denn viele werden deutlich älter und es liegt in der Macht jedes Einzelnen, sein Leben über das heute als hohes Alter hinausgehende Alter hinaus zu verlängern.

Unter günstigen Bedingungen sollten die Menschen bis zum Alter von hundert Jahren oder älter in Komfort und Gesundheit leben, nützlich und im vollen Besitz ihrer Fähigkeiten. Abgesehen von Unfällen, die weniger zahlreich sein dürften, wenn den Menschen bewusst wird, dass unangemessene Eile und Geschwindigkeit Verschwendung sind und dass das Leben wertvoller ist als angehäufter Reichtum, könnte und sollte das menschliche Leben eine Gewissheit sein. Es sollte keine plötzlichen Todesfälle aufgrund der Volkskrankheiten von heute geben. Tatsächlich sollten und könnten Lungenentzündung, Typhus, Tuberkulose, Krebs und verschiedene andere Krankheiten, die für die überwiegende Mehrheit der Menschheit tödlich sind, abgeschafft werden. Das mag idealistisch klingen, aber solche Ergebnisse sind in naher Zukunft zwar nicht wahrscheinlich, aber möglich.

Alle zivilisierten Nationen, von denen wir wissen, mit Ausnahme der Chinesen, sind nach ein paar Jahrhunderten Wachstum und Blüte, normalerweise etwa tausend Jahren oder weniger, verfallen. Für den Niedergang und Untergang von Nationen werden viele Gründe angeführt. Vor allem Rom gibt Anlass zum Nachdenken. Schauen Sie sich jedoch die Geschichte jeder bekannten Nation an, die zu Bedeutung, Ruhm und Macht aufgestiegen ist, und Sie werden feststellen, dass sie blühte, solange sie in engem Kontakt mit dem Boden blieb. Mit dem Fortschritt der Zivilisation verändern die Völker ihre Lebensweise von Einfachheit zu Luxus und Komplexität. So verfallen die Individuen, und am Ende gibt es genug individuellen Verfall, der zu einer nationalen Degeneration führt. Wenn dieser Prozess weit genug fortgeschritten ist, sind diese Menschen nicht mehr in der Lage, sich zu behaupten. Im harten Wettbewerb der Nationen ist die Belastung zu groß und sie gehen zugrunde. Es gibt einen Punkt der Verfeinerung, über den die Menschen nicht hinausgehen und überleben können.

Von Luxusnationen werden in Not gestürzt. Durch den erneuten Kontakt mit dem Boden kommt es dann nach und nach zu einer Regeneration, sofern ihnen noch genug Lebenskraft zum erneuten Aufstehen bleibt. Das ist die Geschichte der Italiener. Viele andere, wie die einst großen Ägypter, deren Zivilisation sehr weit fortgeschritten war und die so ausschweifend wurden, dass eine tugendhafte Frau zu einer Kuriosität wurde, konnten sich selbst nach vielen Jahrhunderten nicht erholen. Die degenerierten Nationen sind wie kranke Individuen: Einige sind auf dem Weg in den Ruin so weit gegangen, dass sie zum Sterben verurteilt sind. Andere können langsam ihre Gesundheit wiedererlangen, indem sie sich bessern.

Nationen, wie auch Einzelpersonen, kommen in gemäßigten Umständen im Allgemeinen besser zurecht als in Opulenz. Fast alle können Armut ertragen, aber nur der außergewöhnliche Einzelne oder die außergewöhnliche Nation kann den Reichtum ertragen. Die Natur verlangt von uns, dass wir sowohl Körper als auch Geist trainieren.

Die Zivilisation ist nicht schädlich für Gesundheit und langes Leben. Tatsächlich ist das Gegenteil der Fall, denn wenn die Menschen Fortschritte machen , lernen sie, die Kräfte der Natur zu beherrschen, und wenn sie diese Kräfte unter Kontrolle haben, sind sie in der Lage, ein besseres, gesünderes Leben zu führen, aber wenn sie zu weich und luxuriös werden, verfällt die Moral und physische Fasern , und am Ende muss die Nation fallen, denn ihre einzelnen Einheiten sind in einer Welt, die eine Mischung aus Gehirn und Muskeln erfordert, nicht überlebenswürdig.

Die Zivilisation fördert ein langes Leben, solange die Menschen gemäßigt sind und einfach leben. Wenn sie jedoch zu sinnlicher Weichheit degeneriert, kommt es zu einer individuellen und rassischen Verschlechterung. Unter Wilden ist die Kindersterblichkeit sehr hoch, aber Krankheiten wie Krebs, Tuberkulose, Pocken und Morbus Bright sind selten. Dies sind Luxusgüter, die im Allgemeinen mit der Zivilisation eingeführt werden. Enge Wohnverhältnisse, zu großzügige Nahrungsversorgung, zu wenig Bewegung und Alkohol sind einige der verhängnisvollen Segnungen, die der zivilisierte Mensch den Wilden bringt.

Ein Teil des Preises, den wir dafür zahlen müssen, zivilisiert zu sein, ist die Ausübung beträchtlicher Selbstbeherrschung und Selbstverleugnung, sonst müssen wir leiden.

Der Gesundheitszustand des Einzelnen ist nicht zufriedenstellend. Es gibt zu viel Krankheit, zu viel Leid und zu viele vorzeitige Todesfälle. Schätzungen zufolge erkranken in unserem Land täglich durchschnittlich etwa drei Millionen Menschen. Der finanzielle Verlust ist enorm und die Angst und das Leid sind unvorstellbar.

Die Rasse verliert jedes Jahr eine riesige Armee von Individuen, die sich auf dem Höhepunkt ihrer Produktivität befinden. Wenn ein Teil einer großen Stadt zerstört wird, denken die Menschen sorgfältig über den materiellen Verlust nach und planen, eine Wiederholung zu verhindern. Aber das ist nichts im Vergleich zu dem Verlust, den wir durch den jährlichen Tod einer Vielzahl erfahrener Männer und Frauen erleiden. Zerstörte Geschäftsblöcke können ersetzt werden, aber es ist unmöglich, Männer und Frauen zu ersetzen.

Wir betrachten diese unnötige Lebensverschwendung selbstgefällig, weil wir daran gewöhnt sind und sie deshalb für natürlich halten. Es ist weder notwendig noch natürlich. Wenn wir die Schriften der Natur lesen und beherzigen würden, würde es aufhören. Dann würden die Menschen leben, bis ihre Zeit gekommen wäre, um friedlich und wunderschön zu vergehen, so wie es die goldenen Blätter des Herbstes oder die Grashalme tun.

Viele haben Angst vor dem Alter, weil sie es mit Altersschwäche, Hilflosigkeit und der kindlichen Missgunst verbinden, die im Volksmund mit zunehmendem Alter assoziiert wird. Dies ist kein natürliches Alter; es ist Krankheit. Das natürliche Alter ist süß, tolerant und fröhlich. Es gibt nur wenige Dinge im Leben, die wertvoller sind als die Erinnerung an Eltern und Großeltern, die in Würde alt geworden sind, nachdem sie die Stürme der Begierden und Leidenschaften überstanden haben, der Geist fest inthronisiert und erfüllt von der ruhigen Toleranz und Weisheit, die mit den Jahren eines guten Lebens einhergehen Leben verbracht.

Ein beschäftigter Geist in einem gesunden Körper degeneriert nicht. Obwohl das Gehirn scheinbar instabil ist, ist es einer der stabilsten Teile des Körpers.

Wir sollten uns Gesundheit wünschen und erwerben, denn wenn wir gesund sind, erreichen wir unsere maximale Leistungsfähigkeit. Wir können das Leben genießen. Wir haben eine größere Fähigkeit zu bekommen und zu geben. Wir leben erfüllter. Da wir normal sind, sind wir im Einklang mit uns selbst und unseren Partnern. Wir sind überall von größerem Wert. Wir sind bessere Bürger.

Jeder Einzelne hat dem Rennen etwas zu verdanken. Es ist unsere Pflicht, unseren Teil dazu beizutragen, dass das Ergebnis unseres Lebens nicht eine Tendenz zur Degeneration, sondern zum Aufbau der Rasse ist. Der Anteil jedes Einzelnen ist gering, die Gesamtheit jedoch groß. Wenn unsere Kinder besser geboren und besser erzogen sind als wir und es im Allgemeinen Raum für Verbesserungen gibt, haben wir zumindest geholfen.

Gesundheit ist für alle erreichbar, die nicht unter organischen Krankheiten leiden, und die überwiegende Mehrheit hat keine organischen Krankheiten. Alles, was nötig ist, ist, ein natürliches Leben zu führen und zu lernen, wie man den Geist richtig nutzt. Diejenigen, die mit den Ansichten über Rassenpflicht nicht einverstanden sind, können ihren persönlichen Wert durch ein besseres Leben steigern, ohne sich Gedanken über die Rasse zu machen. Jeder Einzelne, der ein natürliches Leben führt und an Vorteile denkt, trägt zu einer besseren öffentlichen Gesundheit bei. Die nationale Gesundheit ist die Gesamtheit der individuellen Gesundheit und wird verbessert, wenn sich die Gesundheit des Einzelnen verbessert. Nationale oder rassische Verbesserungen kommen durch Evolution zustande, nicht durch Revolution. Die Verbesserung ist auf kleine Beiträge aus vielen Quellen zurückzuführen.

Die größte Kraft zur menschlichen Erhebung ist Wissen. Reformer glauben oft, dass sie die Welt durch Gesetzgebung verbessern können. Dauerhafte

Reformen kommen durch Bildung. Wenn die Gesetze sehr repressiv sind, ist die Reaktion sowohl groß als auch unangenehm.

Das Erlernen der Stenographie dauert etwa sechs Monate. Um ein erstklassiger Schmied oder Hufschmied zu werden, bedarf es einer langen Ausbildung. Um die Grundkenntnisse der ärztlichen Kunst zu erlangen, ist ein vier- bis sechsjähriges Studium erforderlich. Um eine Sprache zu lernen, braucht ein begabter Schüler mindestens ein Jahr. Um ein Anwalt zu werden, muss er zwei bis vier Jahre lang studieren. Ein Geschäftsmann muss viele Jahre arbeiten, bevor er ein Experte auf seinem Gebiet ist. Keine dieser Errungenschaften ist so viel wert wie eine gute Gesundheit, doch ein Mensch mit durchschnittlicher Intelligenz kann in seiner Freizeit in zwei bis sechs Monaten genügend Wissen über das richtige Leben erwerben, um sich eine gute Gesundheit zu sichern, wenn er so gut lebt wie er weiß wie. Lohnt es sich ? Das ist es auf jeden Fall, denn es ist eine der Grundvoraussetzungen des Lebens. Gesundheit erhöht die Erwerbsfähigkeit und Produktivität und verdoppelt sowohl die Lebensfreude als auch die Lebenserwartung.

Krankheit ist ein sehr teurer Luxus. Gesundheit ist eines der billigsten, wenn auch eines der seltensten Dinge auf der Welt. Es gibt keinen Königsweg zur Gesundheit. Wenn es ein Gesetz der Gesundheit gibt, dann dieses: Nur wer es verdient, wird es dauerhaft behalten.

Viele ziehen es vor, in diesem Zustand der Unsicherheit zu leben, den man als erträgliche Gesundheit bezeichnen kann, einem Zustand, in dem sie nicht leiden, es ihnen aber nicht ganz gut geht. In diesem Zustand haben sie ihre kleinen Höhen und Tiefen und gelegentlich eine schwere Krankheit, die allzu oft tödlich endet. Auch solche Menschen sollten sich Gesundheitswissen aneignen, denn es könnte die Zeit kommen, in der sie das Leben in vollen Zügen genießen wollen, was ihnen nur gelingt, wenn sie gesund sind. Wer über dieses Wissen verfügt, kann sich oft schnell und effektiv selbst helfen, wenn es kein anderer kann.

Ich kenne viele, die von der Krankheit zur Gesundheit erzogen wurden. Viele von ihnen sind indiskret, aber sie haben gelernt, die Anzeichen drohenden Ärgers zu erkennen und beruhigen sich, bevor sie von etwas Ernsthaftem überrollt werden. Auf diese Weise ersparen sie sich und ihren Familien viel Leid, viel Angst und viele Kosten. Jeder Erwachsene sollte genug wissen, um gesund zu bleiben. Jeder sollte die Anzeichen einer bevorstehenden Krankheit kennen und wissen, wie man sie abwenden kann. Der geistige Trost und die Leichtigkeit, die der Besitz eines solchen Wissens mit sich bringt, sind unbezahlbar.

Alles, was sich lohnt, muss irgendwie bezahlt werden, und der Preis für eine weiterhin gute Gesundheit sind einige Grundkenntnisse und Selbstbeherrschung. Mit einem rationalen Leben sind keine Schwierigkeiten verbunden. Es bedeutet, gemäßigter und etwas einfacher zu leben, als es üblich ist. Einfachheit reduziert den Arbeitsaufwand und die Reibung und steigert die Lebensfreude. Die Fröhlichkeit, der Schwung und das Prickeln vor Lebensfreude, die diejenigen empfinden, die vollkommen gesund sind, gleichen die schlechten Gewohnheiten, die sie aufgeben müssen, mehr als aus.

Viele der populären Lehren über Krankheiten und deren Vorbeugung sind falsch. Die Keimtheorie ist eine Täuschung. Eines Tages wird die Tatsache allgemein anerkannt sein, wie es heute von einigen wenigen der Fall ist, dass die sogenannten pathogenen Bakterien oder Keime keine Kraft haben, einen gesunden Körper zu schädigen, dass es zuerst zu einer körperlichen Degeneration kommt und das System dann zu einem günstigen Nährboden wird für Keime: Mit anderen Worten: Zuerst kommt es zu Krankheiten und danach vermehren sich die krankheitserregenden Bakterien. Diese Ansicht mag für die Mehrheit sehr lächerlich erscheinen, denn es ist ein fester Grundsatz der heutigen Volksmedizin, dass Mikroorganismen die Ursache der meisten Krankheiten sind.

Für die meisten Menschen, sowohl Ärzte als auch Laien, sind die verschiedenen Krankheiten klar und individuell erkennbar. Typhus ist eine Krankheit. Eine Lungenentzündung ist etwas ganz anderes. Bestimmt ist das so, sagen sie, denn ist Typhus nicht auf den Bacillus typhosus und Lungenentzündung auf Pneumokokken zurückzuführen? Aber das ist nicht so. Abgesehen von mechanischen Verletzungen gibt es nur eine Krankheit, und die verschiedenen Zustände, die wir mit individuellen Namen bezeichnen, sind nur Manifestationen dieser Krankheit. Die zugrunde liegende Krankheit ist Schmutzigkeit, und ihre Erscheinungsformen variieren je nach Umständen und Individuum.

Dieser Schmutz betrifft nicht die Haut, sondern das Innere des Körpers. Der Blutkreislauf wird unrein, hauptsächlich aufgrund von Verdauungsstörungen und Verstopfung, die hauptsächlich auf falsche Essgewohnheiten zurückzuführen sind. Zu den Ursachen zählen unter anderem falsches Denken, zu wenig Bewegung, Mangel an frischer Luft sowie die Einnahme von Beruhigungsmitteln und Stimulanzien, die die Aufnahme- und Ausscheidungsfunktionen des Körpers beeinträchtigen. In allen Fällen ist das Blut unrein. Der Patient leidet an einer Autointoxikation oder Autotoxämie.

Wenn dies wahr ist, würde daraus folgen, dass die Behandlung aller Krankheiten ungefähr gleich ist. Beispielsweise müsste bei Ekzemen etwa die gleiche Behandlung durchgeführt werden wie bei einer Lungenentzündung. Im Grunde muss genau das getan werden, um die besten Ergebnisse zu erzielen. Allerdings erfordern die unterschiedlichen Standorte und Erscheinungsformen, dass in besonderen Fällen spezielle, weniger wichtige

Linderungsmaßnahmen ergriffen werden müssen, um die schnellsten und besten Ergebnisse zu erzielen. Sowohl bei Ekzemen als auch bei Lungenentzündungen kommt es darauf an, den Körper zu reinigen.

Die Ausübung der Medizin ist keine Wissenschaft. Wir haben Medikamente, die als ausgezeichnete Heilmittel gelten, doch genau diese Medikamente führen manchmal innerhalb weniger Stunden nach der Einnahme zum Tod. Die Ausübung der Medizin ist eine Kunst, und das Ergebnis hängt in manchen Fällen mehr von der Persönlichkeit des Künstlers ab als von den Medikamenten, die er verabreicht, denn grob gesagt sind alle Medikamente entweder Beruhigungsmittel oder Stimulanzien, und wenn die Dosierung unter dem Risiko gehalten wird In der Regel erholt sich der Patient. Es scheint kaum einen Unterschied zu machen, ob das Arzneimittel in winzigen homöopathischen Dosen verabreicht wird, die so gering sind, dass sie nur eine suggestive Wirkung haben, oder ob es von Allopathen und Eklektikern in mehreren hundertfach höheren Dosen verabreicht wird.

Es ist wahr, dass wir Medikamente haben, mit denen wir die Zahl der Herzschläge pro Minute verringern oder erhöhen, die Pupillen des Auges erweitern oder verengen, die Schleimsekretion hemmen oder anregen, das Nervensystem beruhigen oder reizen können usw., aber Alles, was erreicht wird, ist eine vorübergehende Stimulation oder Beruhigung, und ein solches Jonglieren heilt nicht. Die medizinische Praxis ist heute das, was sie in der Vergangenheit war: weitgehend Experimente und Vermutungen.

Andererseits müssen Naturheiler, die viel aus dem Kelch des Wissens getrunken haben, nicht raten. Sie wissen, dass das Zurückhalten von Nahrung und die Reinigung des Verdauungstrakts das Fieber senken. Sie wissen, dass die gleichen Maßnahmen verschmutzte Wunden reinigen und den Eiterausfluss in kurzer Zeit stoppen können. Sie wissen, dass die gleichen Maßnahmen in Verbindung mit heißen Bädern Kopfschmerzen beseitigen und Schmerzen lindern können. Sie wissen außerdem, dass es nach dem Verschwinden der akuten Symptome keine weitere Krankheit mehr geben wird, wenn der Patient sich richtig um sich selbst kümmert. Mit ein wenig Erfahrung kann ein intelligenter Naturheiler seinen Patienten in den meisten Fällen sagen, was sie zu erwarten haben, wenn die Anweisungen befolgt werden. Er kann positiv sagen, dass es keine Rückfälle und keine Komplikationen geben wird.

Wie sehr unterscheidet sich das von der unbefriedigenden Praxis der Schulmedizin! Allerdings weigern sich die meisten Ärzte, die wertvollen Lehren anzunehmen, die ihnen kostenlos angeboten werden, und einer der Gründe dafür ist, dass die Naturheiler ihr Wissen nicht in wissenschaftlicher Form darlegen. Das Wissen ist wissenschaftlich, aber einfach. Ein solcher Einwand wird von einem Berufsstand, der eine Kunst ausübt, nicht mit gutem Gewissen geäußert. Das Leben besteht nur zu einem kleinen Teil aus Wissenschaft, vermischt mit viel Kunst.

Der wahre Wissenschaftler in der Heilkunst ist derjenige, der einen Kranken nehmen und ihn mit den ihm zur Verfügung stehenden Mitteln wieder gesund machen kann, und zwar nicht auf zufällige Weise, sondern auf so wissende Weise, dass er das Ergebnis vorhersagen kann. In schweren Fällen kann der natürliche Heiler, der auf Intelligenz und Erfahrung beruht, dies zwanzig Mal tun, während der Mann, der auf Medikamente angewiesen ist, dies nur einmal tut. Die Ärzte, die Medikamente verschreiben, sind ständig auf der Suche nach Komplikationen und Rückfällen, und davon gibt es viele. Die Naturheiler wissen, dass bei richtiger Behandlung weder Komplikationen noch Rückfälle auftreten können, es sei denn, die Krankheit ist bereits so weit fortgeschritten, dass die Lebenskräfte vor Beginn der Behandlung erschöpft sind, was in der Regel nicht der Fall ist. In diesem Buch werden viele der medizinischen Trugschlüsse von heute, sowohl unter Fachleuten als auch unter Laien, in freundlicher Hilfsbereitschaft angesprochen und an ihrer Stelle Ideen angeboten, die mehr Wahrheit enthalten. Die Wahrheit ist nach unserem Verständnis das beste Wissen, das wir heute haben. Es ist nicht behoben, denn es kann morgen durch etwas Besseres ersetzt werden. Eine grundlegende Wahrheit in Bezug auf die Gesundheit wird sich jedoch nie ändern, nämlich dass es notwendig ist, sich an die Naturgesetze, oder anders gesagt, an die Gesetze unseres Seins zu halten, um sie zu erhalten.

Niemand kann den Bereich Gesundheit vollständig abdecken, denn obwohl er sehr einfach ist, ist er so groß wie das Leben. Die hilfreichsten Teile dieses Buches werden diejenigen sein, die jedem Einzelnen den Weg weisen, seine Beziehung zu dem, was wir Natur nennen, zu verstehen und ihm so dabei helfen, ein besseres Verständnis seiner selbst zu erlangen.

Mit natürlichem Leben ist nicht gemeint, dass man die Gnaden der Zivilisation ablehnt und in Adamskostüm umherirrt und sich ohne Zubereitung von den Nahrungsmitteln ernährt, die man in Wald und Feld findet. Gemeint ist die Anpassung jedes Menschen an seine Umgebung bzw. die Umgebung an den Menschen, bis Harmonie oder Gleichgewicht, also Gesundheit, hergestellt ist.

Das Schwierigste an der Gesundheitsvermittlung ist, dass sie so einfach ist. Menschen suchen nach etwas Geheimnisvollem. Als ihnen gesagt wird, dass die gute alte Mutter Natur die einzige Heilerin sei, sind sie ungläubig, denn man hat ihnen beigebracht, dass Ärzte heilen. Wenn ihnen mitgeteilt wird, dass sie keine Medikamente benötigen und dass eine externe Behandlung unnötig ist, fällt es ihnen schwer, das zu glauben, denn Krankheiten erforderten schon immer eine Behandlung in irgendeiner Form in den Händen der Ärzteschaft. Wenn ihnen weiter gesagt wird, dass sie sich selbst helfen müssen, indem sie so leben, dass sie der normalen Funktion ihres Körpers keine Hindernisse in den Weg legen, denken sie, dass der Arzt, der so denkt und redet, ein Spinner sein muss, und viele suchen dort Hilfe Ihnen wird gesagt, dass sie durch Pillen, Pulver und Tränke oder durch verschiedene Impfungen und Injektionen Gesundheit erlangen können.

Gesund zu leben ist so einfach, dass jeder intelligente Mensch die Kunst beherrschen und darüber hinaus im Durchschnitt verlorene Gesundheit wiedererlangen kann, ohne die Hilfe professioneller Heiler. Es gibt reichlich Wissen und alles, was benötigt wird, ist ein scharfsinniger Geist, um die Wahrheit zu finden und dann genügend Willenskraft aufzubringen, um sie zu leben. Wenn ein guter Heiler zur Hand ist, ist es günstiger, sein Honorar für eine persönliche Beratung zu zahlen, als zu versuchen, sich ohne Hilfe zur Gesundheit zu entwickeln. Wenn es jedoch eine Belastung ist, den Preis zu zahlen, erwerben Sie das Wissen und praktizieren Sie es, und die Gesundheit wird zurückkehren meiste Fälle. Die überwiegende Mehrheit der Menschen, die an chronischen Krankheiten leiden, die als unheilbar gelten, können durch eine angemessene Lebensweise gesund werden.

Je fähiger und offener der Heiler ist, desto weniger Behandlung wird durchgeführt. Durch minutiöse Untersuchungen und häufige Behandlungen wird dem Patienten das Gefühl vermittelt, dass er für sein Geld viel bekommt. Ratschläge sind das, was der Heiler zu verkaufen hat, und wenn sie richtig sind, sind sie wertvoll. Gegen die Zahlung eines angemessenen Honorars sollte der Patient nichts einzuwenden haben, denn das, was er lernt, ist lebenslang. Die Leute zahlen gerne für Rezepte oder Medikamente. Letztere sind schädlich, wenn sie in ausreichender Menge eingenommen werden, um eine große Wirkung zu erzielen. Warum also etwas dagegen haben, für Gesundheitserziehung zu bezahlen, die wertvoller ist als alle Medikamente auf der Welt? Aufgrund ihrer Einstellung zu diesem Thema zwingt das Volk so manchen Arzt zum Drogenkonsum, der gerne auf eine vernünftigere Art und Weise praktizieren würde, wenn es ihm und seiner Familie das Lebensnotwendige bringen würde. Bevor die Öffentlichkeit gute Gesundheitsratschläge erhält, muss sie sich selbst aufklären. Die Medizinmänner werden auch in Zukunft, wie sie es in der Vergangenheit getan haben, die Art von Dienstleistungen erbringen, die beliebt sind.

Ein guter Naturheiler bringt seinen Patienten bei, ohne ihn und andere Ärzte auszukommen. Ein Arzt der konventionellen Schule lehrt seine Gönner, sich auf ihn zu verlassen. Ersteres verdient folglich eine weitaus größere Belohnung als Letzteres.

Das Gesetz der Entschädigung mag anderswo gelten, denkt der Patient, aber es ist sicherlich Unsinn zu lehren, dass es in Gesundheitsfragen gilt, denn weiß nicht jeder, dass die meisten unserer Krankheiten auf Ursachen zurückzuführen sind, über die wir keine Kontrolle haben? Dass die Hauptursache Keime sind und dass wir die Luft nicht gut genug kontrollieren können, um zu verhindern, dass sich eines dieser schrecklichen Monster (ungefähr 1/25.000 Zoll lang) im Körper ansiedelt und vermehrt, was schließlich zu Krankheiten und vielleicht zum Tod führt? Das ist zwar unwahr, aber eine sehr tröstliche Theorie, denn sie eliminiert das Element der persönlichen Verantwortung. Den Menschen wird nicht gerne gesagt, dass sie selbst schuld sind, wenn sie krank sind, und dass sie nur das ernten, was sie gesät haben, doch das ist die Wahrheit.

Patienten möchten eine oder mehrere ihrer schlechten Gewohnheiten oft nicht aufgeben. „Herr Blank macht genau das seit sechzig oder siebzig Jahren und jetzt, im Alter von achtzig oder neunzig Jahren, ist er stark und aktiv", antworten sie auf Warnungen. Das ist Sophistik, denn obwohl ein Mensch trotz gebrochener Gesundheitsgesetze gelegentlich bis ins hohe Alter lebt, stirbt der Durchschnittsmensch, der es versucht, jung. Wer sich nicht an die Regeln hält, darf nicht bis zum Ende im Spiel bleiben.

Ein weiteres falsches Gefühl, oder vielmehr eine Hoffnung, die tief in der menschlichen Brust verankert ist, ist: „Vielleicht können andere das nicht , aber ich kann es. Ich habe es schon einmal getan und kann es wieder tun; es wird mir nicht schaden, denn ich bin stark und besessen." einer guten Verfassung." Der Wunsch ist der Vater des Gedankens, der nicht auf Fakten basiert. Die häufigste und zerstörerischste Form der Unehrlichkeit ist Selbsttäuschung. Wer ehrlich zu sich selbst ist, dem fällt es leicht, fair und aufrichtig mit anderen umzugehen.

Die Ärzte der vorherrschenden Schule sind den Naturheilern gegenüber sehr misstrauisch, obwohl diese die besten Ergebnisse erzielen. Viele der Beschwerden, die die regulären Ärzte ohne zufriedenstellende Ergebnisse behandeln, können die Naturheiler in wenigen Monaten beseitigen. Wenn Mitglieder der vorherrschenden medizinischen Fakultät feststellen, dass Männer Patienten mit verschiedenen Hautkrankheiten, Morbus Bright, chronischen Verdauungsproblemen, Rheuma und anderen Krankheiten, auf die sie selbst kaum oder gar keinen Einfluss haben, wieder gesund machen, wollen sie nicht glauben, dass dies zu einem Ergebnis führt kann durch Hygiene und richtige Ernährung erreicht werden. Sie halten es für eine Fälschung, denn ihre Professoren, Bücher und Erfahrungen haben sie eines Besseren belehrt. Sie halten die Ansichten des Naturheilers für unwürdig, ernsthaft beachtet zu werden, und nennen ihn oft einen Quacksalber, womit die Diskussion endet. Sie sind ethisch und möchten sich nicht durch den Kontakt mit Quacksalbern verunsichern lassen.

Das Misstrauen der Mediziner gegenüber den Heilern der Naturheilkunde ist nicht schwer zu erklären. Viele der Naturheiler sind Männer mit Bildung und

Erfahrung, aber anderen mangelt es an beidem, und egal wie gut letztere im Herzen sein mögen, sie begehen sehr schwerwiegende Fehler. Zum Beispiel: Sie geben Rundschreiben heraus, in denen sie alle bekannten bekannten Krankheiten auflisten und erklären, dass sie diese heilen. Entweder sind sie so enthusiastisch, dass sie sich mitreißen lassen, oder sie sind so unwissend, dass sie nicht wissen, dass es ein Stadium der Degeneration gibt, das keine Regeneration zulässt, und dass das Erreichen eines solchen Stadiums bei jeder chronischen Krankheit den Tod bedeutet .

Ein weiteres Handicap besteht darin, dass intelligente Naturheiler so hervorragende Erfolge erzielen, dass sie den Verstand verlieren. Sie erziehen zu Hunderten Patienten in die Gesundheit, die von den konventionellen Ärzten als unheilbar aufgegeben wurden. Bei ihrem Erfolg vergessen sie, dass Bescheidenheit dem Erfolgreichen sehr steht, und fangen an zu prahlen. Das schadet der Sache. Der Naturheiler soll sich immer daran erinnern, dass er nicht heilt, dass er nur der Dolmetscher ist und dass die Natur die Wiederherstellung der Gesundheit ist.

Die Naturheiler müssen bei ihren Aussagen vorsichtiger sein, wenn sie den Respekt intelligenter Menschen genießen wollen, und sie müssen fleißig daran arbeiten, gut informiert zu sein. Zu ihrem eigenen Wohl müssen reguläre Ärzte aufgeschlossener sein und die Tatsache anerkennen, dass es nicht notwendig ist, einen MD- Abschluss zu haben, um die Wahrheit über Heilung zu akzeptieren. Mediziner verlieren ihren Einfluss auf die Öffentlichkeit vor allem deshalb, weil sie den Klassengeist gepflegt haben.

unter   Naturheilern
eine wohlbekannte Tatsache, dass die meisten Fälle von Morbus Bright heilbar sind, selbst wenn sie chronisch geworden sind. Allerdings wird ein Arzt, der diese Wahrheit vertritt, von anderen Ärzten wahrscheinlich zu den verantwortungslosen Träumern gezählt.

Ein solcher Antagonismus züchtet Extremisten und ist daher schädlich für die Öffentlichkeit, die für alle begangenen Fehler aufkommt. Es ist sehr leicht, das geistige Gleichgewicht zu verlieren und mit nur einer Saite auf einer Harfe zu spielen. Wir haben eine große Armee christlicher Wissenschaftler. Ohne die Art und Weise, wie Ärzte der Vergangenheit den Körper misshandelten und den Geist vernachlässigten, gäbe es diese Sekte nicht. Die Ärzte gingen mit ihren schrecklichen Dosen an ekelerregenden und zerstörerischen Medikamenten ins Extreme. Die Reaktion war die Bildung einer Sekte, die ins andere Extrem verfiel. Die christlichen Wissenschaftler sind für uns Sterbliche, die sowohl an einen Körper als auch an einen Geist glauben, in manchen Teilen unverständlich, aber sie haben eine fröhliche und hilfreiche Philosophie, die Freude auf Erden bringt, und sie haben enorm viel Gutes getan, indem sie den Menschen beigebracht haben, mit dem Denken und Denken aufzuhören reden so viel über sich selbst und ihre Krankheiten. Sie haben unter anderem die Nutzlosigkeit von Drogen gezeigt.

In letzter Zeit sind so viele Arten drogenfreier Heiler entstanden, dass es schwierig ist, sich auch nur an ihre Namen zu erinnern. Es gibt viele Pathos . Diese neigen dazu, einen Teil des Menschen oder eine Behandlungsmethode zu übernehmen und dies bis zur Eliminierung aller anderen zu nutzen. Manche machen alles mit dem Verstand. Andere schenken dem Geist keine Aufmerksamkeit. Baden, Massage, Manipulation der Wirbelsäule, Spülung des Dickdarms, Bäder in Schlamm, Sonne oder Wasser, Suggestionen und viele andere Dinge werden separat als Allheilmittel anerkannt. Viele davon eignen sich hervorragend als Teil einer regenerativen Behandlung, reichen jedoch allein nicht aus, um dauerhafte Ergebnisse zu erzielen.

Die meisten Heiler haben eine zu enge Sicht. Die Menschen kommen zu ihnen, weil sie Glauben haben. Der Glaube allein wird eine vorübergehende Besserung bewirken, aber sobald das Interesse verschwunden ist und der Eingriff in die Jahre gekommen ist, geht es dem Patienten wieder schlechter, es sei denn, die Behandlung hat einen echten Nutzen. Osteopathie ist als Teil eines Heilungssystems hervorragend, aber sie reicht nicht aus. Die Osteopathen stellen fest, dass ihre Patienten immer wieder einen Rückfall erleiden oder an einer anderen Krankheit leiden. Sie lernen jedoch immer mehr, dass sie, wenn sie ihre Kunden gesund halten wollen, ihnen eine Ausbildung in Hygiene und Diätetik sowie ein wenig mentales Training anbieten müssen.

Viele Chiropraktiker lernen dasselbe. In einigen Schulen für Chiropraktik gibt es Professoren, die klug genug sind, ihren Schülern Aufgeschlossenheit beizubringen. Der wahre Naturheiler nutzt Luft, Wasser, Nahrung, Bewegung, mentales Training – eigentlich alle Mittel, die ihm die Natur zur Verfügung stellt. Er erkennt, dass die beste Behandlung die Aufklärung des Patienten ist. In vielen Fällen kann eine Heilung durch die richtige lokale Behandlung erheblich beschleunigt werden.

Es ist bedauerlich, dass die Naturheiler so gespalten sind und viele auf einer so engen Grundlage agieren. Wenn die überwiegende Mehrheit von ihnen gut informiert und breit genug wäre, um alle hilfreichen natürlichen Mittel zu nutzen, und denselben Namen tragen würde, würde es nicht lange dauern, bis sie mehr öffentliches Vertrauen und Ansehen gewinnen würden, als sie jetzt besitzen. Solange sich die Naturheiler abgrenzen und Enge zulassen, werden sie auch lange mit dem Nachteil gegenüber den geschlosseneren Skalpellträgern und Medikamentenverschreibern kämpfen müssen.

Die Frage nach der Auswahl eines Gesundheitsratgebers ist manchmal verwirrend. Der Patient sollte jemanden auswählen, zu dem er Vertrauen hat, denn Vertrauen ist eine große Hilfe bei der Wiederherstellung der Gesundheit. Es kommt oft vor, dass es in der Stadt niemanden gibt, dem der Patient vertrauen kann, denn in vielen Gemeinden gibt es keine kompetenten Heilpraktiker. Dann stellt sich die Frage, ob eine Beratung auf dem Korrespondenzweg erfolgen soll oder nicht. Bei akuten Krankheiten ist dies im Allgemeinen ein schlechter Plan, da es der Familie oft an der nötigen Ausgeglichenheit und Gelassenheit mangelt, um Anweisungen auszuführen. In chronischen Fällen ist das meist in Ordnung. Hier ist lediglich die Umsetzung des richtigen Wissens erforderlich und Fehler sind nicht so gefährlich wie bei akuten Erkrankungen. Heilbare Fälle werden geheilt, wenn man den Ratschlägen folgt, die man auf dem Korrespondenzweg erhält. Ein Mediziner, der Menschen auf dem Korrespondenzweg unterrichtet, gilt als unethisch und wird von den ethischen Brüdern streng getadelt. Medikamente per Post zu verschreiben ist zweifellos verwerflich, aber Menschen über Gesundheit aufzuklären ist eine wertvolle Arbeit, egal ob sie persönlich oder auf dem Korrespondenzweg geschieht. Es ist von Vorteil, den Arzt zu treffen, alles zu besprechen und sich untersuchen zu lassen, aber nicht notwendig.

Ich kenne einige Fälle akuter Krankheiten, die zufriedenstellend per Brief und Telegramm behandelt wurden, aber die Familien der Patienten hatten Verständnis für natürliche Methoden, über die sie einigermaßen Bescheid wussten, und sie hatten uneingeschränktes Vertrauen in den Heiler.

Ich kenne persönlich viele Menschen, die auf dem Korrespondenzweg von chronischen Krankheiten in die Gesundheit überführt wurden, nachdem die örtlichen Ärzte alle ihre Fähigkeiten vergeblich erschöpft hatten. Es ist einfach eine Frage des angewandten Wissens und es funktioniert in heilbaren Fällen genauso gut, wenn es per Telefon, Telegraf oder Brief gegeben wird, als wenn es durch Mundpropaganda weitergegeben würde. Allerdings scheint es mir für alle Beteiligten am befriedigendsten zu sein, wenn sich Heiler und Leidender begegnen können.

Meine Worte sind nicht von irgendwelchen bösen Gefühlen gegenüber den Angehörigen der Ärzteschaft inspiriert. Ich habe festgestellt, dass Mediziner in jeder Hinsicht gute Leistungen erbringen. Sie sind besser gebildet als der Durchschnitt und genauso freundlich und rücksichtsvoll wie andere Männer. Als Männer können wir unter den gegenwärtigen Bedingungen nicht mehr von ihnen erwarten, aber weil sie besser ausgestattet sind als der Durchschnitt, haben wir das Recht, eine Verbesserung ihrer Praxis zu fordern, selbst wenn sie von ihren Vorgängern viele Nachteile geerbt haben Es ist nicht leicht, die Vergangenheit loszuwerden, die wie ein totes Gewicht wirkt und den Fortschritt ständig behindert. Die Tendenz der Zeit geht zu einem umfassenderen, freieren und aufrichtigeren Dienst in jeder Hinsicht, zu einer Entwicklung vom Nutzlosen zur größten Hilfsbereitschaft. Es ist nicht zu viel verlangt, wenn wir von den Ärzten verlangen, dass sie sich vom schädlichen Drogenaberglauben befreien und Gesundheitslehrer werden, dass sie, statt hinten zu stehen, nach vorne treten und den Fortschritt erleichtern.

Was ich über Drogen sage, basiert auf intimer Beobachtung. Ich habe meine medizinische Ausbildung an zwei Hochschulen absolviert, an denen Medikamente stark befürwortet und gut gelehrt werden, und bin regulärer Arzt. Ich habe Menschen beobachtet, die mit Medikamenten und biologischen Produkten wie Seren, Impfstoffen und Bakterien behandelt wurden, die jetzt behandelt werden so beliebt, und ich habe viele beobachtet, die mit natürlichen Methoden behandelt wurden. Jeder mit meiner Erfahrung und Denkfähigkeit würde zu den in diesem Buch dargelegten Schlussfolgerungen kommen, dass es ein Fehler ist, Medikamente und Seren zu verabreichen, und dass die natürlichen Methoden den herkömmlichen Methoden so viel überlegene Ergebnisse liefern, dass es keinen Vergleich gibt. Andere, die Medikamente abgesetzt haben, wissen aus Erfahrung, dass dies wahr ist.

Die mit der Natur vertrauten Ärzte werden weder Medikamente wünschen noch benötigen. Eine fundierte Beratung bzw. Lehre ist die wertvollste Leistung, die ein Arzt leisten kann. Richtiges Leben und richtiges Denken führen immer dann zur Gesundheit, wenn keine ernsthafte organische Degeneration stattgefunden hat. Wenn der Öffentlichkeit klar gemacht werden könnte, dass sie viel Wissen und nur sehr wenig Behandlung benötigt und dass Wissen sehr wertvoll und Behandlung oft wertlos ist, würde bald der Tag anbrechen, an dem Gesundheitsfragen auf eine solide, natürliche Grundlage gestellt werden.

Gelegentlich ist eine Operation notwendig, aber heute werden zehn bis zwanzig Operationen durchgeführt, bei denen nur eine erforderlich ist.

„Es gibt nichts Neues unter der Sonne", lautet ein beliebtes Zitat. Dies scheint auch in der Heilkunst zuzutreffen, denn die beste moderne Praxis war die beste alte Praxis. Natürlich machen Menschen gerne neue Entdeckungen und erhalten dafür Anerkennung. Unsere wertvollen neuen Entdeckungen in der Heilung sind sehr alt. Obwohl vieles, was auf diesen Seiten erscheint, vielen seltsam und neu erscheinen mag, erhebe ich keinen Anspruch auf Originalität. Mein Ziel ist es, umsetzbare, hilfreiche Fakten so zu präsentieren, dass jeder Mensch mit durchschnittlicher Intelligenz und Willenskraft sie anwenden kann, und die wesentlichen Aspekte der Gesundheit in einen solchen Rahmen zu bringen, dass kein unangemessener Zeitaufwand für deren Suche aufgewendet werden muss.

Späten Entdeckungen zufolge waren die alten Ägypter in der Lebenskunst weiter fortgeschritten als jedes andere Volk auf der Erde, einschließlich der Neuzeitlichen. Sie lehrten, dass übermäßiges Essen der Hauptverursacher von Krankheiten sei, und das ist auch der Fall. Sie lehrten Sauberkeit, wobei die Priester bis zum Äußersten gingen und täglich den gesamten Körper rasierten. Daraus würde natürlich folgen, dass sie Mäßigung beim Essen vorschrieben, was zu innerer Sauberkeit führt. Die Reinheit des Körpers in Verbindung mit der Reinheit des Geistes wird Krankheiten in die Flucht schlagen.

Die antiken griechischen Schriftsteller kommentierten den guten Gesundheitszustand der Ägypter, und moderne Medizinautoren wundern sich darüber, dass sie so wenig Medikamente einnahmen. Offensichtlich fanden sie Medikamente von geringem Wert, denn man lehrte sie, hygienisch zu leben. Die bewundernswerten Gesundheitsgesetze, die Moses erließ, stammten aus ägyptischen Quellen.

Die alten Nationen wurden ebenso stark von den Ägyptern beeinflusst wie wir heute von den Griechen, die vor der christlichen Ära lebten. Die Griechen bauten eine Kombination aus Tempeln und Sanatorien, zu denen die Betroffenen Zuflucht suchten. Die Priester hatten das Sagen und diese alten Heiden waren große Schurken. Indem sie die Leute täuschten , zogen sie hohe Gebühren aus ihnen heraus. Ihre Orakelsprüche und Wunder wurden gekonnt dargestellt. Sie lehrten nicht, dass übermäßiges Essen die Hauptursache für Krankheiten sei, denn das passte nicht zu den mystischen Zeiten. Den Menschen gefielen Orakelrezepte, und sie bekamen sie. Das Gesetz von Angebot und Nachfrage funktionierte damals wie heute. Die heidnischen Priester wurden fett und die medizinische Kunst degenerierte.

Ungefähr fünf Jahrhunderte v. Chr. lehrte Pythagoras, dass die Gesundheit durch richtige Ernährung, Bewegung und den richtigen Einsatz des Geistes erhalten werden kann. Er lehrte auch viele andere Wahrheiten und einige Irrtümer. Obwohl seiner Philosophie viel Aberglaube beigemischt war, war sie für die damalige Zeit zu rein und er starb.

Hippokrates, geboren etwa 470 Jahre v. Chr., ist einer der Lichtblicke der medizinischen Welt. Er war seiner Zeit so weit voraus, dass er noch lebt. Er war der Begründer der medizinischen Kunst, wie wir sie kennen. Er nahm viele Medikamente, verließ sich aber auch auf natürliche Mittel. Er war der erste Mediziner überhaupt, der sich ernsthaft mit der Diätetik beschäftigte. Die folgenden Zitate werden zeigen, wie gut sein Geist das Wesentliche der Heilkunst erfasste: „Alte Menschen brauchen weniger Brennstoff (Nahrung) als junge." „Im Winter ist reichliche Nahrung gesund, im Sommer eine sparsamere Ernährung." „Folgen Sie der Natur." „Völlige Abstinenz wirkt oft sehr gut, wenn die Kräfte des Patienten sie irgendwie aufrechterhalten können." Bei akuten Erkrankungen verzichtete er zunächst auf die Nahrungsaufnahme und verordnete dann eine Flüssigkost. Er nutzte auch die als modern geltende „Milchkur" in Verbindung mit Bädern und Bewegung; Dies ist bei einigen chronischen Krankheiten sehr wirksam. Er sprach außerdem die oft vergessene Wahrheit aus, dass Ärzte nicht heilen. „Naturkräfte sind die Heiler von Krankheiten." „Die Natur reicht für alles unter allen Bedingungen aus."

Der nächste große Arzt war Galen, der im zweiten und dritten Jahrhundert unserer Zeitrechnung lebte. Er erweiterte sein medizinisches Wissen erheblich, machte ausgiebig Gebrauch von der Diätetik und teilte seinen Lesern dann in selbstzufriedener Weise mit, dass sie nicht weiter nach Aufklärung suchen müssten, denn er habe ihnen alles gegeben, was von Wert sei. Vielleicht meinte er das als Scherz, aber seine Anhänger nahmen es ernst, was dazu führte, dass der medizinische Fortschritt mehrere Jahrhunderte lang stoppte.

Die Ärzte des dunklen Zeitalters hatten etwas Licht, wie dieses beliebte Zitat aus einem Gedicht beweist, das die Fakultät der medizinischen Hochschule von Salerno im Jahr 1101 Robert, dem Sohn von Wilhelm dem Eroberer, schenkte:

„Salernos Schule im Konklave vereint sich,
um Englands König und damit seine Inditen zu beraten: Wenn du
Gesundheit und Kraft erreichen willst, meide mächtige Sorgen, halte alle
Wut für profan ;
enthalte dich von schweren Abendessen und viel Wein; halte es auch nicht
für trivial, nach pompöser Kost aufzustehen." vom Tisch und um die Luft
zu schnappen. Meide den müßigen Mittagsschlaf und zögere nicht, den
dringenden Rufen der Natur zu gehorchen. Diese Regeln, wenn du bis zum
Ende befolgst, kannst du dein Leben um eine längere Zeit verlängern .

In jüngster Zeit wurden jedoch zwei wichtige Entdeckungen in Gesundheitsfragen gemacht: Erstens der Vorteil der Sauberkeit; zweitens die ungefähre chemische Zusammensetzung verschiedener Lebensmittel. Alle anderen wichtigen Neuentdeckungen sind alt.

Sauberkeit, Mäßigung in allen Dingen, richtiges Denken und die Erkenntnis, dass Naturheilmittel einige der wichtigsten Bausteine für den Aufbau einer Heilpraxis sind. Der wichtigste therapeutische Einzelfaktor ist der Verzicht auf Nahrung bei Schmerzen und aktiven Krankheitsprozessen.

Die Sauberkeit von Geist und Körper wird seit Tausenden von Jahren gelehrt, doch die Sauberkeit des Körpers ist eine neue Entdeckung, für die wir dem großen Bakteriologen Pasteur zu großem Dank verpflichtet sind. Es wurde festgestellt, dass Keime im Schmutz am besten gedeihen; Dies wurde so gründlich gelehrt, dass die Öffentlichkeit eine gewisse Angst vor den Keimen hat und aus Selbstschutz aufräumt. Früher bedeutete Sauberkeit eine saubere Haut, aber das ist der unwichtigste Teil. Es ist viel wichtiger, einen sauberen Verdauungstrakt und sauberes Blut zu haben, was zu einem süßen, gesunden Körper führt, und das ist es, was Sauberkeit zu bedeuten beginnt. Innere Sauberkeit erfordert Mäßigung, denn ein überlasteter Verdauungstrakt wird verschmutzt und einige der Gifte gelangen ins Blut.

Asepsis und Antisepsis bedeuten einfach Sauberkeit.

Die Vorteile der Mäßigung sind seit Tausenden von Jahren bekannt. Louis Cornaro , der 1566 starb, schrieb ein entzückendes Buch zu diesem Thema. Die Menschen wissen, dass es notwendig ist, gemäßigt zu sein, aber sie scheinen sich weder der Bedeutung der Mäßigung bewusst zu sein, noch ist ihr Wert im menschlichen Geist tief genug verankert, um zufriedenstellende Ergebnisse zu erzielen.

Richtiges Denken schien den Denkern der alten Zeit genauso wichtig zu sein wie den Menschen des Neuen Denkens heute. „Wie ein Mann in seinem Herzen denkt, so ist er."

Die bessere Kenntnis der Zusammensetzung von Lebensmitteln verdanken wir den Chemikern.

Laien werden in diesem Buch häufig erwähnt, weil ihre Arbeit so hilfreich und wichtig war. Herbert Spencer und Alfred Russel Wallace hatten sehr klare Vorstellungen von Gesundheit. Sehen Sie sich ihre Meinungen zur Impfung an. Es gibt keinen Unterschied in den mentalen Prozessen von Ärzten und Laien. Jeder kann sich mit Gesundheit auskennen, allerdings bedarf es beträchtlicher Erfahrung und Beobachtungsgabe, um sich mit dem weniger wichtigen Thema Krankheit vertraut zu machen. Ein Vorwurf gegen Mediziner ist, dass sie sich fast ausschließlich mit Krankheiten beschäftigt und der Gesundheit keine Beachtung geschenkt haben.

Einer Gruppe moderner Männer gebührt große Anerkennung für die Popularisierung von Gesundheitswissen, was im Allgemeinen zum Verlust des beruflichen Ansehens des Lehrers führt. RH Trall , MD, bestand darauf, dass Medikamente nutzlos und schädlich seien und dass der einzig vernünftige und sichere Weg zur Heilung gewöhnlicher Krankheiten darin bestehe, die Mittel der Natur zu nutzen. „Genau genommen sind Fieber und Essen antagonistische Ideen", schrieb er. In seiner Hydropathischen Enzyklopädie, die 1851 urheberrechtlich geschützt wurde, legt er großen Wert auf natürliche Heilmittel wie Nahrung und Wasser. Er stieß auf großen Widerstand, hinterließ jedoch einen tiefen Eindruck in den Köpfen der Männer, die nun einen gewissen Einfluss auf die öffentliche Meinung zu Gesundheit und Heilung haben.

Dr. Charles Page aus Boston schreibt seit über dreißig Jahren für die Naturheilkunde. Er betonte auch die Schädlichkeit von Medikamenten, die Notwendigkeit, Fieberpatienten die Nahrung vorzuenthalten, und ein einfaches Leben, bei dem man im Kontakt mit der Natur bleibt. Ein weiterer wichtiger Punkt, den der Arzt der Öffentlichkeit klarmachen wollte, ist, dass es notwendig ist, die natürlichen Salze der Lebensmittel zu erhalten, anstatt sie zu verderben oder wegzuwerfen, wie es allgemein üblich ist, insbesondere bei der Zubereitung von Gemüse und vielem mehr Getreideprodukte.

Dr. Edward Hooker Dewey begann einige Jahre nach dem Bürgerkrieg, seine Ideen der Öffentlichkeit vorzustellen. Sein kleines Buch mit dem Titel „The No-Breakfast Plan and the Fasting Cure" hatte großen Einfluss unter rationalen Heilern. Der Arzt betonte, wie wichtig es sei, bei akuten Erkrankungen auf Nahrung zu verzichten, damit niemand, der das Buch gelesen habe, es vergessen könne. Er wies auf einige noch nie dagewesene Irrtümer der konventionellen Heilkunst hin, und ich glaube, er war der Erste, der die richtigen Regeln angab, um den Menschen beim Verzehr von Nahrungsmitteln Orientierung zu geben.

Seit vierzehn Jahren ist Dr. JH Tilden aus Denver ein umfangreicher Autor zum Thema Gesundheit. Er lehrt, dass das Gesetz der Entschädigung auch für die Gesundheit gilt; dass alle Krankheiten grundsätzlich ein und dasselbe sind; dass „Autotoxämie die grundlegende Ursache aller Krankheiten ist." Wie alle anderen, die sich unvoreingenommen mit dem Thema befasst haben, ist er davon überzeugt, dass einer der wichtigsten Gesundheitsfaktoren die richtige Ernährung ist. Er erlaubt alle Lebensmittel, in verträglichen Kombinationen. Natürlich gibt er keine Medikamente.

Dr. Harry Brook aus Los Angeles ist einzigartig unter den Gesundheitspädagogen von heute. Er ist ein kluger Journalist mit einem guten Fundament an grundlegendem Gesundheitswissen und verfügt über die Fähigkeit, der Öffentlichkeit seine Überzeugungen auf eindrucksvolle Weise zu vermitteln. Seine pädagogische Arbeit übt er seit vielen Jahren aus.

Auch Elbert Hubbard hatte großen Einfluss auf das heutige Denken. In regelmäßigen Abständen veröffentlicht er einen Artikel über Gesundheit, der weite Verbreitung findet. Er hat die Fähigkeit, Menschen zum Nachdenken zu bringen, und diejenigen, die sich erlauben, unabhängig zu denken, entwickeln im Allgemeinen brauchbares Wissen.

Bernarr Macfadden hat eine große Fangemeinde. Er ist ein starker Befürworter der Körperkultur und befürwortet Vegetarismus und andere Veränderungen gegenüber dem konventionellen Leben. Er klärt seine Leser von Drogen auf. Er hat viel Hilfreiches geschrieben und sein Einfluss ist weithin spürbar. Wie alle anderen, die gegen die Fesseln der Konvention gekämpft haben, hat er großen Widerstand hervorgerufen.

Es gibt ein paar gute Gesundheitszeitschriften und es gibt viele Menschen, die Anerkennung für ihre Arbeit verdienen, die geistige und körperliche Verfassung der Menschheit zu verbessern. Einige davon werden erwähnt und zitiert.

Einige der Lehrer haben sich nur mit einer einzigen Idee beschäftigt und andere haben Trugschlüsse befürwortet, aber in allen steckt etwas Gutes. Kein Wissen prüft hundertprozentig. rein.

Kein hilfreiches Heilwissen sollte der Öffentlichkeit vorenthalten werden; es sollte so kostenlos wie möglich sein. Wenn die Öffentlichkeit es versteht, zahlt sie bereitwillig einen fairen Preis dafür, und das ist alles, was verlangt werden sollte. Kranke und Hilflose auszunutzen ist verachtenswert. Die alte und immer noch vorherrschende Vorstellung, dass medizinisches Wissen nur dem Arzt vorbehalten sei, ist ein Irrtum. Die besten Patienten sind die Intelligentesten. Die Aufgabe des Arztes sollte darin bestehen, seine Klienten aufzuklären; sein bestes Wissen und seine besten Qualitäten werden im ehrlichen Umgang mit intelligenten Menschen entwickelt.

Die Praxis der ärztlichen Schweigepflicht begann in der Antike, als Heiler und Priester glaubten, die Öffentlichkeit täuschen zu können. Leider ist diese professionelle Einstellung immer noch vorhanden. Niemand, der die Heilkunst nicht praktiziert hat, kann wissen, wie sehr ein Arzt versucht ist, ein wenig vorzutäuschen und zu verfälschen, um seine Gönnerschaft zu behalten und zu gewinnen.

Emerson schrieb: „Er ist der reiche Mann, der sich die Fähigkeiten anderer Männer zunutze machen kann. Er ist der reichste Mann, der es versteht, aus der Arbeit der meisten Männer – von Männern in fernen Ländern und vergangenen Zeiten – Nutzen zu ziehen." Wer gesund und leistungsfähig sein möchte, ist gezwungen, Fortschritte zu machen, indem er sich die Fähigkeiten anderer Männer zunutze macht. Wer versucht, alles durch Erfahrung zu lernen, lebt nicht lange genug, um weit zu reisen.

Jeder sollte versuchen, sich ein Wissen über die wenigen grundlegendsten Tatsachen der Natur anzueignen, die das Leben bestimmen. Dann wäre es nicht so leicht, in die Irre zu gehen. Gesundheitsliteratur sollte unvoreingenommen gelesen werden. Lesen Sie es in Verbindung mit Ihrem Wissen über die Naturgesetze, und dann werden Sie sehen, dass Gesundheit und Krankheit dem Gesetz entsprechen und dass Krankheiten verschwinden, wenn die Fehler beseitigt werden.

Alle Krankheiten sind eins. Es ist die Manifestation der Missachtung des Naturgesetzes, und ob die Fehler wissentlich oder unwissentlich gemacht werden, spielt für die Folgen nur eine untergeordnete Rolle. Es wird allgemein als Schande angesehen, wegen der Übertretung menschengemachter Gesetze inhaftiert zu werden, die fehlerhaft und komplex sind. Wie wäre es, wenn man in den Fesseln der Krankheit steckt, weil man das Gesetz der Natur missachtet, das gerecht und einfach ist?

Mein Ziel ist es, eine möglichst einfache Sprache zu verwenden. Wenn Ärzte diese Seiten lesen, werden sie sie ohne technische Details verstehen, und das gilt auch für Laien. Dieses Buch enthält viel Wissen, über das Ärzte verfügen sollten, Wissen, das ihnen hilft, wenn das, was sie aus herkömmlichen Quellen erworben haben, versagt, aber in vielerlei Hinsicht steht es so im Widerspruch zu landläufigen Bräuchen und Überzeugungen, dass viele Ärzte es zweifellos beim ersten Lesen verurteilen werden. An medizinischen Hochschulen wird den Ärzten etwas anderes beigebracht, und die meisten von ihnen schätzen Autorität so sehr, dass es für sie sehr schwierig ist, die Dinge in einem anderen Licht zu sehen. Ich appelliere sowohl an Laien als auch an Heiler mit offenem Geist.

Diese weitschweifigen Gedanken sollen dem Leser zeigen, ob es sich lohnt, weiterzumachen. In den folgenden Kapiteln wird ein praktikables Wissen dargelegt, wie man die Gesundheit erhält und wie man im Normalfall verlorene Gesundheit wiedererlangt. Sie lehren, wie man eine verlässliche Gesundheit erhält, wie man trotz klimatischer Bedingungen, Bakterien und anderen Faktoren, die als Krankheitsursachen gelten, gesund bleibt und wie man die normale Lebensspanne mehr als verdoppelt.

Eine gute Gesundheit und ein langes Leben führen zu besserer Arbeit, höherer Erwerbsfähigkeit und Leistungsfähigkeit von Körper und Geist, größerem Verständnis und mehr Lebensfreude. Es gibt Zeit, Weisheit zu kultivieren.

KAPITEL II.

GEISTESHALTUNG.

Bei mentalen Fragen gibt es große Meinungsverschiedenheiten. Im einen Extremfall sagen einige, dass alles Geist sei, im anderen Fall, dass das Leben ausschließlich körperlich sei, dass der Geist nur ein verfeinerter Teil des Körpers sei. Die meisten von uns erkennen sowohl Körper als auch Geist und erkennen, dass das Leben eine physische Grundlage hat. Wenn es einigen gefällt, als geistige Phänomene bekannt zu sein, schadet das nicht.

Alle wollen das Leben zum Erfolg führen. Was für den einen ein Erfolg wäre, wäre für den anderen ein Misserfolg. Es hängt alles vom Standpunkt ab. Im Großen und Ganzen sind alle erfolgreich, die hilfreich sind, sei es dabei, anderen Freude oder das Nötigste zu bereiten. Die Bescheidenen mögen genauso erfolgreich sein wie die Großen, ja sogar noch erfolgreicher.

Reichtum und Erfolg sind nicht gleichbedeutend, wie viele denken. Zu den Versäumnern zählen viele Reiche. Finanzieller Erfolg ist kein wirklicher Erfolg, es sei denn, er wurde im Gegenzug für wertvolle Dienste erlangt. Die Männer mit Initiative verdienen größere Belohnungen als die Arbeiter, und diese Belohnungen werden gerne vergeben.

Ein wenig echte Liebe und Zuneigung können mehr Schönheit und Glück ins Leben bringen als Reichtum, und beides kann man nicht mit Geld kaufen.

Den besten und befriedigendsten Erfolg hat derjenige, der sich selbst hilft, indem er anderen hilft. „Es ist seliger zu geben als zu nehmen" ist in den allgemeinen Sprachgebrauch übergegangen; aber je mehr wir geben, desto mehr erhalten wir. Wer liebt, zieht Liebe an. Wer hasst, wird in gleicher Weise vergolten. „Wer durch das Schwert lebt, wird durch das Schwert umkommen."

Die Freude an den Früchten der eigenen Arbeit ist Teil des Erfolgs. Manche machen den Erfolg zum Fetisch und verlieren dadurch. Andere sind so ehrgeizig, dass sie in ihrem Streben das Leben vergessen. Ein wenig Ehrgeiz ist gut; Zu viel sät den Samen des Kampfes, der Unzufriedenheit und der Unzufriedenheit und macht seine eigenen Ziele zunichte. Diejenigen, die Böses tun, weil der Zweck die Mittel heiligt, haben bereits einiges von dem Besten begraben, das in ihnen steckt.

Um das Leben zu genießen, ist die Gesundheit von Körper und Geist notwendig. Der Geist kann ohne einen guten Körper nicht zur vollen Entfaltung kommen. Diejenigen, die sich so sehr bemühen, ein bestimmtes Ziel zu erreichen, dass sie das Körperliche vernachlässigen, werden zu Wracks und werden nach ein paar Jahren voller Unbehagen und Krankheit vorzeitig ins Grab geworfen. Durch richtiges Leben und Denken werden Körper und Geist nicht nur so stark aufgebaut, dass sie den gewöhnlichen, sondern auch außergewöhnlichen Anforderungen gerecht werden. Mit anderen Worten: Es liegt in unserer Macht, über einen großen Spielraum, ein Gleichgewicht oder eine Reserve an körperlicher und geistiger Kraft zu verfügen.

Um die Bedeutung zu verdeutlichen, veranschaulichen wir es einmal finanziell: Umsichtige Menschen legen von Zeit zu Zeit ein paar Dollar zur Seite, zum Beispiel bei einer Sparkasse. Alles läuft gut und die Ersparnisse wachsen. Endlich sind es tausend Dollar. Jetzt entsteht ein Notfall, und wenn der Sparer neunhundert Dollar nicht aufbringen kann, verliert er sein Haus. In diesem Fall muss er entweder Kredite aufnehmen oder seine Reserven verwenden, also nimmt er neunhundert Dollar von der Sparkasse und behält sein Haus. Der unvorsichtige Mann verliert unter ähnlichen Umständen sein Zuhause, weil seine Kreditwürdigkeit nicht gut ist und er kein Gleichgewicht hat, auf das er zurückgreifen kann.

Und so ist es auch mit den körperlichen und geistigen Kräften, nur dass wir sie uns nicht leihen können, egal wie viel guten Willen oder Kredit wir haben. Wer gut lebt, baut Rücklagen auf. Er hat einen großen Spielraum. Wenn es zu Schwierigkeiten kommt, kann er auf seine Energiereserven oder überschüssigen Widerstand zurückgreifen und diese überbrücken. Er mag zwar müde sein, aber er kommt mit intaktem Körper und Geist davon.

Die unvorsichtige Leber hat im Allgemeinen einen so geringen Spielraum, dass jede außergewöhnliche Anforderung, die an sie gestellt wird, sie zusammenbricht. Es kommt sehr häufig vor, dass Männer nach einem finanziellen Misserfolg sterben. Krankheit, Wahnsinn und Tod folgen oft auf familiäre Probleme oder den Verlust eines lieben Menschen. Der Grund dafür ist, dass solche Menschen jeden Tag an ihre Grenzen gehen. Sie haben keinen Spielraum, an dem sie arbeiten können. Sie übertreiben oder untertreiben es und schaffen es nicht, die Balance zu finden. Dann bedeutet eine kleine körperliche oder geistige Anstrengung über das Übliche hinaus oft einen Bruch oder ein Aussterben.

Gelassenheit und Mäßigung werden dazu beitragen, die Reserve aufzubauen und den Widerstand zu geben, der notwendig ist, um die unvorhergesehenen Schwierigkeiten, die wir manchmal überwinden müssen, erfolgreich zu bewältigen.

Der körperliche Zustand hängt maßgeblich vom psychischen Zustand ab und umgekehrt. Körper und Geist reagieren aufeinander. Schlechtes Blut führt nicht nur zu Funktionsstörungen von Organen wie Herz, Leber, Nieren und Lunge, sondern beeinträchtigt auch die normale Funktion des Gehirns. Es verringert die geistige Leistungsfähigkeit und führt zu einer

Verschlechterung der Qualität. Eine verstopfte Leber macht einen Mann mürrisch. Verdauungsstörungen verursachen Pessimismus. Körperliche Schmerzen sind so störend, dass der Betroffene hauptsächlich an sich selbst denkt und seine Arbeit nicht gut ausführen kann. Wir geben nie unser Bestes, wenn wir selbstbewusst sind. Bei starken Schmerzen kann der Geist keine sinnvolle Arbeit verrichten.

Andererseits stoppt Wut die Verdauung und vergiftet die Sekrete des Körpers. Sorge bewirkt dasselbe. Es lenkt den Geist von konstruktiven Gedanken und Taten ab und konzentriert ihn auf uns selbst. Ein effektiver Geist muss ruhig sein, sonst bringt er den Körper durcheinander und gibt unseren Aktivitäten nicht die richtige Richtung.

Für einen echten Erfolg im Leben brauchen wir die richtige Perspektive. Wir müssen ausgeglichen, ausgeglichen und angepasst sein. Die meisten von uns sind geistig zu eingeschränkt. Wir leben so sehr von uns selbst und für uns selbst, dass wir uns als Einzelner für wichtiger halten, als die Fakten rechtfertigen. Andere stimmen in diesem Punkt nicht mit uns überein, und das ist eine Quelle der Unruhe. Ich kenne persönlich zwei Chirurgen und mehrere Ärzte, die sich für die besten der Welt halten, und einer hält sich selbst für den besten Arzt aller Zeiten. Der Rest der Welt schätzt sie nicht so hoch, und einige dieser Berufstätigen sind über diese mangelnde Wertschätzung sehr verärgert.

Egoismus und Selbstachtung bis zu einem gewissen Grad sind Tugenden. Über diesen Punkt hinaus werden sie zu Lastern. Sicherlich sollten wir gut über uns selbst denken und dann so handeln, dass diese gute Meinung verdient wird. Eigennutz und Egoismus sind die Hauptquellen des Fortschritts. Die meisten von uns brauchen einen Anreiz, gute Arbeit zu leisten. Es ist gut, dass es so ist. Diejenigen, die die großen Belohnungen verdienen, bekommen sie im Allgemeinen, sei es geistiger oder körperlicher Natur.

Um eine richtige Perspektive auf uns selbst zu bekommen, müssen wir lernen, unabhängig und ehrlich zu denken. Es ist zu üblich, konventionell ehrlich zu sein, sich selbst gegenüber jedoch unehrlich. Es kommt allzu häufig vor, dass wir die Fehler, die wir an anderen verurteilen, an uns selbst unbemerkt lassen. Wir sollten in unserem Urteil nachsichtig sein, denn oft wären die Fehler, die andere machen, auch unsere eigenen gewesen, wenn wir nur die Möglichkeit gehabt hätten, sie zu machen.

So wie körperliche Krankheiten hauptsächlich durch schlechte körperliche Gewohnheiten verursacht werden, so sind auch psychische Krankheiten und Ineffizienz hauptsächlich auf verschiedene schlechte mentale Gewohnheiten zurückzuführen, denen man zulässt, dass sie sich an uns festsetzen. Diese werden kurz besprochen, um die Aufmerksamkeit auf sie zu lenken, denn um eine schlechte Angewohnheit zu korrigieren, muss man zunächst erkennen, dass sie vorhanden ist. Richtiges Denken ist ebenso wichtig wie die richtige Pflege des Körpers. Ein guter Körper mit einem Geist, der in die falsche Richtung arbeitet, nützt nichts. Wenn wir zulassen, dass unser Geist durch jedes kleine ungünstige Ereignis gestört und beunruhigt wird, werden wir nie genug Ruhe haben, um gut zu denken.

Der richtige Zeitpunkt, unsere schlechten Gewohnheiten aufzugeben, ist jetzt. Warum bis zum Ersten des Monats oder des Jahres warten? Mit jedem Tag, an dem wir eine schlechte Angewohnheit hegen, wird sie größer und schlägt tiefere und stärkere Wurzeln. Ein einjähriges Kind kann oft innerhalb einer Woche von einer schlechten Angewohnheit befreit werden; ein dreijähriges Kind innerhalb eines Monats; ein sechsjähriges Kind innerhalb weniger Monate; Aber lassen Sie die Gewohnheit bis zum Alter von zwanzig Jahren wachsen, und es kann ein Jahr oder länger dauern, bis die Bindungen gelöst sind. Lassen Sie es bis zum Alter von dreißig Jahren so weitermachen, und das Opfer wird sagen: „Ich kann jederzeit aufhören", aber die Chancen stehen gut, dass die Gewohnheit ein Leben lang bestehen bleibt. Wenn der Mensch fünfzig oder sechzig Jahre alt ist, ist er selten in der Lage, sich zu verändern. Wenn er Opfer einer sehr schlechten Angewohnheit wird, hat diese in der Regel seine körperliche und geistige Kraft so stark geschwächt, dass er nicht in der Lage ist, sich davon zu lösen.

Der richtige Zeitpunkt, schlechte Gewohnheiten aufzugeben, ist jetzt.

Manche Menschen haben viele schlechte Haustiergewohnheiten . Oft ist es die beste Strategie, sie einzeln anzugreifen. Wer versucht, alles auf einmal zu erobern, scheitert oft. Sie fallen zurück, verlieren das Selbstvertrauen, werden entmutigt und sagen sich, dass es keinen Sinn hat, weil es nicht möglich ist. Beginnen Sie mit der Angewohnheit, die am wenigsten gefährlich ist. Nachdem Sie diese überwunden haben, überwinden Sie eine weitere, und mit der Zeit werden die meisten schlechten Gewohnheiten überwunden sein. Die erste Eroberung stärkt das Selbstvertrauen, und mit Selbstvertrauen und Entschlossenheit ist es möglich, mit der Zeit Selbstbeherrschung zu erlangen.

Das größte Übel an schlechten Gewohnheiten ist, dass sie uns besiegen. Sie werden Herren, wir Sklaven . Lass uns frei sein. „Wer sich selbst besiegt, ist größer als der, der eine Stadt einnimmt."

Der Geist wird durch die Überwindung von Hindernissen stärker, während der Körper durch Arbeit und Bewegung an Kraft gewinnt.

Das Aufgeben schlechter Gewohnheiten ist zunächst sehr unangenehm. Wer die vorherrschende Angewohnheit des übermäßigen Essens überwunden hat, weiß, dass er sich in einem Kampf befindet. Die Raucher, die mit dem Rauchen aufhören, leiden. Wer sich vom Alkohol löst, hat es viel schwerer.

Diejenigen, die versuchen, die Drogenabhängigkeit zu überwinden, erleiden die Qualen der Verdammten. Diejenigen, die ihre schlechten mentalen Gewohnheiten überwinden, haben es zunächst schwer, aber obwohl es schwierig ist, ist es möglich. Es ist nicht einfach, eine hitzige Stimmung zu zügeln oder mit der Sorge aufzuhören. Es erfordert Zeit, Ausdauer und Ausdauer. Ärger, Neid, Gehässigkeit, Eifersucht und Hass sind hartnäckige Bewohner des Geistes, den sie beschäftigen. Diese schädlichen Emotionen sind Feinde, die unsere Kraft rauben, und wir müssen sie aus unserem Leben verbannen, wenn wir gut leben wollen. Dabei handelt es sich nicht nur um engstirnigen Egoismus, denn wenn wir für uns selbst geistige Ruhe erlangt haben, sind wir in der Lage, anderen Seelenfrieden zu vermitteln und nützlicher als zuvor zu sein. Ein ruhiger Geist ist kein stagnierender Geist. Es ist ein Geist, der in der bestmöglichen Verfassung ist, zu arbeiten, klar und effektiv zu denken.

Selbstmitleid ist eine sehr häufige psychische Erkrankung. Wer stark unter diesem Leiden leidet, hat meist eine sehr gute Vorstellungskraft. Sie denken, dass sie beleidigt und misshandelt werden. Sie wissen, dass sie ihren Lohn nicht bekommen. Sie beneiden andere und sind sicher, dass andere auf ihre Kosten gedeihen. Sie minimieren ihre Segnungen und vergrößern ihr Unglück. Dieser Geisteszustand führt zu Bosheit und Bosheit. Diese Menschen werden sehr nervös und reizbar und sind nicht nur für sie selbst ein Ärgernis, sondern auch für diejenigen, die das Pech haben, mit ihnen umgehen zu müssen.

Selbstbewusstsein und *Ichbezogenheit* sind zwei Übel. Den Betroffenen fehlt die Perspektive. Sie steigern ihre eigene Bedeutung. Sie glauben, dass sie das Ziel vieler anderer Gedanken und Augen sind. Der Jugendliche weigert sich, ein Bad im Meer zu nehmen, weil er weiß, dass der Rest der Leute am Strand seine Spindelschenkel beobachtet, sonst würde der Badeanzug vielleicht seine schmale, unentwickelte Brust enthüllen. Der junge Mann hat Angst, auf die Tanzfläche zu gehen, denn jeder wird seine unbeholfenen Bewegungen sehen. Er stottert und stottert, wenn er spricht, weil andere seinen Worten besondere Aufmerksamkeit schenken , obwohl er in Wahrheit kaum oder gar keine Aufmerksamkeit erregt. Ob bei der Arbeit oder beim Spielen, diejenigen, deren gute Meinung es wert ist, gehört zu werden, sind zu beschäftigt, um viel Zeit damit zu verbringen, bei anderen nach Fehlern zu suchen und Fehler zu entdecken, die sie nichts angehen. Es macht mehr Freude, einen schönen Körperbau und anmutige Bewegungen zu betrachten, als die weniger Beliebten zu beobachten.

Wir geben immer unser Bestes, wenn wir natürlich sind. Wenn wir uns selbst bewusst werden , werden wir künstlich und unbeholfen. Wir können nicht einmal richtig atmen. Diejenigen, die immer an sich selbst denken, schaffen es nicht, die Dinge gut genug zu machen, um dauerhafte Aufmerksamkeit zu erregen, selbst wenn sie es für eine Weile schaffen, sie zu erlangen. Wer seine Arbeit gut macht, wird mit der Zeit die Aufmerksamkeit und Wertschätzung erlangen, die er braucht. Niemand kann lange einen hohen Platz im öffentlichen Herzen einnehmen, ohne zum Gewinn oder Vergnügen der Welt beizutragen.

Hier ist ein guter Gedankengang für diejenigen, die zu egozentrisch und selbstgefällig sind: „Es gibt Millionen von Sonnensystemen im Universum, einige davon viel größer als unseres. Es gibt unzählige Planeten im Weltraum, außer einigen davon." Unsere kleine Erde ist nur ein Spielzeug. Einige dieser Planeten sind zweifellos bewohnt. Selbst auf dieser kleinen Erde leben über eine Milliarde Menschen. Ich bin einer in einer so großen Zahl, dass mein Verstand eine solche Menge nicht fassen kann. Unzählige Milliarden sind verschwunden Und sie haben sich sehr gut verstanden, bevor ich geboren wurde. Unzählige Milliarden werden leben und sterben, nachdem ich gestorben bin, und wenn sie von mir hören , wird es wahrscheinlich ein Zufall sein. Und so wird es für Ewigkeiten und Ewigkeiten sein, so umfassend, dass Mein Gehirn kann die Zeitspanne, die keinen Anfang und kein Ende hat, nicht erfassen. Wie viel schaffe ich als Einzelner?"

Und eine ehrliche Antwort *muss* sein: „Ich persönlich bin von sehr geringer Bedeutung."

Ein Individuum kann nicht aus sich selbst, für sich selbst und für sich selbst leben. Nur wenn er seine Bemühungen mit denen anderer bündelt, zählt seine Arbeit. Wenn wir erkennen, dass wir nur Atome in diesem riesigen Universum sind, kommen wir zur Geschäftsgrundlage. Dann ist es einfach, sich anzupassen. Um überhaupt zählen zu können, müssen wir mit einigen der übrigen Atome im Einklang sein, und wenn wir dies entdecken, sind wir in einem mentalen Zustand, der uns von echtem Nutzen sein kann. Für den individuellen Ruhm zu bauen ist Eitelkeit. Manchmal ist eine Person so gut gebaut, dass ihr besondere Aufmerksamkeit und Ehre zuteil wird, aber das kommt vergleichsweise selten vor. In der Regel können wir den Ausgang des Rennens nur wenig mitgestalten, indem wir als Gefreite in den Reihen unseren Beitrag leisten. Die Zeit, die wir damit verbringen, unsere Einbildung zu pflegen, ist verschwendet.

Das bedeutet nicht, dass wir Würmer im Staub sind. Der Mensch ist ein Paradoxon. Er ist so klein, und doch hat er große Möglichkeiten. Unser Körper bleibt nah an der Erde, aber unser Geist kann frei und ungebunden sein, durch Zeit und Raum schweben und unzählige Gedankenwelten erkunden.

Aber es reicht nicht aus, zu sehr auf mich selbst zu achten oder sich selbst für zu wichtig zu halten, da dies die Chancen verringert, die Wertschätzung anderer zu verdienen.

Der ausgeglichene Mensch lässt sich durch zu großes Lob oder übermäßige Tadel nicht sonderlich beeinträchtigen, denn er erkennt, dass die Öffentlichkeit, auch wenn sie manchmal voreilig und ungerecht sein mag, am Ende doch ein ziemlich gerechtes Urteil fällt.

Angst gehört zu den schädlichen negativen oder deprimierenden Emotionen. Angst vergiftet wie alle anderen deprimierenden Emotionen den Körper. Dies ist nicht im übertragenen Sinne gesagt. Es handelt sich um eine tatsächliche wissenschaftliche Tatsache; es wurde chemisch nachgewiesen. Würden Lunge, Haut, Nieren und Darm nicht ständig Gifte aus dem Körper entfernen, wäre ein akuter Angstanfall tödlich .

Angst oder Schrecken sind größtenteils eine Gewohnheit. Für dieses Leid sind oft die Eltern verantwortlich. Es kommt viel zu häufig vor, dass sie ihren Kindern Angst machen. Sie bevölkern die Dunkelheit mit allerlei Gefahren und schrecklichen Gestalten, und die Kinder verstärken diese mit ihrer lebhaften Fantasie. Kindern sollte beigebracht werden, allen Lebensbedingungen mutig zu begegnen, und ihnen sollte keine Angst eingeflößt werden. Es gibt einen großen Unterschied zwischen Angst und der Vorsicht, die jeder lernen muss, sonst geht er früh zugrunde.

Die Vorsicht, die in die menschliche Brust eingepflanzt ist, ist unser Erbe aus der Zeit und dient unserer Erhaltung. Dies war in den Anfängen der Rasse notwendig, als der Mensch mit den Tieren um die Vorherrschaft kämpfen musste. Darüber hinaus ist Angst gesundheitsschädlich.

Es gibt Menschen, die Angst kultivieren, bis sie glauben, jemals in Gefahr zu sein. Sie befürchten, dass sie ihre Gesundheit, ihren Verstand und ihren guten Namen verlieren könnten. Manche haben vor vielen Dingen Angst. Andere haben eine Haustierangst.

Heutzutage ist die Angst vor dem Unsichtbaren in der öffentlichen Meinung stark ausgeprägt. Ich meine die Angst vor Keimen, diesen winzigen Pflanzen, die so klein sind, dass das bloße Auge sie nicht erkennen kann . Kindern werden bewegte Bilder dieser winzigen Wesen gezeigt, enorm vergrößert und von sehr beeindruckender Erscheinung. Ihnen wird gesagt, sie sollten auf der Hut sein, denn diese Keime befinden sich in unserer Nahrung, in unserem Getränk, auf der Erde, in der Luft, eigentlich überall, wo der Mensch lebt.

Es ist sehr schädlich, die Jugend auf diese Weise zu erschrecken, denn es hemmt körperliche Aktivität und bremst den Geist. Wie viel besser wäre es, den Kindern diese Wahrheiten über die Keime beizubringen: „Ja, es gibt Keime in unseren Nahrungsmitteln und Getränken. Sie sind auf der Erde, im Wasser und in der Luft. Sie sind für unsere Existenz notwendig. Wenn.“ Wenn wir gut auf unseren Körper aufpassen und unseren Geist in die richtigen Bahnen lenken, können diese Keime uns tatsächlich nicht schaden.

Wenn wir nicht auf uns selbst aufpassen, sondern zulassen, dass sich unser Körper mit Ablagerungen füllt, versuchen die Keime, dies zu tun Reinigen Sie dies; sie vermehren sich und wachsen dabei zu großen Armeen heran, denn sie gedeihen von Abfall. Es ist unsere Schuld, nicht die Schuld der Keime, dass wir zulassen, dass unser Körper degeneriert. Die Keime sind unsere guten Freunde und wenn wir Wenn wir gut mit uns selbst umgehen, werden sie alles in ihrer Macht Stehende tun, um das Wasser, die Erde und die Luft in einem für unsere Nutzung geeigneten Zustand zu halten."

Solche Lehren haben den Vorteil, dass sie wahr sind. Sie sind hilfreich und gesund. Die populären Lehren sind krankheitserregend. Die durch Angst verursachte geistige Depression und körperliche Hemmung sind schädlich. Diejenigen, die Angst vor einer bestimmten Art von Krankheit haben, bringen diese Krankheit oft selbst auf sich, so mächtig ist die Suggestion. Die Angst ist gefährlicher als das, wovor man sich fürchtet.

Bei Angst geht sowohl die körperliche als auch die geistige Leistungsfähigkeit verloren. Nicht nur die willkürlichen Muskeln werden kraftlos, auch die unwillkürlichen verlieren an Wirksamkeit. Die Verdauung wird teilweise oder ganz unterbrochen. „Angst vor Angst" ist ein beliebter und wahrheitsgetreuer Ausdruck. Der Körperrhythmus geht verloren, die Atmung wird ruckartig und das Herz schlägt verstimmt.

Halten Sie die Angst aus dem Leben von Babys fern. Wenn Kindern die Wahrheit beigebracht wird, wird es bei Erwachsenen kaum Angst geben. Kindern sollten keine Gebete beigebracht werden, in denen ein Element der Angst enthalten ist. Es ist viel besser, Kinder dazu zu erziehen, andere Menschen und Gott zu lieben, als sie zu fürchten.

Wer Angst kultiviert hat, sollte es mit Suggestion versuchen. Ein positiver Vorschlag ist immer am besten. Lassen Sie sie die Dinge folgendermaßen analysieren: „Ich habe jeden Tag und jede Nacht Angst gehabt. Es ist nichts passiert. Diejenigen, die Gott fürchten, haben eine geringe Vorstellung von Ihm. Erinnern Sie sie an das schöne Sprichwort „Gott ist Liebe". Wenn man sie oft genug wiederholt, dringen solche positiven Anregungen so tief in den Geist ein, dass sie Zweifel und Ängste ersetzen.

Vor etwa 2500 Jahren schrieb Pythagoras: „Hass und Angst erzeugen ein Gift im Blut, das, wenn es andauert, Augen, Ohren, Nase und die Verdauungsorgane beeinträchtigt. Deshalb ist es nicht klug, die unfreundlichen Dinge anderer zu hören und sich daran zu erinnern." kann man von uns sagen." Pythagoras war ein Philosoph der Antike, aber seine Worte drücken moderne wissenschaftliche Wahrheiten aus.

Sich Sorgen machen : Sich Sorgen zu machen ist vielleicht die häufigste und schlimmste unserer geistigen Sünden. Sorge ist wie Krebs: Sie frisst sich immer weiter auf. Sie ist zerstörerisch für Körper und Geist. Dies ist größtenteils auf mangelnde Selbstbeherrschung zurückzuführen und ein Symptom von Feigheit. Viel Sorge zeugt auch von großem Egoismus, den die meisten Betroffenen leugnen werden. Wer sich große Sorgen macht, ist immer in einem schlechten Gesundheitszustand, der sich zunehmend verschlechtert. Die Form der Verdauungsstörung, die mit starker Säure- und Gasbildung einhergeht, ist eine häufige Quelle von Sorgen sowie anderen psychischen und physischen Beschwerden. Der Säuregehalt reizt das Nervensystem und die Reizung führt mit der Zeit zu psychischen Depressionen.

Eingefleischte Besorgniserregende machen sich Sorgen um das Wetter, die Vergangenheit, die Gegenwart, die Zukunft, um Arbeit und Freizeit, um Essen, Kleidung und Trinken, um die Anwesenden und die Abwesenden. Nichts entgeht ihnen und sie bringen Traurigkeit und Leid mit sich.

Sich Sorgen zu machen ist langsamer Selbstmord.

Elbert Hubbard sagt, dass unsere größten Probleme diejenigen sind, die nie passieren.

Sich Sorgen zu machen ist eine sehr vergebliche Beschäftigung, denn es nützt nie etwas, und es wirkt sich negativ auf denjenigen aus, der sich ihm hingibt, und auf diejenigen, mit denen er Umgang hat. Es ist eine Verschwendung von Zeit und Energie. Die so genutzte Energie könnte in nützliche Kanäle geleitet werden.

Lassen Sie diejenigen, die unter dieser schlechten und lästigen Angewohnheit leiden, in eine gute körperliche Verfassung kommen. Dann werden viele Sorgen Flügel bekommen. Wenn sie darauf bestehen bleiben, wäre es gut, die Sache offen und ehrlich anzugehen und die Vorteile der Sorge auf der einen Seite und die Nachteile auf der anderen Seite darzulegen. Bedenken Sie dann, dass nicht eine Sache von tausend Sorgen passiert, und wenn etwas Unangenehmes passiert, kann die Sorge es nicht verhindern. Außerdem verursacht ein unangenehmes Ereignis ab und zu nicht halb so viel Unbehagen und Ärger wie ein gestörter Geist.

„Und auch dies wird vergehen", ist ein altes Sprichwort, an das man sich gut erinnern sollte, in Verbindung mit „Und dies wird wahrscheinlich nie geschehen."

Wut ist eine Form vorübergehenden Wahnsinns. Es ist ein Gefühl, das sich für starke Männer nicht ziemt, denn es ist ein Zeichen von Schwäche, und die Frauen, die sich häufig diesem Gefühl hingeben, können sich den Respekt anderer nicht lange bewahren. Wer wütend wird, setzt sich Wunden aller Art aus, denn er verliert zum Teil vorübergehend seine geistigen und körperlichen Fähigkeiten. Ein wütender Mann kann in jedem Wettbewerb, in dem es auf Schlagfertigkeit ankommt, leicht besiegt werden. Wie das Sprichwort sagt: Er macht sich lächerlich. Angespannt zu sein und schnell die Beherrschung zu verlieren, hört sich im romantischen Blödsinn vielleicht gut an, aber im wirklichen Leben ist es Torheit, denn wenn man ruhig ist, kann man viel mehr erreichen.

Wie Hass erzeugt auch Wut Gifte im System. Es ist bekannt, dass die Milch einer wütenden Mutter das stillende Kind tötet. Ein Wutanfall ist so schwerwiegend, dass die bösen Auswirkungen mehrere Tage lang zu spüren sind, und diejenigen, die täglich oder sogar wöchentlich die Beherrschung verlieren, können sich nicht der besten Gesundheit erfreuen, da die Wut genug Giftstoffe produziert, um alle Körperflüssigkeiten zu vergiften der Körper.

Glücklicherweise gehört Wut zu den Emotionen, die man in angemessener Zeit überwinden kann, wenn man wirklich den Wunsch dazu hat. Es sollte nicht länger als ein bis zwei Jahre dauern, bis ein Erwachsener sich unter Kontrolle bekommt.

Bei Wut kommt es zu einer Anspannung verschiedener Muskeln, zum Beispiel im Gesicht und an den Händen. Wenn diese Anspannung nicht zugelassen wird, wird die Wut nicht lange anhalten. Wenn Sie dazu neigen, wütend zu werden, entspannen Sie sich und der Geist wird sich beruhigen. Ein vollkommen entspannter Mensch kann keine Wut hegen, denn diese Emotion erfordert eine Anspannung von Körper und Geist. Die Entschlossenheit, sein Temperament im Zaum zu halten und sich nach jedem Wutanfall aufrichtig zu entschuldigen, wird sich als sehr effektiv erweisen, um die Häufigkeit und Stärke der Angriffe zu reduzieren. Mentale Suggestion ist nicht so mächtig, wie manche sagen, aber sie ist eine so große Kraft zum Guten oder Bösen, je nach ihrer Verwendung, dass diejenigen, die weise sind, sie als Mittel zur Selbstüberwindung nicht vernachlässigen werden.

Menschen, die leicht beleidigt sind und „zu ihrer Würde stehen", haben eine sehr schlechte Ausgangslage. Wer es für notwendig hält, anderen mitzuteilen, dass er Damen oder Herren ist, neigt sehr dazu, Vorurteile zu seinen eigenen Gunsten zu entwickeln. Sanfte Leute müssen keine Werbung machen und tun es auch nicht. Andere erkennen ihren Wert intuitiv.

Ärger ist Wut im Kleinen. Es ist eine Gewohnheit, die leicht zu entwickeln ist. Der Fretter und seine Umgebung fühlen sich unwohl. Wer sich selbst und andere respektiert, gibt sich nicht hin.

Hass ist eine der schädlichsten und giftigsten Emotionen. Glücklicherweise kann heftiger Hass nur kurze Zeit andauern, sonst wäre er tödlich. Einige sind chronische Hasser. Wer hasst, schadet sich selbst. Die Gedanken verweben sich in die Persönlichkeit und formen den Charakter.

Eifersucht ist eine der unangenehmsten Emotionen. Der eifersüchtige Mensch besteht auf Leiden. Eine eifersüchtige Frau kann ein Zuhause in ein Inferno verwandeln. Eifersucht wird die Liebe mit Sicherheit mit der Zeit töten. Der eifersüchtige Mensch entschuldigt sich oft damit, dass er liebt. Das ist nicht wahr. Der Eifersucht liegt mehr Angst als Liebe zugrunde. Eifersüchtige Menschen sind egoistisch und geistig zu träge, um ihren Gedanken eine positive Richtung zu geben.

Wer heftig eifersüchtig ist, leidet unter geistiger Verirrung. Der eifersüchtige Mensch verliert, denn er vertreibt den Gegenstand seiner Zuneigung.

Es gibt viele eifersüchtige Männer, aber Frauen leiden am meisten. Schlechte Gesundheit und Müßiggang sind zwei häufige Ursachen für Eifersucht. Es hat wahrscheinlich mehr Häuser zerstört als alles andere. Es schadet allem, was es berührt.

Männer und Frauen mögen sich eine Zeit lang geschmeichelt fühlen, wenn sie Eifersucht hervorrufen, aber es ist eine Befriedigung von sehr kurzer Dauer. Sie werden der Fragen, Zweifel und Vorwürfe bald überdrüssig.

Diejenigen, die vernünftig genug sind, anderen die Freiheit zu geben, die sie sich selbst wünschen, leiden nicht viel unter dieser Emotion. Es wäre sehr hilfreich, wenn Mann und Frau die Ehebeziehung mehr als Partnerschaft und weniger als eine Form der Knechtschaft betrachten würden. Einer der Partner kann den anderen nicht zwingen, „gut" zu sein. Menschen tun das Beste für andere, wenn ihnen volles Vertrauen entgegengebracht wird, und selbst wenn dieses Vertrauen fehl am Platz sein sollte, wäre es besser, als ständig unter diesem zersetzenden Gefühl zu leiden.

Es ist keine leichte Aufgabe, Eifersucht zu überwinden, aber es kann innerhalb einer angemessenen Zeit erledigt werden, wenn ein echter Wunsch besteht. Erhalten Sie zunächst körperliche Gesundheit. Dann beschäftigen Sie sich mit interessanter, nützlicher Arbeit. Holen Sie sich etwas Wertvolles, um Geist und Hände zu beschäftigen. Nehmen Sie sich vor, Herr über sich selbst zu sein und kein Sklave dessen, was oft nur ein Hirngespinst ist. Leider stellt Eifersucht das Urteilsvermögen manchmal so in den Schatten, dass die Betroffenen nur danach streben, zu herrschen oder zu ruinieren. Liebe und Hass sind so nah beieinander, dass es schwierig ist, die Trennlinie zu erkennen.

Trauer : Manche widmen ihr Leben der Trauer. Sie machen sich selbst zu Märtyrern. Sie haben einen Verlust erlitten und denken ihr ganzes Leben lang darüber nach. Es kann sein, dass es sich um einen ganz gewöhnlichen oder wertlosen Ehemann oder ein ganz gewöhnliches oder wertloses Kind handelte. Nach dem Tod verwandelt sich das arme Reale in ein herrliches Ideal. Mit den Jahren wachsen die Tugenden der Verstorbenen. Den Toten wird all die Liebe und Zärtlichkeit zuteil, während die Lebenden vernachlässigt werden. Im Allgemeinen leiden Frauen an dieser besonderen Form der leichten Geisteskrankheit, aber auch Männer sind davon nicht ausgenommen.

Es ist natürlich, den Verlust eines geliebten Menschen zu empfinden, aber solange wir sterblich sind , müssen wir diese Dinge als Selbstverständlichkeit akzeptieren.

Mit dieser Form der Trauer verbunden ist das Bedauern oder Grübeln über vergangene Taten, insbesondere im Zusammenhang mit den Toten. Vielleicht wurde etwas vernachlässigt, was hätte getan werden sollen, oder es wurde etwas getan, das hätte unterlassen werden sollen. Darüber grübelt der Betroffene stundenlang, was zu einer Form trauriger Resignation führt, die für normale Menschen eher irritierend ist.

Für solche Menschen erweist sich ein Interessens- und Szenenwechsel oft als sehr vorteilhaft.

Neid und *Groll* sind eng mit Eifersucht und Wut verwandt. Sie haben den gleichen Effekt in geringerem Maße.

Geistesschwankungen sind ein häufiger Fehler. Viele kleine Fragen müssen geklärt werden und ein paar wichtige. Manche haben die Angewohnheit, ihre Entscheidungen von Zeit zu Zeit aufzuschieben oder ihre Entscheidungen zu treffen und zu widerrufen. Dann entscheiden sie erneut, woraufhin es erneut zu einem Widerruf kommt. Dies wird solange wiederholt, bis eine endgültige Entscheidung unbedingt erforderlich ist. Zu diesem Zeitpunkt ist der Geist so verwirrt, dass die Wahrscheinlichkeit groß ist, dass die letzte Entscheidung schlechter sein wird als die erste. Niemand, der ein aktives Leben führt, kann immer Recht haben. Wer in sechs von zehn Fällen Recht hat, schneidet ziemlich gut ab, und wer in drei von vier Fällen eine richtige Entscheidung treffen kann, kann als Führungskraft ein gutes Gehalt erzielen oder ein eigenes florierendes Unternehmen aufbauen, wenn sein Geist aktiv ist.

Der Zweifel und die Unsicherheit, die sich aus ungeklärten Fragen ergeben, die umgehend entschieden werden sollten, sind schädlicher als ein gelegentlicher Fehler. Der ungestörte Geist arbeitet am schnellsten und wahrsten.

Damit verbunden ist in der Moll-Tonart der zweifelhafte Geisteszustand, bei dem der Einzelne Dinge mehrmals tun muss, bevor er sicher ist, dass sie richtig erledigt sind. Es gibt zum Beispiel den Mann, der die Bürotür mehrmals ausprobieren muss, um sicherzustellen, dass sie verschlossen ist, und nachdem er in diesem Punkt zufrieden ist, ist er verpflichtet, sie aufzuschließen und den Zustand der Safetür zu untersuchen. Dann ist es notwendig, die Bürotür noch einmal zwei- bis dreimal zu bedienen. Diese Art von Zweifel kann viele Formen annehmen. Es verursacht keinen besonderen Schaden, außer dass es zu viel Zeitverschwendung führt. Solche Menschen sollten sich Konzentration beibringen und immer nur an eine Sache denken, bis sie lernen, dass eine Sache richtig gemacht wird, wenn sie erledigt ist.

Urteilen : Viele bestehen darauf, über alles und jeden zu urteilen, was ihnen in den Sinn kommt. Jeder Einzelne muss bei den Schafen oder Ziegen untergebracht werden. Das ist eine große Zeitverschwendung. Jeder von uns kann so wenig über die Mehrheit der Menschen, denen er begegnet, und über die enorme Menge an Wissen, die es gibt, wissen, dass unsere Meinung wertlos wird, wenn wir versuchen, alles und jeden zu beurteilen. Weise Menschen haben nie Angst zu sagen: „Ich weiß es nicht." Wenn es notwendig ist, zu urteilen, möge es Freundlichkeit geben.

Ratschläge für Freiwilligenarbeit : Dies ist eine weitere lästige Angewohnheit. Es ist sehr gut, Ratschläge zu geben, wenn man sie wünscht und verlangt, sonst ist es Zeitverschwendung. Nehmen wir zum Beispiel einen Menschen mit einer Erkältung: Wenn er zwanzig Menschen trifft , werden ihm vielleicht fünfzehn verschiedene Heilmittel dagegen erzählt, von Gänsefett auf einem roten Lappen bis hin zu suggestiven Therapeutika. Wenn er alle erhaltenen Ratschläge beherzigen würde, würde es wahrscheinlich eine Beerdigung geben. Am besten ist es, mit Ratschlägen sparsam umzugehen. Wer etwas Wertvolles hat, wird darum gebeten und für seine Mühen bezahlt. Eine kostenlose Beratung ist in der Regel ihren Preis wert.

Spinner : Viele geraten in einen mentalen Trott, während ihre Gedanken sich fast ausschließlich einem Thema widmen. Das ist eine milde Form des Wahnsinns, denn normale Menschen haben viele Interessen. Diese Leute sind die Spinner. Sie können viel über ihr Lieblingsthema reden, das oft unwichtig ist. Es kann sich um eine besondere Religion oder Ethik handeln; oder dass Bacon die Stücke von Shakespeare geschrieben hat; oder eine Gesundheitsmode oder fast jedes Thema.

Von allen Spinnern ist der Diät-Experte einer der nervigsten, denn er hat jeden Tag drei gute Gelegenheiten, seine Ansichten zu äußern. Mit der besten Absicht der Welt schadet er der Sache der Lebensmittelreform mehr als die Befürworter eines Lebens nach der guten alten Art, Essen, Trinken, Fröhlichkeit und Sterben in jungen Jahren. Wenn Menschen zu viel Eifer und Enthusiasmus für ein Thema entwickeln, sind sie sicher, dass ihr Wissen die Wahrheit ist, und bestehen darauf, anderen ihren Weg aufzuzwingen, weil sie es übel nehmen, dass ihre alten Gewohnheiten gewaltsam gestört werden. Diejenigen, die zu hartnäckig und beharrlich sind, erzeugen Feindseligkeit und Vorurteile in den Köpfen anderer, und dann ist es fast unmöglich, ihnen die Wahrheit zu vermitteln, denn sie werden weder sehen noch hören.

In der Lage zu sein, andere zum Besseren zu beeinflussen, ist eine großartige und herrliche Sache, aber wir sollten uns daran erinnern, dass wir anderen nicht plötzlich Wissen aufzwingen können, das im Widerspruch zum allgemeinen Denken steht. Wer eine fest verwurzelte Meinung ändert, tut dies in der Regel schrittweise. Wenn sie zum ersten Mal die Wahrheit hören, sagen sie, sie sei lächerlich. Nach einer Weile denken sie, dass da etwas drin sein könnte. Endlich erkennen sie die Überlegenheit gegenüber ihren früheren Meinungen und akzeptieren sie. Es erfordert von den Pädagogen unendliche Geduld, unpopuläres Wissen an andere Erwachsene weiterzugeben, egal wie viel Wahrheit es enthält.

Die Wahrheit über das körperliche Wohlbefinden ist so einfach und so selbstverständlich, dass es äußerst schwierig ist, ein unvoreingenommenes Publikum zu gewinnen. Von der Zeit, als die alten heidnischen Priester die Heiler waren, bis heute herrscht der Eindruck, dass Gesundheit und Heilung jenseits des Verständnisses des gewöhnlichen Geistes liegen und die Menschen daher bereit sind, sich dem Mystifizieren hinzugeben. Das Mysteriöse hat in dieser Welt der Unsicherheiten eine so starke Anziehungskraft, dass es attraktiver ist als die einfache Wahrheit. Mysterium erfordert einfach Glauben. Die Wahrheit zwingt zum Denken und Gedanken sind oft schmerzhaft.

Vermeiden Sie es auf jeden Fall, zu beharrlich zu versuchen, anderen Gesundheitswissen zu vermitteln. Jeder, der ein wenig über die Grundlagen von Gesundheit und Wachstum Bescheid weiß, weiß, dass nützliche Männer und Frauen ständig in Degeneration und vorzeitigen Tod geraten, weil sie gegen Gesundheitsgesetze verstoßen. Wenn man diesen Menschen am Rande des Abgrunds, die noch auf natürlichem Wege gerettet werden können, sagt, wie das geht, weigern sie sich im Allgemeinen entweder, es zu glauben, oder sie haben ein derart selbstgefälliges Leben geführt, dass es außerhalb ihrer Macht liegt, etwas zu ändern. Die Erkenntnis kommt oft zu spät.

Wer bei der Verbreitung von Gesundheitswissen unter seinen Freunden Gutes tun möchte, kann am besten dadurch dienen, dass er selbst gesund wird. Wenn sich ein physischer Schaden zu einer guten Gesundheit entwickelt, wird es zahlreiche Kommentare und Nachforschungen geben. Dies ist die Gelegenheit, zu sagen, was die Natur tun wird, und andere darüber zu informieren, wo sie eine gute Interpretation der Funktionsweise der Natur erhalten können.

Ein wenig Übung ist mehr wert als viel Predigen. Die Wahrheit ist die Wahrheit, egal aus welcher Quelle, aber sie ist effektiver, wenn sie von jemandem kommt, der sie lebt.

Ich habe mich so intensiv mit dem Thema Gesundheitskurbeln beschäftigt, weil es so viele davon gibt. Sie erwerben ein wenig Wissen und glauben dann, dass sie Meister des Fachs sind. Die richtige Einstellung zum richtigen Leben und insbesondere zum richtigen Essen ist: „Ich werde versuchen, mich so zu verhalten, dass ich gesund und leistungsfähig bin. Wenn andere meine Hilfe wünschen, werde ich versuchen, ihnen den Weg zu zeigen. Richtiges Leben ist kein Zeichen." Ich verdiene keine Anerkennung dafür. Auch wenn die Gesundheit sehr wichtig ist, werde ich den Versuch unterlassen, anderen meinen Willen aufzuzwingen."

Nachdem wir uns selbst besiegt haben, ist es an der Zeit, mit fremden Eroberungen zu beginnen, aber dann kommt die Erkenntnis, dass es am Ende am besten ist, anderen die Freiheit zu lassen, ihre eigene Erlösung zu erarbeiten. Der Wunsch ist groß, andere nach unserem Muster zu formen , aber wer sich ehrlich einschätzt, kommt schnell zu dem Schluss, dass er so unvollkommen ist, dass vielleicht ein anderes Muster genauso gut ist.

Das Glück aufschieben : Ein eigenartiger Geisteszustand besteht darin, sich derzeit zu weigern, glücklich zu sein. Das romantische Mädchen und der romantische Junge glauben, dass sie nicht glücklich sein können, bis sie verheiratet sind. Nach der Heirat stellen sie fest, dass sie ein gewisses Maß an Reichtum anhäufen müssen, bevor sie glücklich werden. Dann müssen sie es wegen der sozialen Stellung verschieben. Sie schieben das Glück von Zeit zu Zeit immer wieder hinaus, und das Ergebnis ist, dass sie es nie erreichen. Glück ist kein großes Wesen, das über uns hereinbricht und uns in strahlende Wesen verwandelt. Es ist ein angenehmes Gefühl, das Frieden bringt und uns in Harmonie mit unserer Umgebung bringt. Dies kann am besten dadurch erreicht werden, dass man die Arbeit, die getan werden muss, jeden Tag gut erledigt und freudig gibt als Gegenleistung für das, was man erhält. Glück ist größtenteils eine Gewohnheit. Es ist genauso leicht, fröhlich und fröhlich zu sein, wie traurig und traurig zu sein, und viel bequemer. Wenn wir nach dem Besten suchen , werden wir Schönheit auch an den vielversprechendsten Orten finden. Wenn wir nach Tränen und Leid suchen, können wir sie leicht finden.

Wir können ohne Glück auskommen, aber es verleiht dem Leben so viel Farbe und Schönheit, es macht uns so viel besser, es hilft uns so sehr, nützlich zu sein, dass es Torheit wäre, darauf zu verzichten. Es wird nicht durch engstirnigen Egoismus erreicht. Wer sich selbst am meisten vergisst und freundlich und rücksichtsvoll ist, findet es. Indem wir es anderen geben, bekommen wir es für uns selbst. Ekstase und Verzückung sind Gefühle von kurzer Dauer. Sie sind so berauschend, dass sie sich schnell abnutzen.

Wir alle haben unsere kleinen Sorgen und Ärgernisse. Diese sollten wir als unvermeidlich akzeptieren und weder viel darüber nachdenken noch darüber reden. Sie helfen dabei, die rauen Kanten abzunutzen. Wir sind manchmal dumm und andere auch, und dann werden Fehler gemacht. Diese sollten auch als unvermeidlich akzeptiert werden, und wir sollten uns nicht mehr über diejenigen ärgern, die andere machen, als über unsere eigenen. Wer in Wut gerät, wenn seine Untergebenen Fehler machen, verschwendet viel Zeit und Energie und begeht selbst schwere Fehler.

Es ist nicht notwendig, jedes unwichtige Detail zu bemerken, das nicht gefällt. Fehlersuche, Nörgeln und Nörgeln zerstören die Harmonie. Meinungsverschiedenheiten über Kleinigkeiten führen oft zu gebrochener Freundschaft und Feindschaft. Bei den meisten Streitigkeiten geht es um Kleinigkeiten.

Wenn Fehler gemacht werden, lernen Sie die Lektion, die sie lehren, und vergessen Sie sie dann. Alle lebenden, aktiven Wesen machen Fehler. Manchmal machen wir ernste Dinge und hinterher bereuen wir sie, aber diese müssen bald beiseite geschoben werden. Das Grübeln hat viele in die Irrenanstalten gebracht.

Selbstbeobachtung : Es ist nicht gut, dem Geist zu erlauben, zu sehr bei sich selbst zu verweilen. Denken Sie ausreichend über sich selbst nach, um sich durch das Leben zu führen, und konzentrieren Sie sich dann im Übrigen auf Arbeit und Freizeit. Viele von denen, die zu egozentrisch sind, glauben schließlich, dass sie etwas oder jemand anderes sind, und werden dann von der Öffentlichkeit ausgeschlossen.

Selbstbeobachtung ist eine sehr nutzlose Beschäftigung. Individuell sind wir so klein und der Geist verfügt über so große Möglichkeiten, dass die Dinge aus dem Gleichgewicht geraten und der Geist nicht mehr sinnvoll arbeiten kann, wenn wir ihn auf unser winziges physisches Wesen konzentrieren. Es ist sinnlos, sich eingehend mit der Selbstanalyse zu befassen, denn wir können uns selbst nur sehr schlecht einschätzen. Einer meiner Nachbarn ging so tief in sein Herz und versuchte so sehr herauszufinden, ob er geeignet war, im Himmel zu leben, dass er den Verstand verlor und für lange Zeit eingesperrt werden musste. Er erlaubte seiner Vision, sich auf ein Thema zu beschränken. Es gibt viele Themen, die zum Wahnsinn führen, wenn ihnen der ausschließliche Besitz des Geistes gestattet wird.

Nachdem wir uns richtig um uns selbst gekümmert haben, sollten wir nicht mehr an uns selbst denken. Der beste Weg ist, sich mit Arbeit und Freizeit zu beschäftigen und uns selbst zu vergessen. Es ist viel besser, andere zu lieben, als unsere Liebe auf uns selbst zu konzentrieren. Wenn wir uns gut verhalten , werden wir von anderen all die Liebe bekommen, die wir brauchen. Wenn Sie zur Introspektive neigen, heilen Sie diese, indem Sie geistig und körperlich aktiv werden.

Wer sich die schlechte Angewohnheit angeeignet hat, schlecht über andere zu denken und zu reden, sollte sich damit abfinden. Hören Sie zuerst auf, schlecht zu reden. Fangen Sie dann an, nach den guten Punkten zu suchen und sie zu erwähnen. Nach und nach werden die Gedanken gut sein. Wem es an einer Tugend mangelt, kann sie oft dadurch kultivieren, dass er sie annimmt.

Eines der hilfreichsten Dinge ist ein Sinn für Humor. Lachen bewirkt Entspannung und Entspannung beruhigt Körper und Geist. Wer seine eigenen Schwächen erkennt und sie anlächelt, ist mit Sicherheit sicher und gesund. Wenn der Geist zu streng ist, entwickeln Sie einen Sinn für Humor. Trainieren Sie sich darin, Ihren lächerlichen Auftritt wertzuschätzen und zu lächeln, anstatt verärgert zu sein. Wenn andere dich auslachen, schließe dich ihnen an.

Was auch immer die Geisteskrankheit sein mag, die Hälfte der Heilung wird durch die Erlangung körperlicher Gesundheit herbeigeführt.

Seien Sie barmherzig, tolerant und freundlich, und die guten Dinge im Leben werden zu Ihnen kommen. Seien Sie langsam im Urteilen und noch langsamer im Verurteilen anderer.

Wer Liebe gibt, zieht sie an. Hypatia sagte: „Drücken Sie Schönheit in Ihrem Leben zum Ausdruck und Schönheit fließt zu Ihnen und durch Sie. Lieben bedeutet, geliebt zu werden, und Hass hinter sich zu lassen ist die Summe aller Liebe, die von Nutzen ist."

Der beste „Neue Gedanke" ist der beste alte Gedanke. Wenn wir nur etwas von dem wunderbaren Wissen in die allgemeine Nutzung umsetzen würden, was für ein angenehmer Wohnort wäre diese Welt. Marcus Aurelius gab uns diese Perle der Weisheit: „Wenn Sie morgens aufstehen, denken Sie daran, was für ein kostbares Privileg es ist, zu leben, zu atmen, zu denken, zu genießen, zu lieben! Gottes Geist ist uns nahe, wenn wir lieben. Deshalb. " Es ist besser, sich nicht zu ärgern, nicht zu hassen, nicht zu fürchten. Gleichmut und Mäßigung sind die Geheimnisse von Macht und Frieden."

KAPITEL III.

ESSEN.

Der menschliche Körper ist so wunderbar gebaut, dass wir ihn bisher nur dürftig verstehen, aber wir lernen jedes Jahrzehnt ein wenig dazu, und vielleicht werden wir mit der Zeit ein angemessenes Wissen sowohl über den Körper als auch über den Geist haben. Körper und Geist können nicht als zwei getrennte Einheiten betrachtet werden, denn keines von beiden ist ohne das andere von Nutzen.

Der Körper ist keine Maschine. Diejenigen, die es als solches betrachten, begehen den Fehler, es wie einen Motor zu versorgen, weil sie denken, dass es so viel Treibstoff braucht, um weiterzumachen. Der menschliche Organismus ist vielleicht an zwei aufeinanderfolgenden Tagen nie ganz gleich, denn der Körper verändert sich mit unseren Gedanken, Handlungen und unserer Umgebung, und die Bedingungen wiederholen sich nie ganz und deshalb müssen wir uns neu anpassen.

Der wichtigste Punkt für die Erlangung und Erhaltung körperlicher Gesundheit ist die richtige Ernährung, doch die Mediziner dieses Landes widmen diesem Thema so wenig Aufmerksamkeit, dass an einigen unserer am besten ausgestatteten medizinischen Hochschulen keine Diätetik gelehrt wird. Insgesamt werden 16 bis 30 Stunden als ausreichend erachtet, damit die angehenden Ärzte ihre Patienten bei der Auswahl, Zusammenstellung und Zubereitung von Speisen anleiten können. Diätetik sollte das Hauptfach des Studiums sein. Es sollte sowohl von der wissenschaftlichen als auch von der empirischen Seite her angegangen werden. Es handelt sich nicht um ein starres Thema, sondern um eines, das sehr flexibel behandelt werden kann. Der wissenschaftliche Teil ist wichtig, aber der praktische Teil, also die Kunst, ist weitaus wichtiger. Ein Teil der Kunst des Fütterns und Fastens ist wissenschaftlicher Natur, denn unter bestimmten Bedingungen erzielen wir jedes Mal die gleichen Ergebnisse.

Wenn wir bedenken, dass der Körper aus verschiedenen Geweben wie Bindegewebe, Blut, Nerven und Muskeln besteht; dass diese wiederum aus Milliarden von Zellen bestehen, ebenso wie die verschiedenen Drüsenorgane und Membranen; Da diese Zellen ständig in Blut und Lymphe gebadet sind, aus denen sie die Nahrung auswählen, die sie benötigen, und den Abfall wegwerfen, müssen wir uns wundern, dass ein so komplexer Organismus so widerstandsfähig, stabil und stark ist.

Alle Artikel von guter Qualität werden von erstklassigen Handwerkern aus edlen Materialien gefertigt. Viele Menschen sind sich jedoch nicht darüber im Klaren, dass sie für einen guten Körper hochwertige Lebensmittel zu sich nehmen müssen, die richtig gekocht oder zubereitet sind und im richtigen Verhältnis und in der richtigen Kombination vorliegen. Wenn wir den Körper richtig ernähren, ist die Natur so freundlich, gute konstruktive Arbeit zu leisten, ohne dass wir darüber nachdenken müssen.

Sie werden in diesen Ernährungsvorträgen keine starren Regeln finden, sondern Informationen, die es Ihnen ermöglichen, Lebensmittel auszuwählen, die zu Ihnen passen. Es kann durchaus sein, dass sich die Menschen darüber nicht einig sind, was sie essen sollen, denn es gibt so viele Lebensmittel, dass man auf neun Zehntel davon verzichten und trotzdem gut ernährt sein könnte. Tatsächlich nehmen wir für unser körperliches Wohlbefinden eine zu große Vielfalt an Nahrungsmitteln zu uns. Große Vielfalt führt zu übermäßigem Essen.

Ein gesunder menschlicher Körper besteht aus den folgenden Verbindungen, etwa in den angegebenen Mengenverhältnissen:

Wasser, 60 bis 65 Prozent.
Mineralstoff, 5 bis 6 Prozent. Protein, 18 bis 20 Prozent. Kohlenhydrate, 1 Prozent. Fett, 10 Prozent. Das ist vielleicht übertrieben.

Diese Stoffe sind sehr komplex und gut im Körper verteilt. Sie bestehen aus etwa sechzehn oder siebzehn Elementen, aber ein reines Element kommt im Körper nur sehr selten vor, es sei denn, es handelt sich um eine Fremdsubstanz wie Quecksilber oder Blei. Etwa 70 Prozent des Körpers besteht aus Sauerstoff, dem auch auf der Erde am häufigsten vorkommenden Element. Dann folgen in der Reihenfolge ihres Gewichts Kohlenstoff, Wasserstoff, Stickstoff, Kalzium, Phosphor, Schwefel , Natrium, Chlor, Fluor, Kalium, Eisen, Magnesium und Silizium.

Da es hilfreich sein wird, eine bessere Vorstellung von der Notwendigkeit einer richtigen Ernährung zu vermitteln, werde ich jedem dieser Elemente ein paar Worte widmen.

Sauerstoff ist ein farb-, geschmacks- und geruchloses Gas, das einen großen Teil der atmosphärischen Luft, des Wassers, der Erdkruste und unserer Lebensmittel ausmacht. Es ist absolut lebensnotwendig, denn ohne Sauerstoff kann es im tierischen Gewebe keine Verbrennung geben und ohne Verbrennung kein Leben. Die Verbindung von Sauerstoff mit Fetten, Kohlenhydraten und Proteinen im Körper führt zu einer langsamen Verbrennung, die Wärme und Energie erzeugt. Unsere Hauptversorgung mit Sauerstoff erfolgt direkt aus der Luft, diese wird jedoch durch die Aufnahme über Nahrung und Wasser ergänzt.

Kohlenstoff ist der Hauptenergieproduzent im Körper und der Hauptbestandteil von Stärke, Zucker und Fetten. Es ist das, worauf wir für die innere Wärme sowie für die Beheizung unserer Wohnungen angewiesen sind, denn der wesentliche Teil der Kohle ist Kohlenstoff. Die kohlenstoffhaltigen Substanzen werden in größerer Menge als alle anderen benötigt, aber wenn sie pur eingenommen werden, führen sie schneller zu Hungergefühlen, als wenn keine Nahrung zu sich genommen würde. Dies wurde durch Experimente bewiesen, bei denen ausschließlich raffinierter Zucker verfüttert wurde, bei dem es sich praktisch um reinen Kohlenstoff handelt. Salze und stickstoffhaltige Lebensmittel sind lebenswichtig.

Wasserstoff ist ein sehr leichtes Gas ohne Geruch, Geschmack oder Farbe. Es ist ein notwendiger Bestandteil aller wachsenden, lebenden Dinge. Es ist reichlich in Wasser vorhanden. Alle Säuren enthalten Wasserstoff, ebenso das Protoplasma des Körpers.

Stickstoff ist ebenfalls ein farbloses, geschmackloses und geruchloses Gas. Es ist ein wesentlicher Bestandteil des Körpers und kommt in allen Proteinverbindungen vor. Es ist in der Luft reichlich vorhanden und wird von den Pflanzen aufgenommen. Unsere Versorgung beziehen wir entweder direkt aus pflanzlichen Lebensmitteln oder aus tierischen Produkten wie Milch, Eiern und Fleisch.

Calcium wird hauptsächlich für die Knochen und Zähne benötigt, ist aber auch im Blut notwendig, wo es bei der Blutgerinnung hilft. Über Obst, Getreide und Gemüse nehmen wir ausreichend Kalziumsalze auf, sofern sie richtig zubereitet werden. Durch die herkömmliche Zubereitung der Nahrung kommt es häufig zum Verlust der verschiedenen Salze, was zu einer Gewebedegeneration führt. Ist der Kalziumvorrat in der Nahrung zu gering, leiden die Knochen und die Zähne, denn das Blut entzieht diesen Strukturen das Kalzium. Heranwachsende Kinder benötigen proportional mehr Kalzium als Erwachsene. Dies ist zweifellos der Grund, warum schwangere Frauen so stark unter Zahnerweichung leiden. Sie ernähren sich von kalziumarmen Lebensmitteln wie Weißbrot und entwässertem Gemüse.

Phosphor ist in einigen Formen ein Gift, unabhängig davon, ob es in fester Form eingenommen oder in Dämpfen eingeatmet wird, was zu Phossy-Kiefern führt. In anderen Formen ist es für die körperliche Entwicklung unverzichtbar. Phosphorverbindungen kommen in Fetten, Knochen und Eiweiß vor. In natürlichen Lebensmitteln sind sie reichlich vorhanden, aber wenn diese Lebensmittel übermäßig raffiniert oder in Wasser eingeweicht werden, das dann weggeworfen wird, geht ein Großteil des Phosphors verloren. Wir beziehen Phosphor aus Milch, Eiern, Getreide, Hülsenfrüchten und anderen Lebensmitteln. Natürlich steckt Phosphor in Fisch, aber wer Meeresfrüchte isst, um sich geistig zu stärken, wird wahrscheinlich enttäuscht sein. Phosphate sind für die Entwicklung des Gehirns notwendig, aber wer natürliche Lebensmittel zu sich nimmt, muss sich nie die Mühe machen, spezielle Lebensmittel für das Gehirn zu sich zu nehmen. Wenn der Rest des

Körpers gut ernährt ist, hat das Gehirn ausreichend Nahrung, ist der Körper schlecht ernährt, leidet das Gehirn.

Schwefel ist im Eiweiß enthalten und wir werden ausreichend über Milch, Fleisch und Hülsenfrüchte versorgt. Das Element Schwefel ist recht träge und harmlos, einige seiner Säuren und Salze sind jedoch sehr giftig. Schwefeldioxid wird beim Trocknen von Früchten frei als Bleichmittel verwendet. In dieser Form ist es giftig, weshalb man auf gebleichte Trockenfrüchte verzichten sollte. Wir brauchen etwas Schwefel , aber nicht in Form von Schwefeldioxid oder konzentrierter schwefliger Säure, die beide bei der Herstellung von Lebensmitteln verwendet werden.

Natrium ist in seinem elementaren Zustand, der in der Natur nicht vorkommt, ein weißes, silbriges Metall. Es kommt in großen Mengen in saftigen Gemüsesorten vor und ist in praktisch allen Lebensmitteln enthalten. Als Natriumchlorid oder gewöhnliches Speisesalz wird es von den meisten Menschen in großen Mengen eingenommen. Wer kein Salz hat, kommt gut ohne aus, was zeigt, dass es nicht in großen Mengen benötigt wird. Wenn man dem Essen auch nur eine kleine Menge hinzufügt, verursacht es keinen nennenswerten Schaden, aber wenn man es auf alles streut, was gegessen wird, von Wassermelonen bis hin zu Fleisch, ist es zweifellos schädlich. Durch das Einweichen von Lebensmitteln wird ihnen ein Großteil ihrer Limonade entzogen: Die beiden Natriumsalze, die sehr häufig vorkommen, sind Natriumchlorid oder Kochsalz und Natriumcarbonat, allgemein Soda genannt.

Chlor wird in unseren Lebensmitteln normalerweise mit Natrium oder Kali kombiniert und bildet die Chloride. Es ist lebenswichtig. Wer genug Natrium zu sich nimmt, bekommt auch genug Chlor. In seiner elementaren Form ist es ein reizendes Gas, das zu Bleichzwecken verwendet wird.

Fluor ist im Körper in geringen Mengen vorhanden und kommt als Fluorid in den Knochen und Zähnen vor. Die Zufuhr erfolgt über die verschiedenen Lebensmittel. In seiner elementaren Form ist es ein giftiges Gas.

Kalium kommt im Körper in sehr geringen Mengen vor, ist aber sehr wichtig. Es kommt hauptsächlich in Form von Kaliumphosphat in den Muskeln und im Blut vor. Es ist für die Muskelaktivität notwendig. Es kommt in den meisten Lebensmitteln in größerer Menge vor als Natrium, was darauf hindeutet, dass es eine wichtige Rolle bei der Entwicklung spielt. Wie Natrium löst es sich leicht aus in Wasser eingeweichten Lebensmitteln. Dies ist einer der Gründe, warum Gemüse nicht eingeweicht und das Wasser weggeworfen werden sollte. Es ist in seinem metallischen Zustand sehr eigenartig, da es sich um ein silbriges Metall mit sehr geringem Gewicht handelt, das brennt, wenn es auf Wasser geworfen wird. Das heißt, es zersetzt sich selbst und das Wasser unter Freisetzung von so viel Wärme, dass es den austretenden Wasserstoff verbrennt, der mit einer violetten Flamme verbrennt. Reines Kalium kommt in der Natur nicht vor.

Eisen kommt im menschlichen Körper in sehr geringen Mengen vor, ist aber absolut lebensnotwendig. Tiere, denen Eisen entzogen ist, sterben innerhalb weniger Wochen, und Menschen werden unter ähnlichen Umständen dasselbe tun. Eisen wird hauptsächlich aus Obst und Gemüse gewonnen, ist aber auch in anderen Lebensmitteln enthalten. Der Mensch kann anorganisches Eisen nicht verwerten. Er muss sich aus dem Pflanzen- und Tierreich ernähren. Die Gabe von anorganischem Eisen ist Torheit und trägt zur Zerstörung der Zähne und des Magens desjenigen bei, der es einnimmt. In Form von Hämoglobin ist dieses Element das Hauptorgan für den Transport von Sauerstoff von der Lunge zu den Geweben des Körpers. Bei der Herstellung von Lebensmitteln geht ein Großteil des Eisens verloren. Vollkornmehl enthält beispielsweise etwa zehnmal so viel Eisen wie Weißmehl. Zu wenig Eisen verursacht unter anderem Anämie, und wenn der Eisengehalt sehr niedrig ist, kann es zu Chlorose oder der Grünen Krankheit kommen.

Magnesium kommt hauptsächlich als Phosphat in den Knochen vor. Es kommt sowohl in tierischen als auch pflanzlichen Lebensmitteln vor. Seine Funktion im Körper ist nicht genau geklärt, aber es scheint den Phosphor zu unterstützen.

Silizium kommt im menschlichen Körper in Spuren vor. Es kommt in fast allen unseren Nahrungsmitteln in geringen Mengen vor und daher müssen wir davon ausgehen, dass es notwendig ist, obwohl wir über seine Verwendung im Dunkeln tappen. Es kommt in verschiedenen Gesteinen sehr häufig vor. Das Getreide ist besonders reich an Silizium. Im Weizen kommt es in der Kleie vor und wird aus dem Weißmehl entfernt.

Die genannten Elemente sind die wichtigsten im Körper, andere kommen jedoch in Spuren vor. Wir finden die Elemente nicht als Elemente, sondern in Form sehr komplexer Verbindungen. Unter unseren gegenwärtigen Lebensbedingungen nehmen wir im Allgemeinen zu viel kohlenstoff- und stickstoffhaltige Nahrung zu uns und nehmen zu wenig Salze auf, mit Ausnahme von Natriumchlorid, das in zu großen Mengen aufgenommen wird. Salz bedeutet für die meisten Menschen nur eines: Natriumchlorid oder Speisesalz. Allerdings gibt es Tausende von Salzen, und wenn in diesem Buch von Salzen die Rede ist, sind alle für die Lebensprozesse notwendigen Salze gemeint, seien es Verbindungen von Fluor, Schwefel, Phosphor, Kalzium, Eisen oder Magnesium oder andere Metalle und Mineralien.

Salze zählen normalerweise nicht zu den Lebensmitteln, sind aber lebensnotwendig. Versorgen Sie den Körper mit allen Proteinen, Zucker, Stärke und Fett, die er benötigt, aber halten Sie die Salze zurück, und es ist nur eine Frage von ein paar Wochen, bis das Leben aufhört. Deshalb ist es so wichtig, unsere Kochmethoden zu verbessern. Einem Bulletin des US-Landwirtschaftsministeriums zufolge kann eine Kartoffel, die geschält, in kaltem Wasser eingeweicht und gekocht wird, bis zur Hälfte ihrer Salze verlieren. Andere Gemüsesorten verlieren durch eine solche Behandlung nicht nur ihre Salze, sondern auch bis zu 30 Prozent ihres Nährwerts.

Die Lektion, die wir daraus lernen sollten, ist, dass Lebensmittel wie Bohnen normalerweise, wenn sie eingeweicht werden müssen, in dem Wasser gekocht werden sollten, in dem sie eingeweicht wurden. Darüber hinaus sollten wir, wie bei fast allen saftigen Gemüsesorten, nach Möglichkeit die Flüssigkeit, in der das Gemüse gekocht wurde, als Teil der Mahlzeit zu uns nehmen. Wenn das Gemüse richtig gegart ist, muss nicht viel Flüssigkeit zu sich genommen werden. Das Weggießen des Wassers, in dem Gemüse gekocht wurde, bedeutet, dass vielleicht ein Drittel des Nährwerts und ein Drittel bis die Hälfte der wertvollen Salze verloren gehen. Warum weiterhin Lebensmittel auf diese Weise verarmen lassen?

Dr. Charles Page verdient große Anerkennung dafür, dass er uns auf diese Tatsache aufmerksam gemacht hat, während die meisten Heiler weder darüber nachgedacht noch darüber gesprochen haben. Mittlerweile ist allen modernen Heilern mit diätetischen Kenntnissen bewusst, wie wichtig es ist, gutes Essen zu geben. Für diejenigen, die detailliertere Informationen über die Zusammensetzung der Salze wünschen, füge ich eine Tabelle ein, die von Otto Carque zusammengestellt und im Februar 1913 in „Brain and Brawn" veröffentlicht wurde. Wer noch detailliertere Informationen wünscht, kann sie in den Bänden finden Lebensmittelanalysen und in einigen Regierungsberichten.

MINERALSTOFFE IN 1000 TEILEN WASSERFREIER LEBENSMITTELPRODUKTE.
==
=== ========================== P P M h
oao C
t C gs S S h
a S anpu i l
solehl l o
sdcs I op i r
       ich ich ich i r r hc i
u u u du ou du auf
m m M m nsrne
Gesamt| | | | | | | | | Salze| K2O |Na2O | CaO | MgO |Fe2O3|P2O5 | SO2 |SiO2 | Cl

————————————————————Muttermilch 34,70|11,73| 3.16| 5,80| 0,75| 0,07| 7,84|

0,33| 0,07| 6,38Kuhmilch 55,30|13,70| 5,34|12,24| 1,69| 0,30|15,79|
0,17| 0,02| 8,04Fleisch (Durchschnitt) 40,00|16,52| 1,44| 1.12| 1,28|
0,28|17,00| 0,64| 0,44| 1,56
Eier 41,80| 6,27| 9,56| 4,56| 0,46| 0,17|15,72| 0,13| 0,13| 3,72
Seefisch 84,20|18,35|12,55|12,80| 3,28| ....|32.13| ....| ....| 9,60
Hüttenkäse 64,30| 8,50| 0,90|22,50| 1,50| 0,50|24,35| 0,10| ....|11.20 |
| | | | | | | | |Äpfel 33,00|11,78| 8,61| 1,35| 2,89| 0,46| 4,52| 2.01|
1,42| ....Erdbeeren 65,00|13,72|18,53| 9,23| ....| 3,73| 7,97| 2,05|
7,82| 1.10Stachelbeeren 29.00|11.22| 2,87| 3,54| 1,70| 1,32| 5,71| 1,71|
0,75| 0,22Pflaumen 37,75|18,28| 3,41| 4,34| 1,36| 0,94| 6.03| 1,21|
1,19| 0,15Pfirsiche 17,60| 9,63| 1,50| 1,41| 0,92| 0,18| 2,67| 1,00| 0,26|
....Kirschen 34,60|17,94| 0,76| 2,60| 1,90| 0,69| 5,54| 1,76| 3.11|
0,46Trauben 25,20|14,16| 0,35| 2,72| 1,06| 0,45| 3,93| 1,41| 0,70|
0,38Abb. 41,00|11,63|10,77| 7,75| 3,78| 0,60| 0,53| 2,77| 2,43|
1,10Oliven 33,40|27,02| 2,52| 2,49| 0,06| 0,31| 0,46| 0,36| 0,22|
0,06Aprikosen 33,60|19,68| 3,76| 1,08| 2,89| 0,46| 4,52| 2.01| 1,42|
....Birnen 25,60|14,00| 2.17| 2,05| 1,52| 0,25| 3,90| 1,45| 0,38|
....Wassermelonen 40,00|18,00| 3,75| 4,00| 2.10| 1,75| 5,60| 2.10| 7,60|
1,10Bananen 32,40|16,20| 0,80| 0,25| 0,32| 0,10| 2.03| 0,21| ....|
2,47Orangen 38,15|18,62| 0,95| 8,65| 2.03| 0,38| 4,70| 2,00| 0,25| 0,29
| | | | | | | | | |Spinat 191,00|21,71|57,42|22,73|12,22|
6,40|19,58|13,18| 8,60|12,03Zwiebeln 48,40|12,10| 1,55|10,65| 2,55|
2,20| 7,25| 2,65| 8.10| 1,35Karotten 69,00|25,46|14,63| 7,80| 3.04|
0,70| 8,83| 4,45| 1,66| 3,18Spargel 86,40|20,74|14,77| 9,33| 3,72|
2.94|16.07| 5,36| 9,50| 5,10Radieschen 110,40|35,33|23,37|15,45| 3,42|
3.09|12.03| 7,18| 1,00|10,10Blumenkohl 91,20|40,46| 5,38| 5.10| 3,37|
0,91|18,42|11,86| 3,37| 3,10Gurken 100,00|41,20|10,00| 7.30| 4,15|
1,40|20,20| 6,90| 8.00| 6,60
Salat 180,70|67,94|13,55|26,56|11,20| 9,40|16,62| 6,87|14,64|13,82
Kartoffeln 44,20|26,56| 1,33| 1,15| 2,18| 0,48| 7,47| 2,89| 0,88|
1,55Kohl 123,00|45,33|11,68|21,65| 4,90| 0,86|11,07|17,10|
1,10|10,45Tomaten 176,00|82,50|32,90|11,35|13,55| 1,00|10,75| 5,00|
7,75|18,00Rote Bete 41,65| 8,45|21,60| 2,50| 0,10| 1,00| 2,55| 0,50|
2,00| 2,95Sellerie 180,00|48,60|65,25|14,70| 6,75| 1,60|14,50| 6,50|
4,30|17,80 | | | | | | | | |Walnüsse 17,40| 2,20| 0,17| 0,97| 2,88|
0,61|10,10| 0,22| 0,12| 0,12Mandeln 21,00| 2,31| 0,38| 3.04| 3,95|
0,23|10,10| 0,96| 0,04| 0,06Kokosnüsse 18,70| 8.21| 1,57| 8,60| 1,76|
....| 2,18| 0,95| 0,09| 2,50 | | | | | | | | |Linsen 34,70|12,08| 4,62|
2,18| 0,87| 0,69|12,60| ....| ....| 1,61Erbsen 30,03|13,06| 0,30| 1,45|
2,42| 0,24|10,87| 1,03| 0,27| 0,53Bohnen 38,20|15,85| 0,42| 1,91| 2,73|
0,19|14,86| 1,30| 0,25| 0,69Erdnüsse 24,30| 9,27| 0,21| 0,95| 2,29|
0,27|10,60| 0,45| 0,05| 0,23 | | | | | | | | |Vollkorn 23,10| 7,20| 0,50|
0,75| 2,80| 0,30|10,90| 0,09| 0,46| 0,07Weißmehl 5,70| 1,82| 0,08|

0,43| 0,44| 0,03| 2,80| ....| ....| ....Roggen 21,30| 6,84| 0,31| 0,61|
2,39| 0,25|10,16| 0,28| 0,30| 0,01Gerste 31,30| 5.10| 1,28| 0,02| 3,92|
0,53|10,27| 0,93| 8,98| ....Hafer 34,50| 6,18| 0,59| 1,24| 2,45| 0,41|
8,83| 0,62|13,52| 0,03Mais 18,50| 5,50| 0,02| 0,04| 2,87| 0,15| 8,44|
0,15| 0,39| 0,35Ganzer Reis 16,00| 3,60| 0,67| 0,59| 1,78| 0,22| 8,60|
0,08| 0,42| 0,02Reis, poliert 4,00| 0,87| 0,22| 0,13| 0,45| 0,05| 2,15|
0,03| 0,11| 0,01————————————————————————————————————

———————————————————————————

Bitte denken Sie daran, dass die meisten Salze für uns durch die Vegetation
in organische Form gebracht werden müssen und dass wir nur wenige
Elemente aufnehmen können, die nicht auf diese Weise verarbeitet wurden.

Wir brauchen eine moderate Menge an Nahrung, um den Körper gesund zu
halten, aber wir sollten darauf achten, nicht zu viel zu essen.

Die vielleicht schädlichsten Fehler werden von Menschen gemacht, die essen,
weil sie an Gewicht zunehmen wollen. Sie halten sich für untergewichtig und
versuchen durch übermäßiges Essen eine Gewichtszunahme zu erzwingen.
Das ist ein schwerwiegender Fehler und führt zu viel Leid.

Es gibt kein Gewicht, das für alle Menschen als ideal bezeichnet werden
kann. Um eine Grundlage zu bekommen, kopiere ich eine Tabelle aus der
Literatur einer Versicherungsgesellschaft. Das ist für Leute ab zwanzig
Jahren:

Größe   Gewicht
5—0...   114
1........117
2........121
3........124 4........128 5........132 6........136 7....... .140 8........144
9........149 10........153 11........158 6—0........162 1........167 2........172
3....... .177

Liegt das Gewicht weit darüber, ist das ein sicheres Zeichen dafür, dass die
Person an einer Krankheit leidet. Es kann sich um Morbus Bright, Fettherz,
Arteriosklerose, Krebs oder eine andere Krankheit handeln. Die Muskeln
können durch Essen nicht sehr stark vergrößert werden und die Menge an
Flüssigkeit, die gespeichert werden kann, ist begrenzt. Übergewichtige
Menschen tragen im Allgemeinen eine große Menge Fett mit sich herum.

Überschüssiges Fett ist eine Belastung. Es ersetzt anderes Gewebe und
schwächt die Muskulatur. Es führt zu einer Überfüllung der Bauch- und
Brusthöhlen, wodurch die Atmung verkürzt und die Arbeit des Herzens
erschwert wird, außerdem besteht die Tendenz zum Prolaps der
verschiedenen Bauchorgane.

Die Menschen machen den Fehler zu glauben, dass Fettleibigkeit ein Zeichen für Gesundheit sei. Es weist auf eine Krankheit hin. Eine Gewichtszunahme führt zu einer Degeneration. Frauen mögen es aus verschiedenen Gründen, dick zu sein, von denen einige weder für Männer noch für Frauen besonders glaubwürdig sind. Dicke Menschen sehen nicht gut aus. Es gibt keine Statue auf der Welt, die auf korpulenten Linien geformt ist und als schön gilt.

Es ist normal, dass manche Menschen schlank und andere eher rundlich sind, aber Fettleibigkeit ist ungewöhnlich. Ein rollendes Doppelkinn und ein hervorstehender Bauch sind Zeichen von Selbstmissbrauch beim Essen und Trinken. In der Regel haben Frauen mit zwanzig ihr richtiges Gewicht, Männer mit zweiundzwanzig oder dreiundzwanzig. Dieses Gewicht sollten sie behalten. Wenn noch 20 oder 30 Pfund dazukommen, wird sich die Lebensdauer erheblich verkürzen.

Eine vollkommene Gesundheit ist für übergewichtige Menschen unmöglich, für schlanke Menschen ist sie jedoch erreichbar. Um gesund zu werden, ist es oft notwendig, ziemlich schlank zu werden, aber nachdem sich der Körper gereinigt hat, nimmt er wieder an Gewicht zu. Es kann mehrere Monate bis mehrere Jahre dauern, bis nach den verheerenden Folgen der Krankheit ein normales Gewicht erreicht ist. Ein gesunder Körper reguliert sich selbst und wird so schwer sein, wie er sein sollte.

Wer zu viel isst, um an Gewicht zuzunehmen, schwächt manchmal seine Verdauungs- und Aufnahmefähigkeit so sehr, dass er stark an Gewicht verliert, und je mehr er isst, desto mehr verliert er. Dann ist es notwendig, die Nahrungsaufnahme zu reduzieren, bis Verdauung und Assimilation den Nachschub einholen. Wenn die Ernährung dann richtig ist, erreicht die Person das richtige Gewicht und behält es.

Die schlanken Menschen sind in der sichersten körperlichen Verfassung. Dies belegen die zahlreichen Statistiken der Lebensversicherungsgesellschaften. Denken Sie daran, dass es sich bei Fett um minderwertiges Gewebe handelt, das manchmal hochwertiges Gewebe verdrängt, dass ein Überschuss auf Degeneration hinweist und dass Fettleibigkeit eine Krankheit ist. Alle dicken Menschen essen zu viel, auch wenn sie sich selbst als kleine Esser bezeichnen. Sie sollten ihr Essen und Trinken so regulieren, dass sie wieder ein Normalgewicht erreichen. Dies ist der einzig sichere Weg zur Reduzierung.

Achten Sie nicht auf Untergewicht. Essen Sie, was der Körper braucht und verdauen und assimilieren kann, ohne dass es zu Unannehmlichkeiten kommt. Den Rest erledigt der Organismus. Der Versuch, einem Körper Gewicht auf Kosten von Unbehagen, Krankheit, verminderter Leistungsfähigkeit und vorzeitigem Tod aufzuzwingen, zeugt von mangelndem Urteilsvermögen.

Abnehmen macht überhaupt nichts, wenn keine Beschwerden oder Krankheiten vorliegen. Es ist in Ordnung, im Sommer etwas leichter zu sein als im Winter.

Bei der Erörterung von Lebensmitteln und ihrer Verwendung werden häufig zwei Wörter verwendet: Verdauung und Gärung. Genau genommen handelt es sich bei der Verdauung größtenteils um einen Fermentationsprozess, bei dem komplexe Substanzen mithilfe von Fermenten in einfache Substanzen zerlegt werden. Allerdings sind Verdauung und Gärung in der landläufigen Meinung nicht gleichbedeutend und werden in diesem Buch auch nicht so betrachtet. Um meine Bedeutung klarzustellen, haben die Wörter in diesem Buch die folgende Bedeutung:

Verdauung – die normale Zerlegung von Nahrungsmitteln und deren Bildung in Substanzen, die vom Blut zum Aufbau, zur Reparatur und zur Erzeugung von Wärme und Energie verwendet werden können.

Fermentation – der abnormale Abbau der Nahrung im Verdauungstrakt, der zu Beschwerden und Gesundheitsstörungen führt. Dieser Prozess äußert sich auf verschiedene Weise, beispielsweise durch die Bildung von viel Gas im Verdauungstrakt oder durch eine Übersäuerung des Körpers.

Wir werden die Verdauung als einen gesundheitsfördernden Prozess betrachten, die Gärung hingegen als einen, der zu Krankheiten führt, da sie ein frühes Stadium einer Verdauungsstörung darstellt.

KAPITEL IV.

ÜBERESSEN.

Alle sind sich einig, dass übermäßiger Genuss von Alkoholikern körperlich, geistig und moralisch schädlich ist. Wir verurteilen den allzu großzügigen Konsum von Tee und Kaffee und fast alle anderen Exzesse. Allerdings gilt maßloses Essen als respektabel. Ein großer Teil unseres sozialen Lebens besteht darin, zu viel zu essen.

In medizinischen Lehrbüchern heißt es, dass wir große Mengen an Nahrung zu uns nehmen müssen, um Kraft und Gesundheit zu erhalten. Die Menschheit betrachtet das Thema Essen aus einem falschen Blickwinkel, und es wird vielleicht noch viele Jahre dauern, bis die Mehrheit den richtigen Standpunkt vertritt. Wir sollten essen, um zu leben, aber die meisten von uns essen, um zu sterben. Benjamin Franklin sagte, dass wir unsere Gräber mit unseren Zähnen schaufeln .

Männer und Frauen schließen sich in Gesellschaften und Vereinigungen zusammen, um den Konsum von Tabak und alkoholischen Getränken zu verringern oder ganz abzuschaffen. Sie befürworten Mäßigung und sogar Enthaltsamkeit beim Gebrauch von Dingen, die ihre eigenen Sinne nicht ansprechen; aber die meisten von ihnen sind in ihrer Ernährung alles andere als gemäßigt. Sie haben einen sehr scharfen Blick, wenn es darum geht, bei anderen nach Schwächen und Fehlern zu suchen, sind aber in Bezug auf ihre eigenen recht kurzsichtig.

Ist übermäßiger Genuss von Alkohol schlimmer als übermäßiges Essen? Nicht gemäß der Antwort der Natur. Der Zustand des Betrunkenen verschlechtert sich, ebenso wie der Vielfraß. Beides führt zu einer Verschlechterung der Rasse. Völlerei kommt häufiger vor als Trunkenheit und ist für mehr Krankheiten verantwortlich. Völlerei ist häufig die Ursache für den Tee-, Kaffee-, Alkohol- und Drogenkonsum. Übermäßiges Essen verursacht oft so große Reizungen, dass das Essen den Heißhunger nicht stillt, und dann werden Medikamente eingesetzt.

Falsche Ernährung, vor allem übermäßiges Essen, verursacht die meisten Krankheiten, die der Mensch erben muss. Wenn die Menschen lernen würden, in allen Dingen maßvoll zu sein, wären Krankheiten und früher Tod sehr selten.

Es ist sehr wichtig, Lebensmittel richtig zu kombinieren, aber die schlechtesten Lebensmittelkombinationen, die in Maßen verzehrt werden, sind harmlos im Vergleich zu den Schäden, die durch übermäßiges Essen der besten Lebensmittel entstehen. Übermäßiges Essen begleitet uns von der Wiege bis zur Bahre. Es verkürzt unsere Tage und erfüllt sie mit Leid.

Es gibt einen alten Glauben, dass eine schwangere Frau für zwei essen muss. Die Mütter haben diesem Diktum im Allgemeinen Folge geleistet. Die Folge ist, dass Frauen während der Schwangerschaft und bei der Geburt stark leiden. Die morgendliche Übelkeit, der schmerzende Rücken, die Kopfschmerzen, die geschwollenen Beine und alle Beschwerden und Krankheiten, unter denen die zivilisierte Frau in dieser Zeit leidet, sind größtenteils auf falsche Ernährung zurückzuführen . Schwangerschaft und Geburt verlaufen physiologisch und sind für Frauen, die ein normales Leben führen, frei von großen Beschwerden, Schmerzen oder Gefahren.

Das übermäßige Essen betrifft sowohl Mutter als auch Kind. Bei der Geburt werden die Mütter häufig verletzt oder kommen ums Leben. Manchmal dauern die Wehen so lange, dass das Kind stirbt, und manchmal ist das Baby so groß, dass es nicht auf natürlichem Weg zur Welt kommen kann. Das Leid der Mutter ist häufig sehr groß. Tatsächlich ist es manchmal so groß, dass es für viele Frauen wie eine bedrohliche Gewitterwolke ist und einige von ihnen sich aus diesem Grund weigern, Mutter zu werden.

Babys von normalen Müttern, die während der Schwangerschaft mäßig mit einer nicht stimulierenden Diät gelebt haben, sind klein. Sie wiegen selten mehr als sechs Pfund. Ihre Knochen sind flexibel. Der Schädel lässt sich leicht formen , da die Knochen sehr knorpelig sind. Das Ergebnis ist eine schnelle und nahezu schmerzfreie Geburt. Allerdings gibt es nur sehr wenige normale Mütter und daher sind auch normale Babys selten.

Ein schweres Baby ist nie gesund. Sein Wachstum wurde durch übermäßige mütterliche Ernährung erzwungen. Es ist nicht härter als andere Pflanzen, die durch Treibhausmethoden angebaut werden. Solche Babys zeigen frühe Anzeichen von Erkältungsbeschwerden, Verdauungsstörungen oder Hauterkrankungen. Ihre Körper sind bereits vor der Geburt mit Giften gefüllt.

Mütter, die zu viel essen, überfüttern ihre Babys unweigerlich. Und warum sollten sie es anders machen? Familie, Freunde und Ärzte geben den gleichen Rat: Die Mutter muss viel essen, um das Kind ernähren zu können, und das Kind muss häufig gefüttert werden, damit es wachsen kann. Das klingt sehr plausibel, funktioniert aber in der Praxis nicht gut.

Warum sind Babys böse? Warum zeigen sie bald katarrhalische Symptome? Warum erbrechen sie so viel? Warum sind sie so anfällig für Magen- und Darmbeschwerden? Warum kommt es zu Hautausschlägen? Weil sie überfüttert sind.

Die Krankheiten von Babys sind fast ausschließlich verdauungsbedingter Natur und in fast allen Fällen ist Überfütterung die Ursache. Statistiken zeigen, dass etwa ein Fünftel der geborenen Babys sterben, bevor sie ein Jahr alt sind. In fast allen Fällen sind die Eltern schuld. Die eigenen Absichten mögen gut sein, aber gute Absichten gepaart mit falschen Handlungen sind für Kleinkinder tödlich. Oscar Wilde schrieb: „Wir töten das, was wir lieben." Die elterliche Liebe nimmt allzu oft die Form an, sie zu verwöhnen, und so kommt es, dass jedes Jahr Hunderttausende von Kleinen aus Liebe in ihren Särgen gelegt werden.

Laut Schätzungen, die auf Volkszählungszahlen basieren, sterben in den Vereinigten Staaten jedes Jahr etwa 280.000 Babys unter einem Jahr. Abgesehen von den Unfalltoten, die nur einen kleinen Prozentsatz ausmachen, sollte die Sterblichkeit praktisch bei Null liegen. Es ist für Kinder ganz natürlich, dass es ihnen gut geht, und gesunde Kinder sterben nicht. Wenn eine Armee von etwa 280.000 unserer Männer und Frauen jedes Jahr auf spektakuläre Weise sterben würde, würde das so viel Kummer und Empörung hervorrufen, dass bald ein Heilmittel gefunden würde. Aber wir sind an die Prozession kleiner Särge zum Grab so gewöhnt, dass sie kaum Aufsehen erregt. Es kostet in jeder Hinsicht zu viel, Leben zu erzeugen, um es so verschwenderisch zu verschwenden.

Warum leiden kleine Kinder so sehr unter Eruptionskrankheiten, Keuchhusten, Mandelentzündungen, Adenoiden, Diphtherie und zahlreichen anderen Krankheiten? Weil sie überfüttert sind. Je jünger das Kind, desto höher ist der Prozentsatz. Krankheit aufgrund falscher Fütterung. Im Erwachsenenalter sind übermäßiges und falsches Essen noch immer die Hauptursachen für Krankheiten. Aber im Erwachsenenalter ist die Entstehung von Krankheiten komplexer als in der Kindheit, da die Sinne besser entwickelt sind und wir unsere körperlichen Sünden nicht auf übermäßiges Essen beschränken, sondern dem Missbrauch verschiedener Gelüste und Leidenschaften zum Opfer fallen.

Kräftige Erwachsene werden oft Opfer von Lungenentzündung, Typhus und Tuberkulose. Schuld daran ist in erster Linie übermäßiges Essen, nicht die Bakterien, die als Hauptursache genannt werden.

Rheuma, Nierenerkrankungen und Krankheiten, die sich in einer Verhärtung der verschiedenen Gewebe äußern und allesamt Formen der Degeneration sind, kommen recht häufig vor. Auch hier ist die Hauptursache übermäßiges Essen.

Es gibt eine große Zahl von Menschen, die viele Jahre ohne besondere Krankheit leben, aber ständig am Rande einer Erkrankung stehen. Sie sind vollblütig und zu korpulent. Obwohl sie oft als erfolgreich gelten, sind sie weder körperlich noch geistig voll leistungsfähig. Sie wissen nicht, was gute

Gesundheit ist, aber sie sind so an ihren Verträglichkeitszustand gewöhnt, dass sie sich für gesund halten. Sie sind ziemlich stolz auf ihre Statur und ihre Freunde verwechseln ihren prekären Zustand mit ihrer Gesundheit. Diese Menschen sterben oft plötzlich und Freunde und Bekannte sind sehr überrascht. Kein gesunder Mensch stirbt plötzlich und unerwartet, außer durch einen Unfall.

Anstatt in Würde und im Besitz unserer Sinne und Fähigkeiten zu altern, sterben wir vorzeitig oder verfallen in den körperlichen und geistigen Verfall. Trübe Augen, Kleinlichkeit, Kindlichkeit und verlorene geistige Fähigkeiten gehören nicht zum Plan der Natur für fortgeschrittene Jahre. Diese Erscheinungen resultieren aus der Verbesserung der Natur durch den Menschen!

Von der Geburt bis zum Tod sind wir Opfer dieses schrecklichen Ungeheuers des übermäßigen Essens. Es beraubt uns unserer Freunde und Verwandten. Es nimmt uns Kraft und Gesundheit. Es macht uns geistig ineffizient und feige. Letztendlich beraubt es uns des Lebens, wenn unsere Arbeit nicht zur Hälfte erledigt ist und unsere Tage nicht zur Hälfte gelaufen sein sollten .

Wie ist es möglich, fragen Sie sich vielleicht, dass das wahr ist? Natürlich ist übermäßiges Essen nicht die einzige Ursache, aber es ist die überwältigende. Es ist die grundlegende Ursache. Unterstützt durch andere schlechte Gewohnheiten erobert es uns. Wir sind das, was wir sind, aufgrund unserer Abstammung sowie aufgrund dessen, was wir essen, trinken, atmen und denken, und das Essen hat großen Einfluss auf die anderen Faktoren des Lebens.

Cholera infantum führt zum Tod vieler Babys. Es tritt nie bei Babys auf, die mäßig mit natürlicher, sauberer Nahrung ernährt werden, und zwar nicht mehr als drei- bis viermal am Tag. Das Kind ist böse. Die Mutter hält es für verärgert, weil es hungrig ist und entsprechend füttert. Die eigentliche Ursache der Reizbarkeit ist die bereits erfolgte Überfütterung. Das Baby hat so viel Milch bekommen, dass es nicht in der Lage ist, alles zu verdauen. Ein Teil der Milch verdirbt im Verdauungstrakt. Dieses fermentierte Material wird teilweise absorbiert und reizt das gesamte System. Ein Teil davon verbleibt im Verdauungstrakt und wirkt dort als direkter lokaler Reizstoff auf den Darm. Wenn diese gereizt sind, beginnen die Blutgefäße, ihr Serum auszuschütten, um den Darm zu beruhigen, und die Folge ist Durchfall. Das kranke Kind wird oft gefüttert. Die Verdauungskraft ist praktisch nicht vorhanden. Die zusätzlich zugeführte Nahrung gärt und es muss mehr Serum ausgeschieden werden, um die Darmwände zu schützen. Bald gibt es einen wohlbekannten Fall von Cholera infantum.

Hätte man nur genug Nahrung gegeben, um den Körperbedarf zu decken, wäre die Milch im Verdauungstrakt nicht verdorben. Wenn das Füttern sofort gestoppt worden wäre, sobald das Kind gereizt wäre und es beim Schauen in Mund und Nase zwickte, und wenn dem Kind so viel Wasser gegeben worden wäre, wie es wollte, und es warm gehalten worden wäre, hätte es keine ernsthafte Krankheit gegeben. In diesen Fällen gilt: Je weniger Nahrung verabreicht wird, desto schneller ist die Genesung und desto weniger Todesfälle sind zu verzeichnen.

Eine weitere häufige Erkrankung im Kindesalter sind Adenoide. Von diesen Krankheiten als Krankheiten zu sprechen, ist ziemlich irreführend, denn sie sind lediglich Symptome einer falschen Ernährung, aber wir sind gezwungen, das Beste aus unserer medizinischen Sprache zu machen.

Adenoide sind auf Verdauungsstörungen zurückzuführen. Die Verdauungsbeschwerden sind auf übermäßiges Essen zurückzuführen. Das kommt so zustande: Ein Kind isst mehr, als verdaut werden kann, und verschlingt in der Regel die Nahrung, die oft einen matschigen Charakter hat. Die überschüssige Nahrung kann nicht verdaut werden und da der Darm und der Magen feucht sind und eine Temperatur von 100 Grad Fahrenheit haben, kommt es bald zur Gärung. Die Fermentation im Verdauungstrakt führt unter anderem zu Säuren, Gasen und Bakteriengiften. Diese schädlichen Substanzen werden in den Blutkreislauf aufgenommen und gelangen in alle Teile des Körpers, wo sie als Reizstoffe wirken. Wir wissen nicht, warum sie bei einem Kind Adenoide und bei einem anderen Katarrh verursachen. Es ist leicht zu sagen, dass Kinder so veranlagt sind, was überhaupt keine Information ist. Es scheint, dass wir alle eine Schwachstelle haben, und hier haben Krankheiten die Tendenz, sich zu lokalisieren. Welche Rolle das sympathische Nervensystem spielt, wissen wir nicht. Drüsengewebe ist eher instabil und erkrankt daher leicht, weshalb Adenoide recht häufig vorkommen.

Eine belegte Zunge oder eine gereizte Zunge, beides aufgrund von Verdauungsstörungen, ist eine Begleiterscheinung von Adenoiden. Solche Krankheiten passieren nicht einfach so. Es gibt gute Gründe für ihr Erscheinen. Sie beziehen sich nicht auf das Kind, sondern auf die Eltern, die über das richtige Wissen verfügen und sich genügend Zeit und Mühe nehmen sollten, um das Kind zu erziehen und zu erziehen, damit es gesund wird.

Tuberkulose ist eine der Folgen einer gestörten Ernährung. Zuerst gibt es übermäßiges Essen. Dies führt zu Verdauungsstörungen. Die reizenden Produkte der im Verdauungstrakt fermentierenden Nahrung werden vom Blut aufgenommen. Das Blut gelangt in die Lunge und reizt dort die empfindliche Schleimhaut. Zum Selbstschutz beginnt es, überschüssigen Schleim und, wenn die Reizung groß genug ist, Eiter abzusondern. Die verschiedenen Bakterien sind Nebensache. In einer gesunden Lunge kann der Tuberkulosebazillus nie Fuß fassen, aber nachdem die Degeneration des Lungengewebes stattgefunden hat, bietet die Lunge diesem Bazillus ein prächtiges Zuhause. Der Tuberkulosebazillus ist ein Aasfresser und gedeiht daher in gesunden Körpern nicht. Es ist das Ergebnis einer Krankheit, nicht die Ursache.

Tuberkulosepatienten haben nie gesunde Verdauungsorgane. Leider werden fast alle von ihnen dazu überredet, ein Vielfaches mehr Nahrung zu sich zu nehmen, als sie verdauen können, und haben daher keine Möglichkeit, sich zu erholen, da die Überfütterung die Verdauungs- und Assimilationskräfte zerstört, die über die Erholungsfähigkeit hinausgehen. Ein großer Prozentsatz. der Menschheit sterben kläglich an dieser Krankheit, die hauptsächlich auf die Aufnahme von zu viel Nahrung zurückzuführen ist. Der großzügige Verzehr devitalisierter Lebensmittel wie sterilisierter Milch, raffiniertem Zucker und fein gemahlenem Weizenmehl ist zweifellos ein wichtiger Faktor bei der Reduzierung der körperlichen Widerstandskraft, sodass das System leicht anfällig für Krankheiten wird. Auch zu wenig Atmung und schlechte, devitalisierte Luft sind wichtige Faktoren.

Es gibt viele Ursachen für Rheuma, aber übermäßiges Essen ist die Hauptursache, und es ist sehr zweifelhaft, ob sich ein Fall von Rheuma ohne diese Hauptursache entwickeln kann. Als Ursache wird oft Exposition angegeben, aber ein gesunder Mann mit einem sauberen Körper wird nicht rheumatisch.

Rheuma entsteht durch inneren Schmutz. Ein verschmutzter Verdauungstrakt erzeugt schmutziges Blut. Manche sagen, das Gift bei Rheuma sei Harnsäure, und vielleicht ist das auch so, aber im Körper eines umsichtigen Essers gibt es keine Harnsäureablagerungen. Die Elimination dieser Krankheit ist unvollständig. Die Haut, die Nieren, der Darm und die Lunge scheiden die Abfallstoffe nicht ordnungsgemäß aus. Möglicherweise funktionieren nur ein oder zwei dieser Organe unzureichend. Der Schmutz wird im System gespeichert.

Warum versagen die Ausscheidungsorgane? Weil ihnen so viel Arbeit auferlegt wird, dass sie müde und abgenutzt werden; Außerdem ist ein Teil des ihnen zur Verfügung gestellten Materials das Produkt des Verfalls im Verdauungstrakt, und sie können mit minderwertigem Material nicht gedeihen. Es wird zu viel gegessen. Ein Überschuss an Nährstoffen, die schlecht verdaut werden, wird absorbiert. Und damit kommen wir wieder zur Hauptursache zurück: übermäßiges Essen.

Wenn die Ausscheidungsorgane ihre Funktion nicht mehr erfüllen, lagern sich die Abfallstoffe in den geschwächten Körperteilen ab. Die Reizung durch diese Fremdstoffe verursacht Entzündungen und die Folge sind

Schmerzen. Das Ausmaß dieser Materialablagerung lässt sich gut an einigen Fällen von multiplem Gelenkrheumatismus oder Arthritis deformans erkennen, bei denen die Ablagerungen so groß sind, dass viele Gelenke fest werden (anchylos).

Wir könnten alle Krankheiten durchgehen, und fast jedes Mal kamen wir auf eine gestörte Ernährung als Hauptfaktor zurück, und das gilt nicht nur für körperliche, sondern auch für psychische Krankheiten.

Maßen verzehrt werden, richten sie nur wenig Schaden an. Wenn wir zu viel essen, werden sich die bösen Folgen zwangsläufig zeigen, egal wie gut das Essen ist, auch wenn es manchmal Jahre dauert, bis sie wahrnehmbar sind. Die Auswirkungen sind kumulativ. Jeden Tag findet eine kleine Gärung mit Aufnahme der giftigen Produkte statt. Jeden Tag degeneriert der Körper ein wenig. Es kommt immer die Zeit, in der der Körper seine Arbeit nicht mehr fortsetzen kann und der Einzelne dann zwischen Reform auf der einen Seite und Leiden oder Tod auf der anderen Seite wählen muss.

Es ist sehr schwierig, Menschen davon zu überzeugen, dass sie zu viel essen. Tatsächlich ist der durchschnittliche Mensch nach seiner eigenen Einschätzung ein kleiner Esser. Wir wurden dazu erzogen, so große Mengen an Lebensmitteln zu konsumieren, dass wir kaum wissen, was Mäßigung ist. In der Vergangenheit haben Physiologen und Beobachter die Nahrungsmenge beobachtet, die Menschen zu sich nehmen konnten, und dies nannten sie die normale Nahrungsmenge. Das ist weit von der Wahrheit entfernt. Der durchschnittliche Amerikaner isst mindestens doppelt so viel, wie er verdauen, assimilieren und sinnvoll nutzen kann. Viele essen drei- bis viermal zu viel. Allerdings ist die Natur eine Zeit lang sehr tolerant. Die meisten von uns verfügen zu Beginn über ein gewisses Maß an Widerstand und sind so in der Lage, trotz Misshandlungen ein Alter von vierzig oder fünfzig Jahren zu erreichen. Wenn wir nur auf unsere Exzesse verzichten könnten, könnten wir unsere Lebensspanne verdoppeln oder verdreifachen, besser leben, mehr Freude am Leben haben und der Welt mehr und bessere Arbeit geben, als wir unter den gegenwärtigen Bedingungen können.

Es wird viel von Nahrungsmittelknappheit gesprochen. Die Menge an Nahrungsmitteln, die in den Vereinigten Staaten jährlich konsumiert und verschwendet wird, reicht aus, um 200.000.000 Menschen zu ernähren. Selbst mit unserem derzeitigen Wissensstand können wir leicht doppelt so viel pro Hektar produzieren wie im Durchschnitt, und wir bestellen nur etwa ein Viertel des Landes, das produktiv gemacht werden könnte. Wenn wir unser Gehirn nutzen, ist die Gefahr, zu verhungern, gering. Jetzt braucht es nicht mehr Nahrung, sondern eine intelligente Verteilung und den Verbrauch dessen, was wir produzieren.

Wir hören von Fällen von Unterernährung. Dies kommt zweifellos zuweilen in den überlasteten Teilen großer Bevölkerungszentren vor. Aber es gibt nicht so viele Fälle, in denen es an Nahrung in der richtigen Menge mangelt, sondern vielmehr an der Qualität der Nahrung. Brot aus fein gemahlenem Weißmehl ist eine Hungerkost, egal wie groß die Menge ist, es sei denn, es werden auch andere Lebensmittel gegessen, die reich an organischen Salzen sind.

Die Angewohnheit, zu viel zu essen, kommt so häufig vor und entwickelt sich so schleichend, dass die Betroffenen nicht merken, dass sie zu viel essen. Die daraus resultierenden Beschwerden werden auf andere Ursachen zurückgeführt. Babys werden alle zwei Stunden oder öfter gefüttert. Sie sollten nur drei- bis höchstens viermal am Tag und niemals nachts gefüttert werden. Wenn sie feste Nahrung zu sich nehmen können , erhalten sie drei Mahlzeiten am Tag und im Allgemeinen zwei oder mehr Mittagessen. Manche Kinder scheinen ständig zu Mittag zu essen. Sie haben fast immer Obst oder Brot und Butter mit Gelee oder Marmelade in der Hand. Sie werden ermutigt, viel und oft zu essen, um Wachstum und Kraft zu fördern. Diese Art der Ernährung bringt zwar oft große, schwere Kinder hervor, die jedoch nicht gesund sind. Es ist traurig zu sagen, dass der Überschuss zu Krankheiten und Tod führt.

Solch häufiges Füttern lässt den Verdauungsorganen keine Ruhe. Die ihnen auferlegte Überlastung und die Gärung verursachen Irritationen. Diese Reizung äußert sich in einem ständigen und fast unwiderstehlichen Verlangen nach Nahrung, ebenso wie der Konsum von viel Alkohol ein Verlangen nach mehr Alkohol hervorruft, während der Konsum von Morphium oder Kokain einen dominanten und ruinösen Appetit auf mehr dieser Drogen hervorruft. Dieser Appetit wächst durch das, wovon er sich ernährt. Der Mensch hört auf, Herr zu sein und wird zum erbärmlichen Sklaven seiner abnormalen Gelüste.

Den Sklaven des Alkohols und der verschiedenen süchtig machenden Drogen fehlt in der Regel die körperliche und geistige Kraft, sich durchzusetzen und wieder die Kontrolle über sich selbst zu erlangen. Kaffee und Tee haben ihre Opfer, obwohl sie im Allgemeinen nicht sehr streng versklavt sind. Niemand erkennt, wie ihn sein Verlangen nach einer übermäßigen Menge an Essen fesselt, bis er versucht, die Fesseln zu durchbrechen. Solche Menschen können tagelang, vielleicht sogar wochenlang mäßig essen, und dann kommt der alte Appetit wieder in voller Stärke zum Vorschein, und wenn der Betroffene keinen sehr starken Willen hat, kommt es zu einer Essensschwemme. Ich habe gesehen, wie Männer von einem Restaurant zum anderen gingen und enorme Mengen an Essen zu sich nahmen, um das schreckliche Verlangen zu stillen, genauso wie Männer von einem Lokal zum anderen gingen, um ihr Verlangen nach Alkohol zu stillen. Die Schlemmer blicken oft mit größter Verachtung auf die Alkoholsklaven. Aber was ist der Unterschied? Egal welcher Appetit, welche Gewohnheit, welche Leidenschaft die Oberhand gewonnen hat, wir sind Sklaven. Das Wichtigste ist, sich aus der Sklaverei herauszuhalten oder die Fesseln zu lösen und die Freiheit wiederzugewinnen.

Wer zu viel isst, isst oft mehr als dreimal am Tag. Sie nehmen jetzt ein wenig Süßigkeiten, dann ein wenig Obst, oder sie gehen in die Drogerie, um sich ein Glas Malzmilch oder Buttermilch zu holen, die sie Getränke nennen, oder sie nehmen eine Schüssel Eis. Die Hausfrau knabbert an Kuchen oder Brot. Wenn jemand bei guter Gesundheit ist und sich zu Selbstbeherrschung und guter Gesundheit entwickeln möchte, sollte er sich dazu entschließen, nie mehr als dreimal am Tag zu essen. Außer zu den Mahlzeiten sollte ihm nichts als klares Wasser in den Mund gelangen.

Als nächstes sollte er die Anzahl der zu einer Mahlzeit verzehrten Artikel begrenzen. Frühstück und Mittagessen sollten jeweils aus nicht mehr als zwei bis drei Speisen bestehen. Das Abendessen sollte nicht mehr als fünf oder sechs Sorten umfassen, und wenn so viele gegessen werden, sollten sie kompatibel sein. Weniger wäre besser. Je weniger Abwechslung wir haben, desto besser verdaut sich das Essen. Auch der Verzehr von zehn, zwölf oder mehr Arten von Lebensmitteln, wie es bei vielen Menschen der Fall ist, führt immer zu übermäßigem Essen. Ein wenig davon und ein wenig davon ergeben schnell eine zu große Summe. Es ist leicht, von einem bestimmten Lebensmittel so viel zu essen, wie man sollte, und sich dabei zufrieden zu fühlen, dann auf etwas anderes umzusteigen und bevor man damit fertig ist, hat man drei- oder viermal so viel gegessen wie nötig. Soll die Mahlzeit aus Stärke bestehen, ist gegen eine kleine Menge Brot, Kartoffeln, Reis, Makkaroni und Kastanien nichts einzuwenden. Ein normaler Mensch muss sich jedoch nicht durch große Vielfalt an Essen entlocken lassen. Wer seine Lebensmittel auf diese Weise mischt, isst unweigerlich zu viel. Außerdem benötigen die verschiedenen Stärken unterschiedliche Zeiträume für die Verdauung. Reis lässt sich leichter entsorgen als Brot. Jeder neue Artikel weckt den Wunsch nach mehr Essen. Wenn Sie Kartoffeln essen, ist es am besten, keine anderen stärkehaltigen Lebensmittel in dieser Mahlzeit zu sich zu nehmen; oder wenn Brot gegessen wird, keine Kartoffeln oder andere stärkehaltige Lebensmittel zu sich zu nehmen. Die Angewohnheit, Fleisch, Kartoffeln und Brot in derselben Mahlzeit zu essen, ist weit verbreitet und verursacht viele Krankheiten.

Als nächstes sollte sich der Gesundheitssuchende aneignen, natürliche, einfach zubereitete Lebensmittel zu sich zu nehmen, die möglichst wenig Gewürze und Dressings enthalten. Die verschiedenen Gewürze und Soßen reizen die Verdauungsorgane und erzeugen ein Verlangen nach übermäßiger Nahrungsaufnahme. Die Lebensmittel sollten so wenig wie möglich verändert werden, da denaturierte Lebensmittel wie Weißmehl, polierter Reis, pasteurisierte Milch und viele Obst- und Gemüsekonserven so wenig natürliche Salze enthalten, dass sie den Wunsch nach Bio-Salzen nicht befriedigen. Übermäßiges Essen führt dazu.

Gegen Konserven, Gelees und Konfitüren kann der gleiche Einwand erhoben werden. Sie verursachen ein abnormales Verlangen nach Nahrung. Daher sollten sie selten und sehr sparsam verwendet werden. Solange Äpfel, Orangen, Feigen, Datteln, Rosinen, süße Pflaumen und verschiedene andere Früchte erhältlich sind, gibt es keine Entschuldigung für den Verzehr großer Mengen der stark gezuckerten Zubereitungen, die heute so beliebt sind.

Einfachheit und Natürlichkeit sind große Hilfsmittel, um aus der Lebensmittelsklaverei auszubrechen. Sie werden an anderer Stelle ausführlicher besprochen. Im nächsten Kapitel finden Sie Hinweise zur Lösung der normalen Nahrungsmenge, die verzehrt werden muss.

KAPITEL V.

TÄGLICHE NAHRUNGSAUFNAHME.

Es wird allgemein angenommen, dass es umso besser ist, je mehr wir essen. Ärzte sagen, dass es notwendig ist, sich herzhaft und gesund zu ernähren, um Gesundheit und Kraft zu bewahren. Im Krankheitsfall ist es notwendig, viel zu essen, um verlorene Gesundheit und Kraft wiederzuerlangen. „Iss so viel nahrhaftes Essen wie möglich", lautet ein gängiges kostenloses Rezept, und es klingt sehr vernünftig. Die Ärzte von heute sind nicht für diesen Glauben an übermäßiges Essen verantwortlich, denn das wurde ihnen an der Universität beigebracht, und nur sehr wenige Männer jeglicher Fachrichtung haben originelles Denken. Es ist seit Jahrhunderten ein Rassenglaube und niemand, der heute lebt, ist dafür verantwortlich. Wenn ein Arzt das befürwortet, von dem er ehrlich glaubt, dass er sein Bestes gibt, „und Engel nicht mehr tun können."

Wenn ein Kind den Appetit verliert, machen sich die Eltern Sorgen, denn ihrer Meinung nach ist es für junge Menschen sehr schädlich, einige Mahlzeiten ohne Nahrung auszukommen. Appetitlosigkeit ist das Signal der Natur, mit dem Essen aufzuhören, und es sollte immer beachtet werden. Wenn dies der Fall ist, werden dadurch viele Krankheiten und Leid verhindert und viele Leben gerettet.

Die heutige Art der Nahrungszubereitung führt zu übermäßigem Essen. Der Geschmackssinn wird durch die dem Essen zugesetzten Stimulanzien beeinträchtigt. Die Gerichte sind so zahlreich und so verlockend zubereitet, dass mehr gegessen wird, als verdaut und aufgenommen werden kann. Raffinierter Zucker, Salz, die verschiedenen Gewürze, Gurken, Soßen und Konserven führen aufgrund der Stimulation zu übermäßigem Essen. Gleiches gilt für Alkohol, der unmittelbar vor den Mahlzeiten eingenommen wird. Wenn wir der Natur nur eine Chance geben und vollkommen offen und ehrlich zu uns selbst sind, wird sie uns vor dem übermäßigen Verzehr von Nahrungsmitteln bewahren. Wer zu einer Mahlzeit nur wenige Sorten einfacher Kost zu sich nimmt, ist nicht in große Versuchung, zu viel zu essen. Aber wenn ein herzhaftes Gericht nach dem anderen serviert wird, braucht es viel Willenskraft, um moderat zu sein.

Die Leute haben im Allgemeinen mehr als genug gegessen, bevor der letzte Gang serviert wurde. Allerdings haben die verschiedenen Gerichte unterschiedliche Geschmacksrichtungen und aus diesem Grund ist der Gaumen überfordert und nimmt mehr Essen an, als uns gut tut.

Männer, die ihre Arbeit gerne als wissenschaftlich bezeichnen, berechnen die Menge an Nährung, die wir benötigen, um eine bestimmte Anzahl von

Wärmeeinheiten – Kalorien – bereitzustellen. Wärme ist natürlich eine Form von Energie. Den Nahrungsbedarf des Körpers anhand der verbrauchten Wärmeeinheiten zu ermitteln, löst das Problem nicht. Je mehr Nahrung aufgenommen wird, desto mehr Wärmeeinheiten müssen produziert werden, und oft wird so viel Nahrung aufgenommen, dass der Körper gezwungen ist, sich auf die Wärme zu begeben. Dann haben wir Fieber.

Ein großer Teil der Wärme wird von der Haut abgegeben. Wer zu viel isst, muss viel strahlen. Diese übermäßige Menge an Kraftstoff, die in Form von Nahrungsmitteln in den Körper aufgenommen wird, ermüdet den Körper. Nach Schätzungen der Experten ist der Nahrungsbedarf mindestens doppelt so groß wie nötig. Der einzig richtige Anhaltspunkt für den Nahrungsbedarf ist die Erfahrung, die jeder für sich selbst regeln muss. Der menschliche Körper ist nicht gerade ein chemisches Labor, noch ist er ein Motor, der mit so viel Kraftstoff versorgt werden kann und dabei so oder so viel Wärme und Energie erzeugt. Manche Körper sind effizienter als andere. Beim Menschen ist es wie bei den niederen Tieren, dass einige mehr Nahrung benötigen als andere.

Wir brauchen genügend Nahrung, um den Abfall zu reparieren, unsere Arbeit zu erledigen und Wärme zu liefern. Jede Muskelkontraktion verbraucht ein wenig Energie. Jeder Atemzug entzieht uns Wärme und transportiert Kohlendioxid ab, wobei letzteres durch Oxidation von Gewebe im Körper entsteht. Jede Minute verlieren wir Wärme durch die Strahlung der Haut. Jeder Gedanke erfordert eine kleine Menge Nahrung. Wenn wir uns Sorgen machen, ist der Verlust an Nervenenergie enorm, aber gleichzeitig versetzen wir uns in eine Situation, in der wir nicht in der Lage sind, unsere Vorräte wieder aufzufüllen, denn Sorgen ruinieren die Verdauung. Der gesamte Energieaufwand und Wärmeverlust muss durch die Nahrungsaufnahme ausgeglichen werden. Nur eine kleine Menge überschüssiger Nahrung kann im Körper gespeichert werden. Ein Teil des Fettes kann als Fett gespeichert werden. Ein Teil der Stärke und des Zuckers kann entweder als Glykogen – tierischer Zucker – beiseite gelegt oder in Fett umgewandelt werden. Diese Speicherung überschüssiger Nahrung ist sehr begrenzt, außer bei Fettleibigkeit, bei der es sich um eine Krankheit handelt.

Übermäßiges Essen führt unweigerlich zu Krankheiten. Es kann zwei oder drei Jahre dauern, ja sogar zwanzig oder dreißig Jahre, bis das übermäßige Essen zu einer ernsthaften Krankheit führt, aber die Ergebnisse sind sicher, und in der Zwischenzeit ist der Einzelne nie wieder auf dem neuesten Stand. Er kann weder Körper noch Geist optimal nutzen.

Um diese Bemerkungen hervorzuheben und zu veranschaulichen, werde ich einige Diätlisten kopieren, die ihre Autoren für angemessen und richtig für den Durchschnittsmenschen für einen Tag halten, und ich werde meine

Kommentare dazu abgeben. Das erste stammt aus Kirkes Physiologie, das in großem Umfang als Lehrbuch an medizinischen Hochschulen verwendet wurde:

340 g mageres, ungekochtes Fleisch,
600 g Brot, 90 g Butter, 28 g Käse, 225 g Kartoffeln, 225 g Karotten.

Eine Unze enthält 28,3 Gramm; ein Pfund, 453 Gramm. Es ist einfach, diese Lebensmittelmengen in Unzen oder Pfund zu berechnen, was dem Durchschnittsmenschen eine bessere Vorstellung vermittelt.

Es versteht sich von selbst, dass dies zu viel Essen ist. Über zwölf Unzen mageres, ungekochtes Fleisch, über 21 Unzen Brot, jeweils fast ein halbes Pfund Kartoffeln und Karotten, etwa eine Unze Käse und über drei Unzen Butter reichen für zwei Tage, sogar für ein großer Esser. Wer versucht, sich an eine solche Diät zu halten, muss mit Krankheit und frühem Tod rechnen.

Der durchschnittliche Laib Brot wiegt etwa 14 Unzen. Hier wird uns gesagt, wir sollen ein halbes Pfund Karotten (die durch andere Gemüsesorten wie Rüben, Pastinaken, Rüben oder Kohl ersetzt werden können), ein halbes Pfund Kartoffeln und drei Viertel eines Pfunds mageres Essen verzehren rohes Fleisch, das beim Kochen etwas an Gewicht verliert, ein halber Laib Brot sowie Butter und Käse. Die überwiegende Mehrheit der Menschen kann nicht mehr als ein Drittel dieser Menge zu sich nehmen und dabei ihre Leistungsfähigkeit und Gesundheit bewahren, aber viele essen sogar noch mehr.

Die nächste Tabelle stammt aus Dr. I. Burney Yeos Buch über Ernährung und gibt die Nahrung an, die ein „ gut ernährter Arbeiter" täglich benötigt:

151,3 Gramm Fleisch,
48,1 Zoll Eiweiß, 450,0 Zoll Brot, 500,0 Zoll Milch, 1065,9 Zoll Bier, 60,2 Zoll Talg, 30,0 Zoll Butter, 70,0 Zoll Stärke, 17,0 Zoll Zucker, 4,9 Zoll Salz.

Dieser Arbeiter ist zu gut ernährt. Wer so gut ernährt ist, wird oft schlecht ernährt, denn die übermäßige Nahrungsmenge ruiniert die Ernährung, woraufhin die Nahrung schlecht verdaut und assimiliert wird. Dieser Arbeiter isst so viel, dass er gezwungen sein wird, sein ganzes Leben lang körperliche Arbeit zu verrichten, denn eine solche Ernährung verhindert effektives Denken.

Die folgende durchschnittliche tägliche Ernährung ist dem Buch „Diet and Dietetics" von A. Gauthier entnommen, einem bekannten Experten auf dem Gebiet der Nährstoffbedürfnisse des Körpers. Herr Gauthier ermittelte den Durchschnitt der täglichen Nahrungsaufnahme der Einwohner von Paris für die zehn Jahre von 1890 bis einschließlich 1899. Er geht davon aus, dass dies der durchschnittliche tägliche Nahrungsbedarf eines Menschen ist:

420,0 Gramm Brot und Kuchen,
216,0 Zoll entbeintes Fleisch, 24,1 Zoll Eier (mit Schale gewogen), 8,1 Zoll
Käse (trocken oder Rahm), 28,0 Zoll Butter, Öl usw., 70,0 Zoll frisches
Obst, 250,0 Zoll grünes Gemüse, 40,0 Zoll getrocknetes Gemüse, 100,0
„Kartoffeln, Reis,
40,0" Zucker,
20,0 „Salz, 213,0 CC Milch, 557,0 CC verschiedene Alkoholika, davon 9,5
CC reiner Alkohol.

Solange die Pariser solche Mengen an Nahrung zu sich nehmen, werden sie
weiter leiden und sterben, bevor sie die Hälfte des ihnen zustehenden Alters
erreichen. Die Franzosen essen nicht mehr als andere Menschen, tatsächlich
scheinen sie im Vergleich zu einigen Deutschen, Engländern und
Amerikanern in ihrer Nahrungsaufnahme mäßig zu sein, aber sie essen zu
viel für ihr körperliches und geistiges Wohlbefinden.

Die oben aufgeführten Listen stammen aus Quellen, die den Respekt der
Ärzteschaft genießen. Es sind die orthodoxen und populären Meinungen. Es
wäre einfach, noch viel mehr Tische anzugeben, aber sie stimmen so gut
überein, dass es Zeit- und Platzverschwendung wäre.

Mengentabellen aus vegetarischen Quellen sind nicht so verbreitet. Die
Vegetarier sagen, dass Fleischessen falsch sei und der Natur widerspreche.
Ob sie Recht oder Unrecht haben, sie machen die gleichen Fehler wie die
orthodoxen Verschreiber, das heißt, sie befürworten übermäßiges Essen.
Medizinische Lehrbücher schreiben vor allem eine zu reichliche Zufuhr von
Stärke und Fleisch vor. Die Vegetarier verschreiben einen Überschuss an
Stärke. Lesen Sie die Zeitschriften, die den Vegetarismus befürworten, und
beachten Sie deren Menüs, in denen Sie für dieselbe Mahlzeit zahlreiche
Getreidesorten, Knollen, Erbsen, Bohnen, Linsen und anderes Gemüse
anbieten. Es ist genauso leicht, zu viel Nüsse und Eiweiß in Hülsenfrüchten
zu sich zu nehmen, wie zu viel Fleisch zu essen.

Eine Stärkevergiftung ist genauso schlimm wie eine Fleischvergiftung und
die Folgen sind ebenso tödlich.

Im Folgenden finden Sie Vorschläge eines Obsthändlers. Sie geben die
Nahrungsaufnahme für zwei Tage:

120 Gramm geschälte Erdnüsse, roh,
1000 „Äpfel, 500" unfermentiertes Vollkornbrot.

120 Gramm geschälte Haselnüsse,
450 „Rosinen, 800" Bananen.

Im Menü des ersten Tages wird darauf hingewiesen, dass mehr als zwei Pfund
Äpfel und mehr als ein Pfund Vollkornbrot empfohlen werden , außerdem

mehr als vier Unzen rohe Erdnüsse. Der Autor sagt, dass diese Nahrung vorzugsweise in zwei Mahlzeiten eingenommen werden sollte. Es gibt nur sehr wenige Menschen, die über genügend Verdauungs- und Aufnahmefähigkeit verfügen, um zweimal täglich mehr als ein halbes Pfund Vollkornbrot zu sich zu nehmen, insbesondere wenn es mit rohen Erdnüssen eingenommen wird, die eher schwer verdaulich sind . Das Problem wird durch die Zugabe von mehr als einem Pfund Äpfel zu jeder Mahlzeit noch verschlimmert, denn wenn Äpfel in großen Mengen mit reichlich Stärke verzehrt werden, ist die Tendenz zur Gärung der Nahrung so stark, dass nur sehr wenige davon entkommen . Gas entsteht in großen Mengen, was sowohl unnatürlich als auch unangenehm ist. Weder Magen noch Darm produzieren nennenswerte Mengen an Blähungen, wenn sie in gutem Zustand sind und eine mäßige Nahrungsaufnahme erfolgt.

Vollkornbrot lässt sich leicht verdauen, wenn man es in Maßen verzehrt, aber es ist sehr schwer verdaulich, wenn man bis zu 250 Gramm zu einer Mahlzeit zu sich nimmt. Man kann den Körper daran gewöhnen, diese Nahrungsmenge zu akzeptieren, aber unter normalen Bedingungen ist dies nie erforderlich und die Ergebnisse sind auf lange Sicht schlecht.

Die für den zweiten Tag verordnete Nahrung ist leichter verdaulich, aber zu viel. Rosinen sind ein hervorragendes Kraftnahrungsmittel, aber kein gewöhnlicher Mensch braucht an einem Tag ein Pfund Rosinen, zusätzlich zu etwa einem Dreiviertel Pfund Bananen, die ebenfalls ein Kraftnahrungsmittel sind und ungefähr so nahrhaft sind wie die gleiche Menge Irisch Kartoffeln.

Bei all meiner Lektüre hatte ich kein Glück, eine Diättabelle für gesunde Menschen zu finden, die moderate Mengen an Nahrung zu sich nimmt. Diätlisten scheinen wissenschaftlich zu sein, deshalb sprechen sie den Geist an, der nicht gelernt hat, das Thema aus der richtigen Perspektive zu betrachten. Quantitative Diättabellen sind wertlos, da eine Person möglicherweise mehr benötigt als eine andere. Manche sind klein und manche groß. Einige sind von Natur aus schlank, andere von stämmiger Statur. Es gibt ebenso große Unterschiede in den Nahrungsbedürfnissen der Menschen wie in ihrem Aussehen. Zu versuchen, allen die gleiche Menge und sogar die gleiche Art von Essen zu bieten, ist ebenso sinnlos, wie es wäre, alle in Kleidungsstücke gleicher Größe und Schnitt zu kleiden.

Wenn wir uns in Maßen ernähren , macht es keinen großen Unterschied, was wir essen, vorausgesetzt, unsere Ernährung enthält ausreichend rohes Obst oder rohes Gemüse, um die verschiedenen Mineralsalze zu liefern, und das Essen ist einigermaßen gut zubereitet. Es gibt Kombinationen, die nicht ideal sind, aber sie schaden kaum, wenn nicht zu viel gegessen wird. Menschen, die sich in ihrer Ernährung maßvoll ernähren, genießen im Allgemeinen einfache Lebensmittel. Leider gibt es beim Essen nur wenig Mäßigung. Von Kindesbeinen an ist uns immer wieder bewusst geworden, dass es notwendig ist, sich großzügig zu ernähren. Mediziner, Großeltern, Eltern und Nachbarn denken und reden gleich. Wenn die Eltern an Mäßigung glauben, geben die Nachbarn den Kindern freundlicherweise Mittagessen. Es ist wirklich schwierig, Kinder richtig zu erziehen, besonders in Städten.

Nach einer solchen Schulung lernen wir, an übermäßiges Essen zu glauben, und geben diesen Glauben an die nächste Generation weiter, so wie er in der Vergangenheit von Generation zu Generation weitergegeben wurde. Schließlich sterben wir, viele von uns als Märtyrer durch übermäßigen Nahrungskonsum. Fragen Sie jeden Heiler der Intelligenz, der die Scheuklappen abgelegt hat, die man ihm an der Uni angelegt hat, und der es sich erlaubt hat, ohne Angst zu denken, und er wird Ihnen sagen, dass mindestens neun Zehntel unserer Krankheiten auf falsche Essgewohnheiten zurückzuführen sind . Es ist nicht schwer, Menüs mit kompatiblen Lebensmitteln zusammenzustellen. Niemand weiß, wie viel ein anderer essen sollte, und wer quantitative Diättabellen für die Menge erstellt, muss scheitern.

Allerdings kann jeder Mensch mit normaler Intelligenz schnell seine eigenen Nahrungsbedürfnisse erkennen, und der Schlüssel dazu liegt in der Natur. Es ist nicht gut, viel oder oft an sich selbst zu denken. Es ist nicht gut, introspektiv zu sein, aber jeder sollte sich mit sich selbst vertraut machen und lernen, sich selbst gut genug zu kennen, um sich selbst mit der gebotenen Rücksicht zu behandeln. Uns wird Freundlichkeit gegenüber anderen beigebracht. Uns muss Freundlichkeit zu uns selbst beigebracht werden. Der durchschnittliche Mensch sollte in der Lage sein, seinen normalen Nahrungsbedarf innerhalb von drei bis vier Monaten zu ermitteln, und oft reicht auch eine kürzere Zeit aus.

Die folgenden Beobachtungen werden sich für den aufmerksamen Leser als hilfreich erweisen:

Lebensmittel sollten beim Verzehr angenehm schmecken, danach aber nicht mehr schmecken. Wenn dies der Fall ist, ist das ein Anzeichen für eine Verdauungsstörung nach übermäßigem Essen, oder es deutet auf falsche Kombinationen oder eine sehr schlechte Zubereitung hin. Möglicherweise wurde Essen eingenommen, obwohl kein Verlangen danach bestand, was immer ein Fehler ist. Möglicherweise wurden zu viele Lebensmittel in der Mahlzeit kombiniert. Oder es kann sein, dass der Mund nicht ausreichend vorbereitet wurde. Im Allgemeinen ist es auf übermäßiges Essen zurückzuführen. Kohl, Zwiebeln, Gurken und verschiedene andere Lebensmittel, die sich oft wiederholen, werden dies nicht tun, wenn sie richtig zubereitet und in Maßen verzehrt werden, sofern andere Bedingungen stimmen.

Blähungen und Blähungen im Darm sind Anzeichen für übermäßiges Essen. Es wird mehr Nahrung aufgenommen, als verdaut werden kann. Ein Teil davon vergärt und Gas entsteht als Fermentationsprodukt. Eine sehr kleine Menge Blähungen im Verdauungstrakt ist natürlich, aber wenn es im Darm zu Aufstoßen oder Grollen von Blähungen kommt, ist dies ein Zeichen einer Verdauungsstörung, die so mild sein kann, dass der Betroffene sich dessen nicht bewusst ist, oder dies auch der Fall ist so schlimm, dass ihm kaum etwas anderes einfällt. Bei starker Gasbildung ist es immer notwendig, die Nahrungsaufnahme zu reduzieren und besonderes Augenmerk auf das Kauen aller stärkehaltigen Nahrungsmittel zu legen. Auch wenn gewohnheitsmäßig Stärke und saure Früchte kombiniert wurden, sollte auf diese Kombination verzichtet werden. Stärke wird in alkalischem Milieu verdaut, und wenn sie von Personen mit schwacher Verdauung mit viel Säure eingenommen wird, kommt es zu Gärung statt Verdauung.

Man sollte nie genug essen, um ein Gefühl der Mattigkeit zu verspüren. Sie sollten mit dem Essen aufhören, bevor sie sich satt fühlen. Wenn nach dem Essen ein Schlafbedürfnis besteht, wurde zu viel Nahrung aufgenommen. Wenn wir nach dem Essen schläfrig werden, haben wir so viel gegessen, dass die Verdauungsorgane so viel Blut benötigen, dass nicht mehr genug für das Gehirn übrig bleibt. Dies ist ein Hinweis darauf, dass wir unmittelbar davor sehr mäßig oder gar nicht essen sollten, wenn wir eine Arbeit oder ein Studium haben, die eine außergewöhnliche Klarheit des Geistes erfordern. Die Verdauungsorgane nehmen die benötigte Blutmenge auf und das Gehirn weigert sich, sein Bestes zu geben, wenn ihm die normale Versorgung mit Sauerstoff und Nährstoffen vorenthalten wird.

Schlangen, manche Raubtiere und Wilde verschlingen zeitweise so große Mengen an Nahrung, dass sie in Benommenheit verfallen. Es gibt keine Entschuldigung dafür, dass wir uns an ihnen orientieren, da wir jederzeit leicht an Nahrung gelangen können.

Ein schlechter Geschmack im Mund ist normalerweise ein Zeichen für übermäßiges Essen. Es entsteht durch Zersetzung infolge einer zu großzügigen Nahrungsaufnahme. Wenn Wasser morgens oder zu einem anderen Zeitpunkt einen schlechten Geschmack hat, deutet das auf übermäßiges Essen hin. Es kann an einem schmutzigen Mund oder dem Konsum von Alkohol liegen.

Auch Sodbrennen ist auf übermäßiges Essen zurückzuführen, ebenso wie Schluckauf. Beide entstehen durch die Fermentation von Nahrungsmitteln im Verdauungstrakt.

Eine stark belegte Zunge am Morgen weist auf eine übermäßige Nahrungsaufnahme hin. Wenn die Zunge eine sogenannte schmutzige graue Farbe aufweist, ist dies ein Zeichen dafür, dass der Besitzer jahrelang zu viel gegessen hat. Die normale Schleimhaut ist sauber und rosa. Die Schleimhaut des Mundes, des Magens und des ersten Teils des Darms sollte nicht dazu gezwungen werden, als Ausscheidungsorgan zu fungieren, da die normale Funktion sekretorisch und absorbierend ist. Wenn jedoch so viel Nahrung aufgenommen wird, dass Haut, Lunge, Nieren und der untere Darm nicht alle Abfälle und Überschüsse abwerfen können, muss die Schleimhaut im oberen Teil des Verdauungstrakts helfen. Die Folge ist eine belegte Zunge, allerdings ist die Zunge in keinem schlechteren Zustand als die Magenschleimhaut. Eine belegte Zunge weist auf eine überfüllte Ernährung hin und ist die Aufforderung der Natur, die Nahrungsaufnahme zu reduzieren. Wie viel? Genug, um die Zunge zu reinigen. Bei chronischem Belag kann es mehrere Monate dauern, bis die Zunge sauber wird.

Eine schlammige, vielleicht pickelige Haut ist ein weiteres Zeichen für übermäßiges Essen. Es zeigt sich, dass die Nahrungsaufnahme so groß ist, dass der Körper versucht, zu viele Feststoffe über die Haut auszuscheiden, die dadurch und durch den zu sauren Zustand des Systems gereizt wird und es dann zu Entzündungen kommt. Viele Formen von Ekzemen und viele andere Hauterkrankungen werden durch Magenbeschwerden und eine überfüllte Ernährung verursacht. Die Ausscheidungsfähigkeit der Haut ist begrenzt und führt bei Überschreitung zu Hauterkrankungen. Einige der sogenannten unheilbaren Hautkrankheiten heilen bei richtiger Ernährung in kurzer Zeit ohne lokale Behandlung aus.

Trübe Augen und ein grünlicher Schimmer des Augenweißes deuten auf Verdauungsstörungen aufgrund eines Überangebots an Nahrung hin. Die grüne Farbe entsteht durch Galle, die bei Überlastung der Leber ins Blut gelangt. Die Leber wird nie überlastet, es sei denn, die Nahrungsaufnahme ist übermäßig.

Ein weiteres, sehr häufiges Zeichen einer zu großzügigen Fütterung ist der Katarrh, wobei es keine Rolle spielt, wo der Katarrh lokalisiert ist. Es ist wahr, dass es andere Ursachen für einen Katarrh gibt. Tatsächlich kann alles, was die Schleimhaut über einen längeren Zeitraum reizt, ihn verursachen, aber eine überfüllte Ernährung verursacht die gewöhnlichen Fälle. Es ist die gleiche alte Geschichte: Die Schleimhaut wird gezwungen, die Aufgabe zu übernehmen, überflüssige Stoffe auszuscheiden, die in Form von Nahrung in den Körper aufgenommen wurden. Viele Menschen widmen ihr Leben der Aufgabe, einen Überschuss an Nahrung in Abfall umzuwandeln, und überlasten dadurch ihren Körper, so dass es ihnen körperlich nie gut geht und sie geistig nur selten leistungsfähig sind.

Viele Menschen, insbesondere Frauen, sagen, dass sie unter Kopfschmerzen leiden, wenn sie eine Mahlzeit auslassen oder sie später als gewöhnlich zu sich nehmen. Das deutet darauf hin, dass die Fütterung falsch, meist zu großzügig und oft auch zu anregend ist. Ein normaler Mensch kann ein Dutzend Mahlzeiten auslassen, ohne Anzeichen von Kopfschmerzen zu bemerken.

Um es noch einmal zu sagen: Niemand kann sagen, wie viel ein anderer essen sollte, aber jeder kann selbst lernen, wie viel man essen sollte. Oben ist genug gegeben, um zur Lösung des Problems beizutragen. Die vorgestellten Interpretationen sind nicht die populärsten, aber sie sind wahr, denn sie führen zu guten Ergebnissen, wenn man sie in die Tat umsetzt.

Wenn nach einer Mahlzeit schlechte Ergebnisse auftreten, liegt eine Überernährung vor, entweder bei der letzten Mahlzeit oder davor. Untermastikation geht normalerweise mit übermäßigem Essen einher und verursacht weitere Probleme. Wer gründlich kaut, nimmt in der Regel recht mäßig zu sich.

Viele sagen, dass sie so viel essen, weil sie das Essen so genießen. Wer zu schnell oder im Übermaß isst, weiß nicht, was wahrer Essensgenuss ist. Übermäßiges Essen führt zu einer Lebensmittelvergiftung, und eine Lebensmittelvergiftung schwächt alle besonderen Sinne. Um normal riechen, schmecken, hören und sehen zu können, muss man durch und durch rein sein, und wer mit Nahrung übersättigt ist, ist innerlich nicht rein.

Der Durchschnittsmensch kennt den natürlichen Geschmack der meisten Lebensmittel nicht. Er würzt sie so stark, dass der normale Geschmack verdeckt oder zerstört wird. Wer den exquisiten Geschmack alltäglicher Lebensmittel wie Zwiebeln, Karotten, Kohl, Äpfel und Orangen kennenlernen möchte, muss diese eine Zeit lang ohne Gewürze oder Dressing essen. Um das Essen wirklich genießen zu können, ist es notwendig, langsam und in Maßen zu essen.

Ich weiß sowohl aus eigener Erfahrung als auch aus der Erfahrung anderer, dass das Würzen nicht notwendig ist. Anstatt den Lebensmitteln einen besseren Geschmack zu verleihen, schmecken sie schlechter. Ein wenig Salz schadet niemandem, aber die ständige Verwendung von viel Würze führt zu einer Reizung der Verdauungsorgane und zu übermäßigem Essen. Auch eine übermäßige Salzaufnahme trägt zur vorzeitigen Hautalterung bei. Es eignet sich hervorragend zum Einlegen und Konservieren, aber Gesundheit und Leben in Hülle und Fülle sind die einzigen Konservierungsstoffe, die der Körper braucht. Zu den Gewürzen gehört raffinierter Zucker. Menschen, die normal leben, verlieren die Lust daran. Grapefruit zum Beispiel schmeckt pur gegessen besser als mit Zuckerzusatz.

Menschen, die sieben oder acht Stunden schlafen und unausgeruht aufwachen, leiden unter der Aufnahme von zu viel Nahrung. Eine Person mit einer Lebensmittelvergiftung kann nicht richtig ausgeruht werden. Um gut schlafen zu können und sich erholt zu fühlen, ist sauberes Blut und ein gesunder Verdauungstrakt notwendig.

Über übermäßiges Essen ist viel gesagt worden. Hin und wieder ernährt sich eine Person gewohnheitsmäßig zu wenig, aber solche Fälle sind äußerst selten. Zu wenig essen ist dumm. Wir müssen jederzeit unseren gesunden Menschenverstand walten lassen. Es handelt sich um ein Thema, zu dem keine festen Regeln erlassen werden können. Lassen Sie sich von den Gefühlen leiten, denn vollkommene Gesundheit ist für diejenigen, denen das Gleichgewicht fehlt, unmöglich.

Wer meint, er bräuchte wissenschaftliche Anleitung, kann sich an einer der orthodoxen Diättabellen orientieren. Wenn es Alkoholiker enthält, entfernen Sie diese aus der Liste. Nehmen Sie dann etwa ein Drittel der empfohlenen Stärke und etwa ein Drittel des Proteins zu sich. Verwenden Sie mehr frisches Obst und frisches Gemüse als angegeben. Anstatt Brot aus Weißmehl zu essen, verwenden Sie Vollkornbrot. Versuchen Sie nicht, jeden Tag alles zu essen, was auf der wissenschaftlichen Diätliste steht. In vielen dieser Tabellen sind beispielsweise Reis, Kartoffeln und Brot aufgeführt. Wählen Sie eine dieser Stärken an einem Tag, eine andere am nächsten Tag usw. Wenn ein Drittel der empfohlenen Menge zu viel ist (was manchmal der Fall ist), reduzieren Sie die Menge noch weiter.

Bitte bedenken Sie, dass der orthodoxe Weg, der sogenannte wissenschaftliche Weg, über einen langen Zeitraum hinweg ausprobiert wurde und nur zu sehr dürftigen Ergebnissen geführt hat. Moderation hat immer zu guten Ergebnissen geführt und wird dies auch immer tun.

KAPITEL VI.

WAS ZU ESSEN.

Es ist sehr wichtig, sich richtig zu ernähren, aber noch wichtiger ist es, ausgewogen zu sein und den gesunden Menschenverstand zu nutzen. Wer gemäßigt und fröhlich ist, kann mit gutem Erfolg fast alles essen. Natürlich leiden Menschen, die fast ausschließlich von denaturierten Lebensmitteln wie poliertem Reis, fein gemahlenen Weizenmehlprodukten, sterilisierter Milch und beim Kochen verdorbenem Fleisch, raffiniertem Zucker und Kartoffeln leben, denen durch das Einweichen und Kochen die meisten Salze entzogen wurden, darunter.

Es gibt viele verschiedene Ernährungssysteme und einige davon sind sehr gut. Wenn ihre Befürworter sagen, dass ihr Weg der einzige ist, liegen sie falsch. Viele versuchen, anderen ihre Ideen aufzuzwingen. Sie finden ihr Glück darin, andere unglücklich zu machen. Sie leiden unter dem missionarischen Eifer, der Menschen zum Narren hält. Das ist der falsche Weg, das Ernährungsproblem zu lösen. Lassen Sie jeden Einzelnen seinen eigenen Weg wählen und erlauben Sie denen, die anderer Meinung sind, auf dem alten Weg weiterzumachen.

Viele haben ihre Ernährungsgewohnheiten zum eigenen Vorteil geändert. Danach sind sie so enthusiastisch und gespannt darauf, dass andere das Gleiche tun, dass sie sich selbst und andere ermüden, indem sie sie ermahnen, an der neuen Entdeckung teilzuhaben. Das nützt nichts, aber es schadet oft, denn es führt dazu, dass der Eiferer zu viel an und über sich selbst denkt, und es ärgert andere.

Vielen geht es wie meinem Freund, der täglich Zwieback und rohe Karotten zu Mittag aß. „Ich denke, jeder sollte jeden Tag ein paar rohe Karotten essen, nicht wahr?" Sie sagte. Wir können nicht jeden nach unseren Wünschen formen, und wir sollten es auch nicht versuchen. Wenn wir uns selbst besiegen, haben wir so ziemlich alles, was wir tun können. Wenn uns dieses großartige Werk gelingt, werden wir genug Toleranz entwickeln, um bereit zu sein, anderen die Gestaltung ihrer eigenen Ziele zu überlassen. Unerwünschte Informationen preiszugeben nützt nichts, denn es erzeugt Widerstand im Kopf der Zuhörer. Wenn nach Informationen gesucht wird, besteht eine gute Chance, dass sie mit der Zeit einen Nutzen bringen. Es reicht aus, anzugeben, wie und wo bessere Kenntnisse erlangt werden können. Wir sollten jederzeit versuchen, unsere Energie zu sparen und sie nur dann und dort zu nutzen, wo es hilfreich ist. Ein solches Verhalten führt zu Seelenfrieden, Wirksamkeit, Glück und Gesundheit.

Die Tendenz, sich zu sehr von einer Ernährungsweise zu begeistern, die persönlichen Vorteilen gebracht hat, sollte vermieden werden, denn sie bringt unnötigen Hass auf das wichtige Thema der Lebensmittelreform hervor. Menschen mögen es nicht, alte Gewohnheiten zu ändern, selbst wenn die Änderung zum Besseren wäre, und wenn ein Enthusiast versucht, die Änderung zu erzwingen , werden seine Handlungen übel genommen. Er bekehrt sich zwar nicht wirklich, aber als Lohn für seine Bemühungen erlangt er den Ruf, ein Spinner zu sein.

Wer pädagogisch hilfreich sein möchte, sollte Geduld haben. Das Rennen wurde schon seit Ewigkeiten vorbereitet. Sowohl seine guten als auch seine schlechten Gewohnheiten hat er sich nach und nach angeeignet. Wenn wir jemals unsere schlechten Gewohnheiten loswerden, geschieht dies durch eine schrittweise Weiterentwicklung und nicht durch eine überstürzte Revolution. Wir brauchen eine Änderung der Ernährungsgewohnheiten, aber diejenigen, die zu Essfreaks werden und darauf bestehen, dass andere so sind wie sie, bremsen diese Bewegung. Nur wenige werden ihre körperlichen und geistigen Gewohnheiten plötzlich ändern. Wenn diejenigen, die es wissen, sich damit zufrieden geben, die Vorteile mehr in Ergebnissen als in Worten zu zeigen, wird ihr Einfluss zum Guten groß sein.

Was sollen wir essen? Wie können wir bei so vielen widersprüchlichen Vorstellungen die Wahrheit herausfinden? Wir können die Wahrheit erkennen, weil sie zur Gesundheit führt. Fehler führen zu Leiden, Degeneration und vorzeitigem Tod. Wie das heimelige Sprichwort sagt: „Der Beweis für den Pudding liegt im Essen."

Schauen wir uns einige der Ernährungstheorien vor der Öffentlichkeit an und prüfen sie sorgfältig.

Der verstorbene Dr. JH Salisbury befürwortete die Verwendung von Wasser zum Trinken und Fleisch zum Essen und nichts anderes. Das Wasser sollte warm und in großen Mengen eingenommen werden, jedoch nicht während oder kurz vor den Mahlzeiten. Das Fleisch, vorzugsweise Rindfleisch, sollte geschabt oder zerkleinert, zu Kuchen verarbeitet und in einer sehr warmen Pfanne gegart werden, bis die Kuchen innen grau wurden. Diese Fleischfrikadellen sollten dreimal täglich gegessen und mit Salz und etwas Pfeffer gewürzt werden.

Der Arzt hatte eine sehr erfolgreiche Praxis, was von vielen bestätigt wird, die davon profitierten, als die gewöhnlichen medizinischen Fähigkeiten versagten. Seine Ernährung war nicht ausgewogen. In Fleisch mangelt es an Zellsalzen und Kraftfutter. Insbesondere fehlen die Zellsalze, wenn das Fleisch entblutet ist. Die Raubtiere trinken das Blut und zermahlen viele Knochen ihrer Opfer, wodurch sie fast alle Salze erhalten. Trotz dieser unausgewogenen Ernährung hatte der Arzt eine zufriedenstellende Praxis und gute Erfolge. Warum? Weil seine Patienten auf den Konsum von Betäubungsmitteln und Stimulanzien verzichten mussten und gezwungen waren, so einfache Lebensmittel zu sich zu nehmen, dass sie aufhörten, zu viel zu essen. Es ist eine wohlbekannte Tatsache, dass eine Monodiät Mäßigung erfordert, da kein Wunsch besteht, zu viel zu essen, wie dies bei einer sehr abwechslungsreichen Ernährung der Fall ist.

Eine weitere Tatsache, die der Salisbury-Plan in Erinnerung ruft, ist, dass Stärke und Zucker für die Ernährung von Erwachsenen nicht notwendig sind, obwohl es sich um praktische und kostengünstige Nahrungsmittel handelt, die normalerweise in großen Mengen konsumiert werden. Das Fett im Fleisch ersetzt Stärke und Zucker. Atomar gesehen sind Stärke, Zucker und Fett nahezu identisch und können gegeneinander ausgetauscht werden. Die Natur sorgt für umfangreiche Vorkehrungen.

Dr. Salisburys Karriere erinnert uns auch daran, dass eine gemischte Ernährung für das körperliche Wohlergehen derjenigen, die essen, um zu leben, nicht notwendig ist. Vegetarier betonen die Giftigkeit von Fleisch. Aber Dr. Salisbury ernährte seine Patienten nur mit Fleisch und Wasser, und der Prozentsatz der Genesungen bei chronischen Krankheiten galt als bemerkenswert. Fleisch ist sehr leicht verdaulich, und wenn es auf die vom Arzt verordnete einfache Art und Weise zubereitet und pur verzehrt wird, schmeckt es fast jedem. Aber wenn es mit Suppe, Brot, Kartoffeln, gekochtem und rohem Gemüse, Fisch, Pudding, Obst, Kaffee, Crackern und Käse gegessen wird, kommt es zu übermäßigem Essen, gefolgt von Verdauungsstörungen und den daraus resultierenden Beschwerden. Es ist jedoch nicht fair, die alleinige Schuld dem Fleisch zuzuschieben, denn die gesamte Mischung verrottet und vergiftet den Körper.

viel gepriesene Theorie von Dr. Haig zu widerlegen , dass Harnsäure beim Fleischessen die Ursache von Rheuma sei. Übermäßiger Fleischkonsum ist häufig eine der Ursachen. Uns wird gesagt, dass die Rheumatiker, die Dr. Salisburys Plan befolgten, gesund wurden. Sie erlangten ihren körperlichen Ton zurück. Sie verloren ihre Gicht und ihr Rheuma. Sie trennten sich von ihren Pickeln und Flecken. All das deutet darauf hin, dass das Blut rein geworden ist.

Die wichtigste Lehre aus Dr. Salisburys Plan und Erfahrung ist die Nützlichkeit eines einfachen Lebensstils und Mäßigung. Eine ausschließliche Ernährung mit Fleisch ist nicht ausgewogen. Aus Fleischnahrung gewonnene Energie ist zu teuer. Die guten Ergebnisse kamen dadurch zustande, dass die Gewohnheit, zu viel zu essen, durch Gewohnheiten der Einfachheit und Mäßigung ersetzt wurde. Die gleichen Ergebnisse können erzielt werden, wenn man einem Patienten Brot und Milch gibt.

Dr. Salisburys Patienten hatten unbefriedigte Sehnsüchte, zweifellos nach verschiedenen Gewebesalzen. Die Zugabe von frischem, rohem Obst oder Gemüse würde seine Ernährung verbessern, denn Äpfel, Pfirsiche, Birnen, Salat, Sellerie und Kohl sind reich an Salzen, an denen Fleisch mangelt.

Dr. Emmet Densmore empfahl, die Stärke vollständig wegzulassen, also auf Nahrungsmittel wie Getreide, Knollen und Hülsenfrüchte zu verzichten. Er glaubte, dass es am besten sei, sich von Früchten und Nüssen zu ernähren. Er empfahl die süßen Früchte – Feigen, Datteln, Rosinen, Pflaumen – anstelle der stärkehaltigen Lebensmittel. Der Arzt hat viel Gutes getan, wie jeder, der seine Patienten zur Vereinfachung bringt. Er erzielte auch gute Ergebnisse, bevor er entdeckte, dass Stärke ein schädliches Lebensmittel ist, als er seine Patienten mit Brot und Milch fütterte.

Stärke muss in Zucker umgewandelt werden, bevor sie vom Körper verwertet werden kann. Bei dem Zucker handelt es sich um sogenannte Dextrose, nicht um handelsüblichen raffinierten Zucker. Die süßen Früchte enthalten diesen Zucker in Form von Fruchtzucker, der nur wenig Vorbereitung benötigt, um vom Blut aufgenommen zu werden. Dr. Densmore begründet dies folgendermaßen: Nur Vögel sind mit Mühlen (Mägen) ausgestattet; Daher sind die Körner nur für sie geeignete Nahrung. Andere Stärken sollten gemieden werden, da sie schwer verdaulich seien, schrieb der Arzt.

Rohe Stärke ist schwer verdaulich, aber wenn sie richtig gekocht wird, wird sie in angemessener Zeit verdaut, ohne den Organismus zu überlasten, vorausgesetzt, sie ist gut gekaut, die verzehrte Menge ist nicht zu groß und die Kombination ist richtig. Reis, der viel Stärke enthält, ist in kurzer Zeit verdaulich.

Ohne Stärke kommen wir sehr gut aus. Wir können auch davon profitieren, wenn wir es nicht missbrauchen. Die beiden wichtigsten stärkehaltigen Grundnahrungsmittel, Reis und Weizen, enthalten in ihrem natürlichen Zustand erhebliche Mengen an Eiweiß und Salzen. Tatsächlich wird der natürliche Weizen das Leben für lange Zeit erhalten. Der Mensch hat die Natur verbessert, indem er den Reis poliert und fein gemahlenes, gebleichtes Weizenmehl hergestellt hat, dem fast alle Salze in der Weizenbeere entzogen sind. Das Ergebnis ist, dass beide zu sehr schlechten Nahrungsmitteln geworden sind. Je mehr wir von diesen raffinierten Produkten essen, desto schlechter geht es uns, es sei denn, wir nehmen reichlich andere Lebensmittel zu uns, die reich an Mineralsalzen sind.

Vor nicht allzu langer Zeit starb in England eine Frau, die eine prominente Verfechterin einer „hirnigen Diät“ war. Ihre kluge Ernährung bestand größtenteils aus übermäßig viel Fleisch, wobei Schweinefleisch ihr Favorit war. Sie starb vergleichsweise jung, sagen ihre Freunde, an Überarbeitung.

Eine solche Diät hatte zweifellos einen großen Anteil daran, dass sie erschöpft war. Zu viel Fleisch zu essen ist gefährlich.

Ein Herr befürwortet jetzt eine Diät, die ausschließlich aus Kokosnüssen besteht. Das ist eine Modeerscheinung, denn sie sind kein ausgewogenes Nahrungsmittel. Er hat ein Buch zu diesem Thema veröffentlicht. Möglicherweise wird sein Eintreten durch sein Interesse am Verkauf von Kokosnüssen beeinflusst.

Die Vegetarier verurteilen die Verwendung von Fleisch. Einige von ihnen werden Fruitarianer genannt. Es ist sehr schwierig zu entscheiden, wer von ihnen am repräsentativsten ist. Manche plädieren dafür, ausschließlich Obst und Nüsse zu verwenden. Andere fügen Getreide hinzu. Andere verwenden zusätzlich Gemüse. Einige erlauben sogar die Verwendung von Milchprodukten und Eiern, also allen Lebensmitteln außer Fleisch.

Sie sagen, dass Fleisch ein unnatürliches Nahrungsmittel für den Menschen sei und verurteilen dessen Verwendung aus moralischen Gründen. Es ist schwierig zu entscheiden, was natürlich ist, denn wir stellen fest, dass der Mensch sehr anpassungsfähig ist und sich in den Tropen von Früchten ernähren kann, in den arktischen Regionen jedoch fast ausschließlich von Fleischnahrung, die größtenteils aus Fett besteht. In der Natur leben die Starken von den Schwachen und die Intelligente von den Langweiligen. In der Natur gibt es kein Gefühl. In ihrem Bereich schafft Macht, ob körperlich oder geistig, Recht. Das Gefühl von Recht und Gerechtigkeit ist nur bei Menschen hoch entwickelt, und selbst dort ist es so schwach verankert, dass es für den zivilisierten Menschen nur einer kleinen Provokation bedarf, um seine Zähne zu einem wölfischen Knurren zu zeigen.

Bei manchen ist Vegetarismus weitgehend eine Frage der Ästhetik, Ethik und Moral. Moral basiert auf Zweckmäßigkeit, daher stellt sich die Frage, ob Fleisch ein gesundes Nahrungsmittel ist oder nicht.

Ein weiteres vegetarisches Argument ist, dass die Anatomie des Menschen beweise, dass er von Natur aus nicht dazu bestimmt sei, Fleisch zu essen. Auf beiden Seiten wurden gute Argumente vorgebracht , die jedoch weder sehr überzeugend noch schlüssig sind. Es ist schwierig, faire Grenzen zu ziehen.

Ein weiterer Einwand gegen Fleisch ist, dass es unrein und voller Gifte ist und dass diese Gifte verschiedene Krankheiten wie Krebs hervorrufen. Wir sind auch darüber informiert, dass raffinierter Zucker Krebs verursacht, und der Glaube an Tomaten als ursächlicher Faktor ist nicht tot. Krebs wird zweifellos hauptsächlich durch falsche Ernährung verursacht, es ist jedoch unmöglich, ein einzelnes Lebensmittel herauszugreifen.

Ganz gleich, welche Lebensmittel wir essen, wir müssen vorsichtig sein, sonst werden sie unrein. Wer sauberes Fleisch wünscht, kann es bekommen. Die

Menge an Gift oder Abfall in einer angemessenen Portion Fleisch ist so gering, dass wir uns darüber keine Gedanken machen müssen. Wer sich in Maßen ernährt, kann bei kaltem Wetter einmal täglich Fleisch essen und sich einer hervorragenden Gesundheit erfreuen. Bei warmem Wetter sollte es seltener gegessen werden.

Fleisch ist hingegen nicht notwendig. Wir benötigen eine bestimmte Menge an Proteinen, die wir aus Nüssen, Eiern, Milch, Käse, Erdnüssen, Erbsen, Bohnen, Linsen, Getreide und in kleineren Mengen aus anderen Lebensmitteln beziehen können. Die benötigte Proteinmenge ist gering – etwa ein Fünftel dessen, was die Physiologen früher empfohlen haben.

Wer denkt, Fleischessen sei falsch, sollte davon nicht essen. Sie kommen sehr gut ohne aus. Wir konsumieren in Amerika viel zu viel Fleisch. Der Organismus verträgt es, wenn das Leben an der frischen Luft aktiv ist, bei Menschen, die untergebracht sind, ist das jedoch nicht der Fall. Viel Fleischkonsum führt zu körperlicher Degeneration. Der Körper verliert an Spannkraft. Experimente haben gezeigt, dass Vegetarier mehr Widerstandskraft und Ausdauer haben als Fleischesser, aber die Fleischesser werden durch ihre Nahrung so stark stimuliert, dass sie schubweise schneller werden können. Die Ausscheidungen von Fleischessern sind giftiger als die von Vegetariern.

Eier von Hühnern, die sich überwiegend mit Fleischresten ernähren, halten sich nicht so gut wie Eier, die von Hühnern gelegt werden, die sich mehr von Getreide ernähren. Kurz gesagt führt der übermäßige Verzehr von Fleisch zu Instabilität oder Degeneration. Kleine Kinder sollten davon nichts essen und es wäre für die heranwachsende Generation sehr einfach, sich ohne Fleisch zu entwickeln, und ich glaube, das wäre besser als unser derzeitiger Ernährungsplan. Geben wir der Fleischnahrung jedoch die gebührende Anerkennung. Wenn Fleischesser geschwächt sind , scheint kein anderes Nahrungsmittel so wohltuend zu wirken wie Fleisch, zusammen mit Obst oder Gemüse. Bei richtiger Zubereitung und maßvollem Verzehr ist Fleisch leicht verdaulich und wird vollständig verdaut.

Viele machen den Fehler, sich zu ausschließlich von Stärke zu ernähren und diese im Übermaß zu sich zu nehmen. Die Folge ist eine Gärung und ein saurer Zustand des Verdauungstraktes. Dr. Daniel S. Sager sagt: „Alles, was wir beim Essen befürchten müssen, ist der übermäßige Konsum von Proteinen ." Erfahrungen und Beobachtungen bestätigen diese Aussage nicht, denn es ist ebenso leicht, durch Stärke geschädigte Menschen zu finden wie durch Protein. Eine Form der Vergiftung ist genauso schlimm wie die andere. Der Arzt warnt auch vor fast allen saftigen Gemüsesorten, da diese aufgrund der unverdaulichen Ballaststoffe größtenteils nicht für den menschlichen Verzehr geeignet seien.

Dr. EH Dewey verurteilte den Apfel als Krankheitserreger und damit auch andere Früchte.

Dr. Charles E. Page lehnt die Verwendung von Milch durch Erwachsene mit der Begründung ab, dass sie nur für die Kälber geeignet sei, für die die Natur sie vorgesehen habe. Viele Autoren haben diese Meinung wiederholt.

Die meisten niedergelassenen Ärzte haben eine sehr vage Vorstellung von Diätetik und richtiger Ernährung. Wenn man sie fragt, was sie essen sollen, sagen sie oft: „Iss reichlich nahrhafte Lebensmittel, die zu deinem Geschmack passen." Sie weisen ihre Patienten nicht auf die Grundlagen hin. Manchmal wird empfohlen, Kombinationen aus Milch und Früchten zu vermeiden. Manchmal heißt es, man solle jegliche Stärke meiden, und im nächsten Atemzug verordnet man Toast, eines der stärkehaltigsten Lebensmittel. Manchmal verbieten sie Schweinefleisch und Gurken, aber sie sind selten in der Lage, ein gutes Diätrezept zu geben. Was die Menschen brauchen, ist ein angemessenes Wissen darüber, was zu tun ist, und die Verbote werden sich von selbst erledigen.

Alle Lebensmittel wurden von Leuten, die es wissen sollten, als für den menschlichen Verzehr ungeeignet verurteilt. Wer diese Dinge jedoch mit offenen Augen und unvoreingenommenem Geist betrachtet, wird zu dem Schluss kommen, dass der Mensch ein sehr anpassungsfähiges Tier ist; dass er bei Bedarf auf fast alle Nahrungsmittel verzichten und sich von einer sehr kleinen Auswahl ernähren kann; dass er lange Zeit ausschließlich von tierischer Nahrung leben kann; dass er sein ganzes Leben lang leben kann, ohne Fleisch zu schmecken; dass er von einer Mischkost leben kann; dass er viele Ernährungspläne annehmen und bei fast allen gesund und bequem leben kann, vorausgesetzt, er verzichtet nicht auf die natürlichen Salze und nimmt etwas Eiweiß zu sich; Und schließlich und am wichtigsten ist, dass Mäßigung der Hauptfaktor für eine gesunde Ernährung ist, denn die besten Lebensmittel führen bei übermäßiger Einnahme mit der Zeit zu Krankheiten.

Diejenigen, die Einwände gegen Fleisch, Milchprodukte, Getreide, Knollen, Hülsenfrüchte, raffinierten Zucker, Obst oder Gemüse haben, sollten auf die Klasse verzichten, die sie als anstößig empfinden, da sie leicht durch andere Klassen ersetzt werden kann. Anstelle von Fleischnahrung können auch Eier, Milch oder Hülsenfrüchte eingenommen werden. Die in Früchten enthaltenen Salze können aus Gemüse gewonnen werden. Die Stärke, der Hauptbestandteil von Getreide, lässt sich leicht aus Knollen und Hülsenfrüchten gewinnen; Fette und Zucker werden an ihre Stelle treten. Handelsüblicher Zucker ist keine Notwendigkeit. Die daraus gewonnene Kraft und Wärme kann aus Stärken und Fetten gewonnen werden.

Außer der Milch gibt es im Säuglingsalter kein einziges unverzichtbares Nahrungsmittel. Manche Menschen haben Besonderheiten, die sie daran hindern, bestimmte Lebensmittel wie Schweinefleisch, Eier, Milch und Erdbeeren zu essen, aber mit diesen Ausnahmen kann ein gesunder Mensch alles essen, was er möchte, vorausgesetzt, er ist maßvoll. Wir essen zu viel Fleisch, Zucker und Stärke und leiden darunter. Das beweist nicht, dass diese Lebensmittel schädlich sind, wohl aber, dass übermäßiges Essen schädlich ist.

Manchmal wird die Essensfrage zu Hause zu einer sehr schwierigen Angelegenheit. Eine Person hat die Tatsache erkannt, dass man gute Ergebnisse erzielt, wenn man bei der Zusammenstellung und dem Verzehr von Nahrungsmitteln gesunden Menschenverstand und Urteilsvermögen anwendet, und versucht, andere dazu zu zwingen, es ihm gleichzutun. Das ist bedauerlich, denn die meisten Menschen haben Einwände gegen solche Handlungen, und obwohl die Absicht gut ist, bringt sie nichts, sondern führt zu Vorurteilen bei anderen gegenüber einer vernünftigen Lebensweise. Der beste Weg besteht darin, das Richtige zu tun und andere gegen sich selbst sündigen und leiden zu lassen, bis sie erschöpft sind. Wenn sie dann sehen, wie Sie aus Ihren Schwierigkeiten herausgekommen sind, werden sie vielleicht zu Ihnen kommen und Ihr Angebot annehmen.

Der Versuch, Menschen dazu zu zwingen, gut oder gesund zu sein, ist lediglich vergebliche Mühe.

Das Kapitel über Menüs enthält konkrete Informationen zur richtigen Kombination von Speisen und zum Anrichten von Mahlzeiten. Solche Informationen werden auch bei der Behandlung der verschiedenen Lebensmittelklassen gegeben.

Kapitel VII.

WANN ESSEN.

Drei Mahlzeiten am Tag sind der übliche Plan. Das ist eine Frage der Gewohnheit. Drei Mahlzeiten am Tag sind ausreichend und sollten von Mann, Frau und Kind nicht überschritten werden. Das Mittagessen oder „Stückchen" sollte man sich niemals gönnen. Kinder, die mit einfachen, nährstoffreichen Nahrungsmitteln ernährt werden, die die notwendigen Nahrungsbestandteile enthalten, brauchen kein Mittagessen. Auch das Mittagessen ist eine Gewohnheitssache, und wir können mit Sicherheit sagen, dass es eine schlechte Angewohnheit ist.

Wenn drei Mahlzeiten am Tag eingenommen werden, sollten zwei davon leicht sein. Wer effizient arbeiten möchte, kann nicht drei herzhafte Mahlzeiten am Tag zu sich nehmen. Wenn es sich um Gehirnarbeit handelt, nehmen die Verdauungsorgane so viel Blut auf, dass nicht mehr genügend Blut übrig bleibt, um das Gehirn zu ernähren. Der Arbeiter spürt den Mangel an Energie. Er neigt nicht dazu, gründlich zu arbeiten, das heißt, den Dingen auf den Grund zu gehen, und leistet deshalb gleichgültige Arbeit. Eine Regel, von der es keine Ausnahme gibt, ist, dass das Gehirn nicht sein Bestes geben kann, wenn die Verdauungsorgane hart arbeiten. Wenn eine Arbeit zu erledigen oder ein Problem zu lösen ist, die alle Kräfte erfordert, ist es am besten, sie mit leerem Magen oder nach einer sehr leichten Mahlzeit in Angriff zu nehmen.

Wenn die Arbeit körperlich ist, ist es nicht notwendig, die Grenze so genau zu ziehen. Man sollte jedoch bedenken, dass harte körperliche Arbeit die Verdauung beeinträchtigt. Alle Experimente beweisen dies. Wenn die Wehen also sehr anstrengend sind, sollte das Essen leicht sein. Wer viel isst, weil er hart arbeitet, wird sich bald erschöpfen, denn harte Arbeit verzögert die Verdauung, und bei einer geschwächten Verdauung wird der Nährstoff, je mehr man isst, umso weniger entzogen. Wer hart arbeitet, sollte ein leichtes Frühstück und eine ebensolche Mittagsmahlzeit zu sich nehmen. Nehmen Sie nach getaner Arbeit des Tages eine herzhafte Mahlzeit zu sich. Wer schwere körperliche Arbeit verrichtet, aber auch wer hauptsächlich mit dem Gehirn arbeitet, sollte sich nach dem Mittagessen etwas entspannen. Ein Nickerchen von zehn bis zwanzig Minuten ist sehr wohltuend, aber nicht notwendig, wenn man sich entspannen möchte.

Während des Schlafs verlangsamen sich die Aktivitäten des Körpers. Die meisten Menschen, die eine schwere Mahlzeit zu sich nehmen und sich danach sofort zurückziehen, fühlen sich morgens unwohl, wenn sie aufwachen. Der Grund dafür ist, dass das Essen nicht gut verdaut wurde. Es ist immer gut, nach einer herzhaften Mahlzeit mindestens zwei Stunden wach zu bleiben.

Den meisten Menschen wäre es besser, wenn sie nur zwei Mahlzeiten am Tag zu sich nehmen würden. Wer einer sitzenden Tätigkeit nachgeht, benötigt weniger Treibstoff als Arbeiter und kommt mit zwei Mahlzeiten am Tag sehr gut aus. Wenn jedoch Mäßigung praktiziert wird, schadet es nicht, dreimal täglich zu essen.

In früheren Zeiten lebten viele Menschen von einer Mahlzeit am Tag. Manche tun das heute und kommen sehr gut miteinander klar. Es ist einfach, mit einer Mahlzeit reichlich Nährstoffe zu sich zu nehmen, und es hat den Vorteil, dass es nicht so viel Zeit in Anspruch nimmt. Die meisten von uns verbringen zu viel Zeit damit, sich auf Mahlzeiten vorzubereiten und zu essen. Als es einmal ziemlich unbequem war, mehr Mahlzeiten zu bekommen, lebte ich zehn Monate lang von einer Mahlzeit am Tag. Ich habe mein Essen sehr genossen und war gut ernährt. Zwölf Jahre lang ernährte ich mich von zwei Mahlzeiten am Tag, eine davon bestand oft nur aus saftigen Früchten. Viele andere tun das auch, nicht weil sie Vorurteile gegenüber drei Mahlzeiten am Tag haben, sondern weil sie den Zwei-Mahlzeiten -Plan bequemer und sehr zufriedenstellend finden .

Fleisch, Kartoffeln und Brot sowie andere Lebensmittel dreimal täglich sind eine übliche Kombination. Kein gewöhnlicher Sterblicher kann mit einer solchen Diät gesund leben. Eine solche Ernährung führt zu Unbehagen und Krankheiten und, wenn sie nicht geändert wird, zu vorzeitigem Altern und Tod. Der Körper benötigt nur eine bestimmte Menge an Stoff. Ausreichend kann in zwei Mahlzeiten eingenommen werden. Wenn drei Mahlzeiten üblich sind, sollte weniger Nahrung pro Mahlzeit gegessen werden. Als Faustregel gilt jedoch, dass diejenigen, die drei Mahlzeiten pro Tag zu sich nehmen, genauso große Mahlzeiten zu sich nehmen wie diejenigen, die nur zwei zu sich nehmen.

In der Regel sollten die Essenszeiten regelmäßig sein. Wir brauchen eine gewisse Menge an Nahrung und es ist gut, diese regelmäßig zu sich zu nehmen. Dies verringert die Reibung und ist gesundheitsfördernd, denn der Körper lernt leicht, in regelmäßige Gewohnheiten zu verfallen, und funktioniert am besten, wenn diese beachtet werden.

Zwischen den Mahlzeiten sollte ein Abstand von mindestens viereinhalb bis fünf Stunden liegen. So lange dauert es, bis der Körper eine Mahlzeit verdaut hat. Die Magenverdauung ist nur der Anfang des Prozesses und dauert allein zwei bis fünf Stunden.

Beim Zwei-Mahlzeiten-Plan macht es kaum einen Unterschied, ob das Frühstück oder das Mittagessen weggelassen wird. Nachdem man ein oder zwei Wochen ohne Frühstück auskommt, vermisst man es nicht. Verpassen Sie die Mahlzeit, die am schwierigsten zu bekommen ist. Dr. Dewey hat das Interesse an dem Plan ohne Frühstück in diesem Land wiederbelebt. Er hielt es für sehr wohltuend. Der Arzt würdigte nicht das, was gebührte, denn er bestand darauf, auf das Frühstück zu verzichten. Das Auslassen des Mittag- oder Abendessens bewirkt dasselbe. Seine wohltuenden Ergebnisse erzielte er dadurch, dass er die Anzahl der Mahlzeiten und damit auch die Menge der eingenommenen Nahrung reduzierte. Es ist jedoch unerheblich, welche Mahlzeit ausgelassen wird.

Ein reichhaltiges Frühstück ist in England und unserem Land weit verbreitet. Auf dem europäischen Kontinent frühstückt man nicht so viel, eine Tasse Kaffee und ein Brötchen gehören dort zu den liebsten Morgenmahlzeiten. Morgens nichts zu essen ist besser als Kaffee und Brötchen zu sich zu nehmen. So viel zu essen, dass man sein Gehirn raubt, ist ein schlechter Start in den Tag. Mit etwas Obst, einem Glas Milch oder etwas Müsli und Butter lässt sich viel besser arbeiten als mit Eiern, Steakkartoffeln, heißem Brot und Kaffee, was kein ungewöhnliches Frühstück ist.

Wenn wir über die beste Zeit zum Essen nachdenken, kehren wir zu unserem alten Freund zurück, der Mäßigung, und stellen fest, dass dies die beste Lösung für die Frage ist, denn wenn die Mahlzeiten maßvoll sind, können wir vielleicht drei Mahlzeiten am Tag zu uns nehmen, aber nicht mehr , denn tagsüber bleibt nicht genug Zeit, um mehr als drei Mahlzeiten zu verdauen. Es ist jedoch nicht notwendig, dreimal täglich zu essen.

KAPITEL VIII.

WIE ISST MAN.

Es scheint, dass wir alle wissen sollten, wie man isst, denn wir haben viel Übung; Dennoch gibt es vergleichsweise wenige Menschen, die die wahren Prinzipien der Ernährung des Körpers kennen. Nur sehr wenige Heiler sind in der Lage, umfassende und eindeutige Anweisungen zu diesem wichtigen Thema zu geben. Einige können teilweise Anweisungen geben, wir benötigen jedoch umfassende Kenntnisse.

In einer Periode unserer Rassengeschichte gab es Zeiten, in denen es schwierig war, an Nahrung zu kommen, wie es heute bei manchen wilden Menschen der Fall ist. Damals war es zweifellos Brauch, sich zu verschlingen, wie es heute bei manchen Wilden der Fall ist, wenn sie reichlich Nahrung, insbesondere Fleisch, zu sich nehmen. Selbst unter sogenannten zivilisierten Menschen ist die Nahrungsmittelverteilung so ungleichmäßig, dass manche fast immer irgendwo in Not sind. In Teilen Russlands, so wissen wir, verfallen die Bauern während eines Teils des Winters in einen Zustand des Halbwinters und ernähren sich von sehr geringen Mengen minderwertiger Nahrung.

Aufgrund des schnellen Transports und des umfassenden Einsatzes motorbetriebener Maschinen dürfte eine Hungersnot in zivilisierten Ländern unbekannt sein. In unserem Land gibt es eine ausreichende Menge an Nahrungsmitteln und die Menschen leiden selten, weil sie nicht genug haben, aber erhebliches Leid ist auf übermäßige Nahrungsaufnahme und schlechte Qualität der Nahrungsmittel zurückzuführen. Gewicht für Gewicht ist Weißbrot nicht so wertvoll wie Vollkornbrot, obwohl es genauso viel Stärke enthält. Maß für Maß ist gekochte Milch als Lebensmittel schlechter als unbehandelte Milch, sei es frisch oder püriert. Solche Tatsachen machen es erforderlich, dass wir wissen, wie man isst.

Die richtigen Prinzipien zur optimalen Nutzung der Ernährung sind seit langem ziemlich bekannt und wurden vielleicht schon vor Jahren von einem Autor ausführlich besprochen, aber soweit ich weiß, ist Dr. EH Dewey der Erste, der sie gruppiert hat und gab ihnen die Bedeutung, die sie verdienen. Er hat viele Seiten verwendet, um diese Prinzipien klar und eindringlich zu erklären, die sich kurz wie folgt zusammenfassen lassen:

Erstens: Lassen Sie sich beim Essen vom Appetit leiten. Essen Sie nur, wenn Sie Hunger haben.

Zweitens: Fasten Sie während einer akuten Krankheit, das heißt, leben Sie vom Wasser.

Drittens: Seien Sie maßvoll beim Essen.

Viertens: Zerkauen Sie Ihr Essen gründlich.

Dasselbe lehrt Dr. JH Tilden seinen Patienten mit folgenden Worten:

„Iss niemals, wenn es dir schlecht geht.

„Iss niemals, wenn du keine Lust hast.

„Iss nicht zu viel.

„Kauen Sie Ihr gesamtes Essen gründlich durch und säubern Sie es ein .“

Da diese wahren Ernährungsprinzipien so wichtig sind und wahrscheinlich die wertvollsten Informationen in diesem Buch darstellen, sollten wir sie ausreichend berücksichtigen, um sie im Gedächtnis zu verankern. Sie sollten Teil der Bildung jedes Kindes sein. Sie sollten so gründlich erlernt werden, dass sie zur zweiten Natur werden, denn wenn sie beobachtet werden, ist eine Krankheit praktisch unmöglich. Es kann zu Unfällen kommen, aber bei Beachtung dieser Regeln kann sich keine ernsthafte Krankheit entwickeln und schon gar nicht eine chronische, sofern man sich auf andere Weise eine halbe Chance gibt. Wenn die Ernährung richtig ist, ist es schwierig, sich geistig schlechte Gewohnheiten anzueignen. Richtiges Essen ist ein wichtiger Beitrag zur Gesundheit. Gesundheit führt tendenziell zu richtigem Denken, was wiederum dazu führt, dass der Einzelne richtig handelt.

Erstens: Essen Sie nur, wenn Sie Hunger haben : Es gibt zwei Arten von Hunger: normal und abnormal. Der echte oder normale Hunger wurde uns von der Natur gegeben, um uns aktiv genug zu machen, um Nahrung zu bekommen. Ohne den Hunger gäbe es für die Jungen keinen besonderen Anreiz, Nahrung zu sich zu nehmen, und folglich würden viele bequem an Hunger sterben, was möglicherweise das Leben der Rasse gefährden würde. Normaler Hunger verlangt nach Nahrung, aber nach keiner besonderen Art von Nahrung. Es gibt sich mit allem zufrieden, was sauber und nahrhaft ist. Es ist stark genug, um ein entschiedenes Verlangen nach Nahrung zu stellen, aber wenn es keine Nahrung gibt, wird es vorerst mit einem Glas Wasser befriedigt und verursacht keine großen Unannehmlichkeiten.

Abnormaler Hunger ist etwas völlig anderes. Es handelt sich um ein sehr anhaltendes Verlangen, und wenn es nicht befriedigt wird, führt es zu körperlichen Beschwerden, vielleicht zu Kopfschmerzen. Das Nagen bleibt bestehen und gibt dem Opfer keine Ruhe. Sehr oft muss es verwöhnt werden. Es erfordert Beefsteak, Toast und Tee, Süßigkeiten oder andere besondere Speisen. Wenn Sie nicht zufrieden sind, kann dies zu Nervosität, Schwäche, Kopfschmerzen oder einem anderen unangenehmen Symptom führen.

Wenn das Ausbleiben einer oder zweier Mahlzeiten zu Unwohlsein führt, ist das immer ein Zeichen für einen degenerierenden oder degenerierten Körper. Ein gesunder Mensch kann ohne Unannehmlichkeiten einen Tag ohne Nahrung auskommen. Zu den Mahlzeiten verspürt er ein starkes Verlangen nach Nahrung, doch sobald er sich zu dem Schluss entschlossen hat, dass er nichts davon bekommen kann oder nichts zu sich nehmen wird, verschwindet der Hunger. Normaler Hunger ist ein Diener. Abnormaler Hunger ist ein harter Meister.

Eine Person in guter Verfassung wird nicht dadurch geschwächt, dass sie ein paar Mahlzeiten verpasst. Bei jemandem in schlechter körperlicher Verfassung ist das der Fall, obwohl dies eher scheinbar als real ist. Beim abnormalen Menschen wird ein Teil der Nahrung als Nahrung verwendet, aber aufgrund der schlechten Funktion der Verdauungsorgane zersetzt sich ein Teil und wirkt reizend oder stimulierend. Je größer die Reizung, desto mehr Nahrung wird verlangt. Auf die vorübergehende Stimulation folgt eine Depression, und dann fühlt sich der Betroffene elend. Diese Depression wird durch mehr Nahrung gelindert. Bitte beachten Sie, dass es sich um eine Linderung und nicht um eine Heilung handelt. Die Erleichterung ist nur vorübergehend.

Alle Lebensmittel stimulieren, aber nur geringfügig. Wenn sich die Nahrung zersetzt, wird sie so anregend, dass sie Ärger verursacht. Es ist gut zu bedenken, dass in einem missbrauchten Verdauungstrakt eine beträchtliche alkoholische Gärung stattfinden kann. Der Reiz, der durch zu viel Nahrung entsteht, ähnelt stark dem Reiz, der durch Alkohol, Tabak oder Morphium entsteht. Zuerst stellt sich ein Gefühl des Wohlbefindens ein, dem ein jämmerliches Gefühl der Depression folgt, das nach Nahrung, Alkohol, Tabak oder Morphium zur Linderung verlangt, je nachdem, und ganz gleich, welche Gewohnheit sich durchsetzt, ihr nachzugeben droht eine Katastrophe. Wenn sich eine Gewohnheit stark durchzusetzen beginnt, brechen Sie sie, denn später wird es sehr schwierig sein, so schwierig, dass den meisten Menschen die Willenskraft fehlt, sie zu überwinden.

Reduzieren Sie bei abnormalem Hunger die Nahrungsaufnahme. Anstatt fünf oder sechs Mal am Tag zu essen, reduzieren Sie die Mahlzeiten auf zwei oder drei. Für solche Menschen ist es durchaus üblich, ein Mittagessen zu sich zu nehmen, das aus Süßigkeiten, Eis, Kuchen, Milch oder Buttermilch und verschiedenen anderen Dingen bestehen kann, die die meisten Menschen nicht als echtes Essen betrachten. Nehmen Sie zwei bis drei Mahlzeiten am Tag ein und lassen Sie einen großen Teil davon aus frischem Gemüse und frischem Obst bestehen. Essen Sie in Maßen und der lästige, ungewöhnliche Hunger wird bald verschwinden. Indem Sie es sich gönnen, steigern Sie es.

Viele Menschen geraten in Schwierigkeiten, weil sie glauben, dass sie zu jeder Mahlzeit Eiweiß, Stärke und Fett zu sich nehmen müssen. Dies ist nicht notwendig, da das Blut ausreichend Nährstoffe aufnimmt, um eine ganze Weile zu überleben. Eine Zufuhr der verschiedenen Nahrungsbestandteile einmal am Tag ist ausreichend, das heißt, es muss nur einmal am Tag Eiweiß, einmal am Tag Stärke und einmal am Tag Fett eingenommen werden. Stärke und Fett dienen demselben Zweck und können durch das andere ersetzt werden.

Kultivieren Sie einen normalen Hunger, legen Sie dann zwei oder drei Zeiträume fest, in denen Sie Nahrung zu sich nehmen, und nehmen Sie außerhalb dieser Zeiträume nur Wasser zu sich. Wenn zum Zeitpunkt der Mahlzeit kein Verlangen nach Essen besteht, essen Sie nichts, sondern trinken Sie so viel Wasser wie nötig und warten Sie bis zur nächsten Mahlzeit.

Zweitens: Während einer akuten Krankheit fasten : Das ist so offensichtlich richtig, dass wir erwarten sollten, dass sich jeder normale Mensch daran orientiert. Sogar die niederen Tiere wissen das und handeln entsprechend.

Nach dieser Regel sollten wir im Krankheitsfall auf Nahrung verzichten, doch dies widerspricht den Lehren der Mediziner. Sie lehren, dass, wenn Menschen krank sind, viel Abfall entsteht, was wahr ist, und dass es aus diesem Grund notwendig ist, eine großzügige Menge nahrhafter Nahrung zu sich zu nehmen, also geben sie Milch, Brühe, Fleisch, Toast und andere Lebensmittel zusammen mit Stimulanzien. Das Füttern während einer Krankheit wäre in Ordnung, wenn der Körper sich um die Nahrung kümmern könnte, was er nicht kann . Bei allen schweren Erkrankungen kommt die Verdauung fast oder ganz zum Stillstand und die unter den gegebenen Umständen zugeführte Nahrung zersetzt sich im Verdauungstrakt und liefert zusätzliches Gift, das der Körper ausscheiden kann. Essen ist unter diesen Umständen sowohl schädlich als auch belastend für den Körper. Bei Fieber steigt die Temperatur nach dem Füttern. Dies zeigt, dass mehr Gift ins Blut gelangt ist. Bei Fieber wird wenig oder keine Verdauungsflüssigkeit abgesondert, aber der Verdauungstrakt ist so warm, dass die Nahrung schnell zerfällt. Das Füttern während akuter Krankheitsschübe ist einer der schwerwiegendsten und tödlichsten Fehler. Es besteht eine Abneigung gegen Nahrung, die von der Natur verlangt wird, nichts zu sich zu nehmen.

Wenn ein Tier ernsthaft krank wird, möchte es fasten und tut dies, sofern der Mensch nicht eingreift. Hier könnten wir mit Vorteil das tun, was die Tiere tun. Die Natur hat keinen Fehler gemacht, als sie uns bei akuten Krankheiten den Hunger nahm, und wenn wir ihre Wünsche außer Acht lassen, müssen wir unweigerlich darunter leiden.

Wir sollten es uns zur Regel machen, während einer akuten Erkrankung weder flüssige noch feste Nahrung zu sich zu nehmen.

Wer nicht die Möglichkeit hatte, zu beobachten, wie schnell sich Menschen von schweren Krankheiten erholen, könnte zu dem Schluss kommen, dass kranke Menschen verhungern würden, wenn sie auf diese Weise behandelt würden, denn einige dieser akuten Krankheiten dauern lange an. Typhus beispielsweise dauert gelegentlich zwei bis drei Monate. Bei natürlicher Behandlung hält es nie so lange an und ist in der Regel sehr mild. In den allermeisten Fällen verschwindet das Fieber innerhalb von sieben bis vierzehn Tagen, und dann kann die Nahrungsaufnahme wieder aufgenommen werden.

Chronische Erkrankungen sind oft auf vernachlässigte akute Erkrankungen zurückzuführen, manchmal auch auf die Entstehung von Anomalien durch Lebensfehler, die nicht zu akuten Problemen geführt haben. Während man an einer chronischen Krankheit erkrankt, fühlt sich die Person vielleicht einigermaßen wohl, aber sie ist nie auf der Höhe der Zeit. Die meisten chronischen Krankheiten können durch Fasten schnell geheilt werden, eine vollständige Fastenkur ist jedoch in der Regel nicht notwendig. Das Verlangen nach Nahrung ist im Allgemeinen nicht abwesend und die Verdauungsfähigkeit ist in der Regel ausreichend. Eine der zufriedenstellendsten Methoden, wenn nicht sogar die zufriedenstellendste, zur Behandlung chronischer Krankheiten besteht darin, die Nahrungsaufnahme zu reduzieren und statt so viel konzentrierter Grundnahrungsmittel mehr saftiges Gemüse und frisches Obst, gekocht und roh, zu verfüttern , wobei nur geringe Mengen Fleisch, Brot, Kartoffeln und Zucker verwendet wurden. Dies gibt dem Körper die Möglichkeit, Unreinheiten auszuscheiden. In einem gestörten Körper gibt es immer viele Unreinheiten.

Drittens: Seien Sie mäßig beim Essen : Dies ist oft sehr schwierig, da die meisten Menschen nicht wissen, was Mäßigung ist. Im Säuglingsalter beginnen die zu häufige Fütterung und die Überfütterung. Der weitverbreiteten Überzeugung, dass Säuglinge alle zwei Stunden oder öfter gefüttert werden müssen, wird Rechnung getragen. Die Folge ist, dass das Kind bald seinen normalen Hunger verliert, der durch abnormalen Hunger ersetzt wird. Wenn das Essen lange zurückgehalten wird, fängt es an, sich zu ärgern. Die Mutter füttert erneut und es herrscht etwa eine Stunde lang Ruhe. Wenn Mütter lernen, ihre Kinder dreimal am Tag zu füttern und nicht mehr, werden die Kinderkrankheiten stark zurückgehen und die Kindersterblichkeit sinken. Die gesündesten Kinder, die ich je gesehen habe, werden nur dreimal am Tag gefüttert. Sie gewöhnen sich daran und erwarten nichts mehr.

Eine andere Sache, die es schwierig macht, gemäßigt zu sein, ist die Verarmung des Essens durch Verfeinerung und schlechte Zubereitung. Durch diese Prozesse wird ein großer Teil der Mineralsalze entfernt, die in organischer Form in Lebensmitteln enthalten sind. Diese Salze können nicht durch Speisesalz ersetzt werden, denn Natriumchlorid ist nur eines von vielen Salzen, die der Körper benötigt, und ein Überschuss an Speisesalz gleicht einen Mangel an den anderen nicht aus.

Kinder, die sich mit raffinierten, mageren Lebensmitteln ernähren, sind mit einer angemessenen Menge nicht zufrieden. Es fehlt etwas und das macht sich in Heißhungerattacken bemerkbar, die nach mehr Nahrung verlangen, als zur Ernährung nötig ist. Mir ist oft aufgefallen, dass Kinder mit Vollkornbrot weniger zufrieden sind als mit Weißbrot, und dass sie mit braunem, unpoliertem Reis schneller und vollständiger zufrieden sind als mit poliertem Reis. Mit anderen Worten: Der Mangel an Salzen in Lebensmitteln ist einer der Faktoren, die zu übermäßigem Essen führen.

Einfachheit ist eine große Hilfe bei der Moderation. Es ist auch notwendig, die konservative Maßnahme Selbstbeherrschung auszuüben. Einige Autoren empfehlen, so viel zu essen, wie man möchte, und dann in unterschiedlichen Abständen zu fasten, um die Auswirkungen übermäßigen Essens zu überwinden. Mit anderen Worten: Sie raten, genug zu essen, um krank zu werden, und dann zu fasten, um die Krankheit zu heilen. Dies ist besser, als mit dem Essen fortzufahren, wenn sich die schlechten Folgen einer übermäßigen Nahrungsaufnahme bemerkbar machen, aber es bringt nicht die besten Ergebnisse. Solche Menschen haben ihre Krankheitsanfälle, die unnötig sind. Wenn sie mit dem Essen aufhören, sobald sich die Krankheit bemerkbar macht, dauert die Krankheit nicht lange. Durch die Ausübung von Selbstbeherrschung werden Krankheiten abgewehrt. Durch den täglichen Einsatz der Willenskraft wird diese stärker und diejenigen, die sich zunächst zur Mäßigung zwingen, werden mit der Zeit dadurch belohnt, dass Mäßigung zur zweiten Natur geworden ist.

Menschen sollten immer aufhören zu essen, bevor sie satt sind. Wer bis zum Unwohlsein isst, ist ein Vielfraß. Sie sollten den Trunkenbolden und Drogenabhängigen zugeordnet werden.

Wenn nach einer Mahlzeit Unwohlsein auftritt , ist das ein Zeichen für übermäßiges Essen. Es wäre gut, dies im Zusammenhang mit dem Kapitel zu lesen, in dem es um übermäßiges Essen geht.

Viertens: Kauen Sie alle Lebensmittel gründlich : Horace Fletcher hat ein sehr enthusiastisches Buch zu diesem Thema geschrieben. Begeisterung kann einen in die Irre führen, und selbst wenn gründliches Kauen nicht alles bewirken wird, was Herr Fletcher glaubte, ist es sehr wichtig, und wir schulden Herrn Fletcher Dank, dass er unsere Aufmerksamkeit mit Nachdruck auf das Thema gelenkt hat.

Gründliches Kauen verhindert teilweise übermäßiges Essen.

Unsere Nahrung muss fein zerteilt und unterteilt werden, sonst kann sie von den Verdauungssäften nicht ausreichend bearbeitet werden. Der Magen ist gut bemuskelt und wirbelt die Nahrung herum und hilft dabei, sie zu zerkleinern, kann aber die Zähne nicht ersetzen. Alle Lebensmittel sollten gründlich gekaut werden. Während des Kauens vermischt sich der Speichel mit der Nahrung. Im Speichel befindet sich das Ptyalin, das mit der Verdauung der Stärke beginnt. Gut gekaute Stärke neigt nicht so stark zur Gärung wie Stärke, die im Mund kaum Beachtung findet. Stärken und Nüsse müssen gründlich zerkleinert werden. Wenn gründliches Kauen die Regel wäre, gäbe es weniger Fleischfresser, denn wenn das Fleisch gut gekaut wird, verursachen große Mengen Übelkeit.

Milch lässt sich am besten verdauen, wenn sie lange genug im Mund herumgerollt wird, um sich mit dem Speichel zu vermischen. Milch als Getränk zu betrachten ist ein Fehler, denn es ist ein sehr nahrhaftes Nahrungsmittel.

Alle Arten von Nüssen müssen gut gekaut werden. Andernfalls können sie nicht gut verdaut werden, da die Verdauungsorgane nicht in der Lage sind, große Stücke des harten Nussfleisches zu zersetzen.

Das saftige Gemüse enthält viel Stärke. Bei geringer Kauleistung gären sie häufig so stark, dass beträchtliche Gase entstehen.

Früchte werden in der Regel zu schnell verzehrt und führen daher oft zu schlechten Ergebnissen. Selbst grüne Früchte können ungestraft gegessen werden, wenn sie sehr gründlich gekaut werden.

Diejenigen, die so viel Alkohol trinken, dass sie im Übermaß zu sich nehmen, sollten ihre alkoholischen Getränke sehr langsam schlürfen und jeden Tropfen probieren, bevor sie ihn hinunterschlucken. Dies würde ihren Alkoholkonsum erheblich verringern.

Auch Wasser sollte nicht heruntergeschluckt werden. Besonders an heißen Tagen sollte die Einnahme eher langsam erfolgen. Bei heißem Wetter trinken viele zu viel Wasser. Dieser Tendenz lässt sich in der Regel entgegenwirken, indem man auf Eiswasser verzichtet und langsam trinkt.

Diese vier Regeln sollten Teil Ihres lebenswichtigen Wissens sein. Wenn Sie alles andere in diesem Buch vergessen haben, erinnern Sie sich bitte daran und versuchen Sie, es in die Praxis umzusetzen:

Essen Sie nur, wenn Sie hungrig sind.
Bei akuter Erkrankung schnell. Seien Sie maßvoll beim Essen. Zerkauen Sie alle
Lebensmittel gründlich.

KAPITEL IX.

KLASSIFIZIERUNG VON LEBENSMITTELN.

Nahrung ist alles, was, wenn es unter geeigneten Bedingungen in den Körper aufgenommen wird, aufgespalten und ins Blut aufgenommen und zum Aufbau, zur Reparatur oder zur Erzeugung von Wärme oder Energie genutzt wird.

Es gibt verschiedene Formen von Lebensmitteln, die sich in zwei Klassen einteilen lassen: Erstens stickstoffhaltige Lebensmittel oder Proteine. Zweitens kohlenstoffhaltige Lebensmittel, darunter Zucker, Stärke und Fette. Salze und Wasser werden normalerweise nicht als Lebensmittel eingestuft, obwohl sie es sein sollten, denn ohne beides ist ein Leben unmöglich.

Die Hauptproteine sind: Erstens die Albuminoide, die durch das Albumin in Eiern, das Kasein in Milch und Käse, das Myosin der Muskeln und das Gluten des Weizens repräsentiert werden. Zweitens die Gelatinoide , die durch das Ossein der Knochen, das zu Leim verarbeitet werden kann, und das Kollagen der Sehnen repräsentiert werden. Drittens Stickstoffextraktstoffe, die die Hauptbestandteile von Rindfleischtee sind. Sie lassen sich leicht aus dem Fleisch lösen, indem man es roh in kaltem Wasser einweicht. Sie sind reich an Geschmack und wirken anregend. Sie haben absolut keinen Nährwert. Rindfleischtee und andere verwandte Extrakte sind keine Lebensmittel. Sie sind Stimulanzien. In Wahrheit sind sie wertlos, und wer solche Präparate kauft, zahlt einen hohen Preis und bekommt dafür nichts zurück.

Zucker und Stärke werden unter dem Namen Kohlenhydrate zusammengefasst, was bedeutet, dass es sich um eine Kombination aus Wasser und Kohlenstoff handelt. Es gibt verschiedene Formen von Zucker. Etwa 4 Prozent der Milch besteht aus Milchzucker, der bei jungen Menschen besser ankommt als jede andere Zuckerart. Er ist nicht so wasserlöslich wie raffinierter Rohrzucker und daher nicht so süß, aber genauso nahrhaft. Honig ist eine Mischung aus verschiedenen Zuckerarten. Rohrzucker wird hauptsächlich aus Zuckerrüben und Zuckerrohr gewonnen. Es gibt keinen chemischen Unterschied zwischen den Produkten aus Zuckerrohr und Rüben. Zucker kann vom Blut erst verwertet werden, wenn es ihn in andere Zuckerformen umgewandelt hat.

Der Zuckerkonsum nimmt rasant zu. Vor mehreren Jahrhunderten wurde es als Medikament verwendet. Als Heilmittel war es zweifellos genauso wirksam wie unsere Medikamente heute. Bis in die letzten sechzig oder siebzig Jahre hinein wurde es nicht als Grundnahrungsmittel verwendet. Mittlerweile ist es eines unserer Hauptnahrungsmittel. Vor nicht allzu langer Zeit verbrauchte man jährlich zehn Pfund Zucker pro Kopf, doch heute verbrauchen wir jedes Jahr etwa neunzig Pfund, also etwa vier Unzen pro Tag. Viele Menschen betrachten Zucker als Aromastoff, was er in gewisser Weise auch ist, aber er ist auch eines unserer konzentriertesten Lebensmittel.

Dass dieser übermäßige Zuckerkonsum schädlich ist, besteht kein Zweifel. Ärzte, die zu einer Zeit praktizierten, als der Zuckerkonsum sehr schnell zunahm, machten auf die zunehmende Karies der Zähne aufmerksam. Zucker, wie er auf dem Tisch erscheint, ist eine unbefriedigende Verbindung. Es kommt in der Natur nicht in konzentrierter Form vor, sondern vermischt mit pflanzlichen und mineralischen Stoffen, und wenn der reine Zucker in Lösung gebracht wird, sucht er nach diesen Stoffen. Es ist besonders hungrig nach Kalzium und entzieht daher den Knochen, den Zähnen und dem Blut dieses wichtige Salz, wenn es nicht anders verfügbar ist. Der auffälligste Effekt ist die Karies der Zähne.

Ich habe in letzter Zeit umfangreiche Literatur gelesen, in der Zucker für die Entstehung vieler Krankheiten verantwortlich gemacht wird, darunter Tuberkulose und Krebs. Falsche Ernährung ist die Hauptursache für diese Krankheiten, aber Zucker für alle Übel dieser Art verantwortlich zu machen, ist weit von der Wahrheit entfernt. Krebs und Tuberkulose töteten zahlreiche Menschen, bevor Zucker als Grundnahrungsmittel verwendet wurde. Wenn wir einem Problem auf den Grund gehen wollen, müssen wir unsere Vorurteile ablegen und aufgeschlossen sein.

Menschen, die viel Zucker essen, sollten auch reichlich frisches, rohes Obst und Gemüse zu sich nehmen, um den Salzmangel im Zucker auszugleichen. Würfelzucker ist praktisch rein und daher ein schlechterer Nahrungsbestandteil als jede andere Form von Zucker, da der Mensch ohne Salze nicht von Kohlenstoff leben kann .

Traubenzucker und Fruchtzucker sind chemisch gleich. Ein anderer Name für sie ist Dextrose, und in Form von Dextrose steht Zucker zur Aufnahme durch das Blut bereit.

Kinder mögen Süßigkeiten, aber es ist genauso einfach, ihnen süße Früchte wie gute Feigen, Datteln und Rosinen zu geben, wie ihnen handelsüblichen Zucker und Süßigkeiten zu geben, und es ist viel besser für ihre Gesundheit. Kinder, die sich an die süßen Früchte gewöhnen, mögen Süßigkeiten nicht besonders. Der Zucker in diesen Früchten ist nicht konzentriert genug, um reizend zu wirken, und enthält die vom Körper benötigten Salze. Daher entzieht es dem Körper keine seiner notwendigen Bestandteile. Da der Fruchtzucker in Fruchtform eingenommen nicht so konzentriert und reizend ist wie der gewöhnliche Zucker, gibt sich das Kind mit weniger zufrieden.

Zucker reizt die Schleimhäute und regt daher den Appetit an. Dies gilt nur, wenn es in seiner künstlichen Form im Übermaß eingenommen wird, und dabei spielt es keine Rolle, ob es sich um Zucker, Gelee oder Marmelade handelt. Aus diesem Grund sollte mit Gelees und Marmeladen sparsam umgegangen werden, da eine Appetitanregung nicht erforderlich ist. Wer auf Stimulation zurückgreift, isst zu viel. Wenn viel Zucker eingenommen wird, reizt es nicht nur den Magen, sondern es kommt sogar zu einer Entzündung dieses Organs.

Zucker ist ein Konservierungsmittel und wie alle anderen Konservierungsmittel verzögert es die Verdauung, wenn es in großen Mengen eingenommen wird, und vier Unzen pro Tag sind eine große Menge. Die Verdauungsorgane rebellieren, wenn ihnen so viel Zucker zugeführt wird, wie sie an Stärke vertragen. Wenn Zucker im Übermaß eingenommen wird, gärt er leicht und produziert viel Blähungen, was schwerwiegende Folgen nach sich zieht.

Zucker wird durch Säuren und Hitze in weniger süße Formen umgewandelt. Das Ferment Invertin wirkt auch auf Zucker.

Zucker ist ein wertvolles Lebensmittel, aber wir missbrauchen ihn und fügen uns dadurch körperlichen Schaden zu. Die Menge sollte reduziert werden, und Familien, die 4 Unzen pro Person und Tag konsumieren, wie Statistiken zeigen, dass dies die meisten tun, sollten die Aufnahme auf etwa ein Drittel dieser Menge reduzieren. Es empfiehlt sich, möglichst viel Zucker in Form von süßen Früchten zu sich zu nehmen.

Es ist eine Tatsache, dass Zucker leicht verdaulich ist und man daraus schnell Energie gewinnen kann, aber bei der Ernährung geht es nicht nur um die Gabe bekömmlicher Nahrungsmittel, sondern um die Verwendung von Nahrungsmitteln, die auf lange Sicht nützlich sind. Der mäßige Verzehr dieses Lebensmittels ist in Ordnung, aber ein Übermaß ist immer schlecht. Stärke benötigt mehr Veränderungen als Zucker, bevor sie vom Blut aufgenommen werden kann, liefert aber bessere Ergebnisse. Chemisch gesehen gibt es nur einen geringen Unterschied zwischen Stärke und Zucker. Die Stärke muss in Dextrose, eine Form von Zucker, umgewandelt werden, bevor sie vom Körper verwertet werden kann.

Der menschliche Körper enthält eine kleine Menge einer Substanz namens Glykogen, bei der es sich um tierische Stärke oder Zucker handelt. Dieses Glykogen wird verbrannt. Zucker ist ein Kraftnahrungsmittel. Es verbindet sich mit Sauerstoff und gibt Wärme und Energie ab. Das Abfallprodukt ist Kohlensäuregas, das über das Blut in die Lunge transportiert und dann ausgeatmet wird.

Honig und Ahornzucker sind gute Lebensmittel, aber ein übermäßiger Verzehr ist schädlich.

Der Verzehr von Zucker ist größtenteils eine Gewohnheit. Da dem Zucker bei der Raffinierung so viel Lebenszeit und so viele der notwendigen Salze entzogen werden, ist er nur dann ein gutes Nahrungsmittel, wenn er in kleinen Mengen eingenommen wird. Die Natur verlangt von uns, dass wir unsere Gewohnheiten nicht zu verfeinern, denn auf übermäßige Verfeinerung folgt Verfall. Es ist leicht, die Tendenz, zu viel Zucker zu essen, zu überwinden.

Manche verderben die köstlichste Wassermelone, indem sie Zucker oder Salz oder beides darüber häufen. Dadurch geht der Geschmack verloren. Es gibt keine rohe Frucht auf dem Markt, die nach dem Zuckern so fein aromatisiert ist wie zuvor. Zwar haben diejenigen, die ihren Geschmackssinn beeinträchtigt haben, Einwände gegen die Säure und den natürlichen Säuregehalt verschiedener Lebensmittel, aber sie sind keine Richter und können es auch nicht sein, bis sie wieder einen normalen Geschmackssinn erlangt haben, was nur durch eine lebenslange Ernährung mit natürlichen Lebensmitteln erreicht werden kann während.

Fette werden am häufigsten aus Nüssen, Hülsenfrüchten, Milchprodukten und tierischen Lebensmitteln gewonnen. Sie sind die konzentriertesten aller Lebensmittel und liefern mehr als die doppelte Menge an Wärme oder Energie, die wir aus der gleichen Menge an reinem Zucker, Stärke oder Protein gewinnen können. Viele, die denken, sie seien gemäßigte Esser, nehmen genug Butter zu sich, um in die Klasse der Vielfraß eingestuft zu werden.

Salze sind in allen natürlichen Lebensmitteln enthalten, die wir zu uns nehmen.

Wasser ist unverzichtbar, denn der Körper benötigt Flüssigkeit, um seine Funktionen erfüllen zu können.

Nahrungsmittel werden im Körper verbrannt. Sie sind im Verhältnis zur Vollständigkeit, mit der sie verdaut und assimiliert werden, und der Leichtigkeit, mit der dieser Prozess durchgeführt wird, wertvoll. Die Verdauung von Nahrung erfordert Energie, und wenn die Nahrung sehr unverdaulich ist, wird zu viel Energie benötigt.

Die folgenden Anmerkungen zur Verdaulichkeit entsprechen unserem besten Wissen zu diesem Thema:

Generell gilt, dass das Eiweiß von Fleisch und Fisch vollständiger und schneller verdaut wird als das Eiweiß pflanzlicher Lebensmittel. Der Grund dafür ist, dass das pflanzliche Protein in Zellen vorkommt, die durch die unverdauliche Zellulose, die jede Zelle umhüllt, geschützt sind. Diese Hülle wird nicht immer aufgebrochen und dann sind die Verdauungssäfte praktisch kraftlos.

Die proteinreichen Hülsenfrüchte sind vergleichsweise schwer verdaulich. Wenn sie richtig zubereitet und gegessen werden, bereiten sie wenig oder gar keine Probleme, werden aber im Allgemeinen weich gekocht und das Kauen ist leicht. Das Ergebnis ist die Gärung. Bohnen, Erbsen und Linsen sollten sehr gut gekaut und in Maßen verzehrt werden, da sie reich an Stärke und Eiweiß sind.

Nüsse werden in der Regel nicht so vollständig verdaut wie Fleisch und tierische Fette, und der Hauptgrund dafür ist, dass sie zu schnell verzehrt und zu wenig gekaut werden. Richtig zerkaute Nüsse, in der richtigen Kombination und Menge eingenommen, stimmen sehr gut überein. Es ist nicht, wie viele glauben, notwendig, sie zu salzen, um Verdauungsstörungen vorzubeugen.

Auf den folgenden Seiten finden Sie eine Reihe von Diättabellen mit Zusammensetzungen und Brennwerten verschiedener Lebensmittel, die der Einfachheit halber in Gruppen zusammengefasst wurden, da die Lebensmittel in jeder Gruppe ziemlich ähnlich sind. Diese Tabellen sind nicht vollständig, da die Auflistung aller Lebensmittel zu viel Platz in Anspruch nehmen würde. Ich habe einfach eine repräsentative Liste aus den verschiedenen Lebensmittelklassen ausgewählt. Unter Fleisch werden Fisch, Fleisch und Eier gegeben. Unter Sukkulentengemüse werden aufgrund ihrer Ähnlichkeit sowohl Wurzel- als auch Spitzengemüse bezeichnet. Nüsse, Getreide, Hülsenfrüchte, Knollen und Früchte werden jeweils gruppiert, weil man sie auf diese Weise leicht verstehen kann. Der Milch wird aufgrund ihrer großen Bedeutung am Morgen des Lebens ein ziemlich langes eigenes Kapitel gewidmet.

Lassen Sie mich wiederholen, dass es unmöglich ist, die Kalorien einer bestimmten Nahrungsmenge zu ermitteln und dann genug Nahrung zu verabreichen, um so viele Kalorien zu liefern und somit gute Ergebnisse zu erzielen. Ich habe bereits den Schlüssel für die zu verzehrende Nahrungsmenge angegeben , und es ist der einzige Schlüsseltyp, der gut funktioniert. Es ist jedoch sehr hilfreich, Kenntnisse über Lebensmittelwerte zu haben.

Die Kalorie ist die Einheit der Wärme und Wärme lässt sich in Energie umwandeln. Eine Kalorie ist die Wärme, die erforderlich ist, um die Temperatur eines Kilogramms Wasser um ein Grad Celsius zu erhöhen. Um es allgemein auszudrücken: Es ist die Wärme, die erforderlich ist, um ein Pfund Wasser um vier Grad Fahrenheit zu erwärmen.

Ein Pfund Protein produziert 1.860 Kalorien.

Ein Pfund Zucker produziert 1.860 Kalorien. Ein Pfund Stärke produziert 1.860 Kalorien. Ein Pfund Öl oder Fett produziert 4.220 Kalorien.

Für die wissenschaftlichen Fakten zu Lebensmitteln habe ich verschiedene Werke konsultiert, insbesondere die folgenden: Diet and Dietetics von Gauthier; Lebensmittel von Tibbles; Lebensmittelinspektion und -analysen, von Leach; Lebensmittel und ihre Verfälschung, von Wiley; Kommerzielle organische Analyse, von Allan. Mein größter Dank gilt jedoch den zahlreichen Bulletins des US-Landwirtschaftsministeriums. Alle, die sich mit Lebensmitteln und ihrem Wert befassen, sind WO Atwater und Chas zu großem Dank verpflichtet. D. Wood, die so lange und treu daran gearbeitet haben, unser Wissen über Lebensmittel zu erweitern.

Da wir die verschiedenen Lebensmittelgruppen betrachten, werden Anweisungen für die beste Zubereitungsart gegeben, jedoch keine ausgefallenen Zubereitungsarten berücksichtigt. Wer Lust auf ausgefallene, unverdauliche Gerichte hat, sollte in den beliebten Kochbüchern nachschlagen.

Den Frauen liegt es in der Hand, den Gesundheitsstandard um 50 bis 100 Prozent zu steigern, indem sie für die Gesundheit kochen, anstatt sich um verwöhnte Gaumen zu kümmern, und indem sie lernen, Lebensmittel sinnvoller als bisher zu kombinieren. Die Kunst des Kochens hat ihre Anziehungskraft fast ausschließlich auf den Gaumen gerichtet. Diese Kunst ist nicht auf einem so hohen Niveau wie die Wissenschaft des Kochens, die Lebensmittel hervorbringt, die einen gesunden Körper aufbauen. Die richtige Art des Kochens ist einfacher, schneller und einfacher als die herkömmliche Methode und sorgt für ein Essen, das einen hervorragenden Geschmack hat. Nachdem der normale Geschmack verloren gegangen ist, dauert es einige Monate, bis sich wieder ein natürlicher Geschmack entwickelt, der den Genuss guter Speisen ermöglicht.

KAPITEL X.

FLEISCHNAHRUNG.

==
=== ====================

Pro- Carbohy - Kalorien
Wasser und Fett Asche pro Pfund

——————————— Rindfleisch, durchschnittlich 72,03 21,42 5,41 .... 1.14 ....
Kalbfleisch, mager 78,84 19,86 ,82 ..... .50 .... Hammelfleisch, Durchschnitt
75,99 17,11 5,77 .... 1,33 .... Schweinefleisch, durchschnittlicher Fettgehalt
47,40 14,54 37,34 ..... .72 .... Schweinefleisch, durchschnittlich mager 72,57
20,25 6,81 .... 1.10 .... Kaninchen 66,80 22,22 9,76 .... 1,17 .... Huhn, Fett
70,06 19,59 9,34 .... .91 .... Türkei 65,60 24,70 8,50 .... 1,20 .... Gans
38,02 15,91 45,59 .... .49 .... Taube 75,10 22,90 1,00 .... 1,00 .... Ente,
Wild 69,89 25,49 3,69 .... .93 .... Schwarzbass 76,7 20,4 1,7 .... 1,2 450
Wolfsbarsch 79,3 18,8 ,5 .... 1,4 370 Kabeljau, Steaks 82,5 16,3 ,3 .... .9 315
Heilbutt, Steaks 75,4 18,3 5,2 .... 1,1 560 Hering 74,67 14,55 9,03 1,78
.... Makrele 73,4 18,2 7,1 .... 1,3 640 Barsch, weiß 75,7 19,1 4,0 .... 1,2 525
Pickerel 79,8 18,6 ,5 .... 1,1 365 Lachs 71,4 19,9 7,4 .... 1,3 680
Lachsforelle 69,1 18,2 11,4 .... 1,3 820 Shad 70,6 18,6 9,5 .... 1,3 745 Stör
78,7 18,0 1,9 .... 1,4 415 Forelle, Bach 77,8 18,9 2,1 .... 1,2 440 Muscheln,
lang 85,8 8,6 1,0 2,00 2,6 240 Muscheln, rund 86,2 6,5 ,4 4,20 2,7 215
Hummer 79,2 16,4 1,8 ,40 2,2 390 Auster in der Schale 86,9 6,2 1,2 3,70 2 .0
230 ———————————

Der Nährwert von Fleisch hängt von der Menge an Fett und Eiweiß ab, die
es enthält. Mageres Fleisch kann weniger als 400 Kalorien pro Pfund
enthalten, während sehr fettes Fleisch mehr als 1500 Kalorien enthalten
kann.

Diese Lebensmittel werden gegessen, weil sie reich an Eiweiß sind. Protein
ist der große Aufbau- und Reparaturstoff des Körpers. Es bildet das Gerüst
für Knochen und Muskeln. Ohne Stärke, Zucker oder Fett kommen wir sehr
gut aus, eine eiweißhaltige Nahrung ist aber unbedingt notwendig. Sie sind
die einzigen, die Stickstoff enthalten, der für das Leben der Tiere
lebenswichtig ist.

Stickstoffhaltige Lebensmittel werden nicht nur zum Aufbau und zur
Reparatur verwendet, sondern am Ende werden sie verbrannt und liefern so
viel Wärme wie das gleiche Gewicht an Zucker oder Stärke.

Proteinhaltige Lebensmittel werden im Allgemeinen im Übermaß verzehrt. Für die meisten Menschen sind sie sehr schmackhaft und im Allgemeinen so zubereitet, dass sie schnell gegessen werden können. Darüber hinaus enthält Fleisch geschmacks- und anregende Wirkstoffe, sogenannte Extraktstoffe, die das Verlangen danach steigern. Die Folge: Wer Fleisch isst, neigt oft dazu, zu viel zu essen. Übermäßiger Fleischkonsum führt häufig zum Konsum großer Mengen Alkohol. Stimulanzien sehnen sich nach Gesellschaft.

Wie bereits erwähnt, enthalten die meisten Fische und Fleischsorten etwa 20 Prozent. Protein, während etwa 75 Prozent. ist Wasser. Je fetter das Fleisch, desto weniger Wasser enthält es und desto höher ist der Brennwert. Je magerer das Fleisch, desto wässriger ist das Tier und desto leichter ist das Fleisch verdaulich. Rindfleisch ist fetter als Kalbfleisch und schwerer verdaulich. Außerdem ist das Fleisch alter Tiere aromatischer als das junger Tiere, da es mehr Salze enthält. Deshalb sollten Menschen, die zur Bildung von Fremdkörpern neigen, wie etwa Rheuma- und Gichtkranke oder Arterienverkalkungen, das Fleisch von Jungtieren zu sich nehmen, wenn es verfügbar ist .

In der Vergangenheit wurde uns beigebracht, übermäßig viel Protein zu uns zu nehmen. Die verschriebene Menge für einen durchschnittlichen Erwachsenen betrug etwa fünf Unzen. Wenn wir das gesamte Protein aus Fleisch beziehen würden, müssten wir täglich etwa 25 Unzen Fleisch essen. Da das Getreide und die Milch jedoch einen beträchtlichen Proteingehalt und in den meisten Obst- und Gemüsesorten nur wenig Protein enthalten, würde nach dem alten Plan wahrscheinlich ein Pfund Fleisch ausreichen. Einige Ärzte wussten, dass eine solche Proteinzufuhr übertrieben ist, und jetzt lernen auch die Physiologen das Gleiche. Kürzlich wurde experimentell festgestellt, dass der Körper täglich nur etwa eine Unze Protein benötigt, die durch etwa fünf Unzen Fleisch bereitgestellt wird. Drei bis vier Unzen Fleisch pro Tag sind eine großzügige Menge, denn sie werden durch Eiweiß in anderen Nahrungsmitteln ergänzt.

Arbeiter essen große Mengen Fleisch, weil sie denken, dass sie viel davon brauchen. Tatsache ist, dass Menschen, die schwere körperliche Arbeit verrichten, kaum mehr Protein benötigen als Menschen, die im Gehirn arbeiten. Die benötigte zusätzliche Energie erfordert mehr Kohlenhydrate, nicht Protein.

Wenn der Organismus mit Zucker, Stärke und Fett oder einem dieser Stoffe versorgt wird, bleibt das Protein des Körpers erhalten, wobei nur eine sehr geringe Menge verwendet wird, um den Abfall durch Abnutzung zu ersetzen. Obwohl Protein im Körper verbrannt werden kann, ist es weder aus physiologischer noch aus finanzieller Sicht ein wirtschaftlicher Brennstoff. Die aus Fleisch gewonnene Energie kostet viel mehr als die gleiche

Energiemenge, die aus kohlenstoffhaltigen Lebensmitteln gewonnen wird. Auf zehn Hektar gut bewirtschaftetem Land können genug Getreide und Gemüse angebaut werden, um mehrere Menschen zu ernähren. Wenn diese Landfläche jedoch für die Tierhaltung genutzt wird, reicht das für den Lebensunterhalt einiger weniger. Das aus Erbsen, Bohnen und Linsen gewonnene Protein ist zwar günstig, doch diese Lebensmittel schmecken dem Volksgaumen nicht so gut wie Fleisch.

Fleisch ist unmittelbar nach dem Töten weich. Nach einer Weile kommt es zu einem Zustand der Steifheit, der sogenannten Totenstarre. Dann beginnt es wieder weicher zu werden. Dieses dritte Stadium ist eigentlich eine Form des Verfalls, die Reifung genannt wird. Es wird angenommen, dass die gebildete Milchsäure einer der Hauptwirkstoffe für diese Erweichung ist. Manche Menschen genießen ihr Fleisch, insbesondere das von Geflügel und Wild, so reif, dass es den Namen „faul" verdient. Durch die Reifung kommt es zu vielen chemischen Veränderungen im Fleisch, die dem Fleisch mehr Geschmack verleihen. Folglich neigen diejenigen, die sich etwas gönnen, sehr schnell dazu, zu viel zu essen. Es ist eine Tatsache, dass diejenigen, die viel Fleisch essen, schneller degenerieren als diejenigen, die mäßig Fleisch essen und weitgehend auf das Pflanzenreich als Nahrung angewiesen sind.

Wenn ein Überschuss an gutem Fleisch zu Degeneration führt, besteht kein Grund zu bezweifeln, dass der Verzehr von überreifen Lebensmitteln noch schlimmer ist.

Alles Fleisch enthält Abfall. Wenn das Fleisch von gesunden Tieren stammt und in Maßen verzehrt wird, ist dieser Abfall so gering, dass er keine Unannehmlichkeiten verursacht, da ein gesunder Körper in der Lage ist, sich darum zu kümmern. Wenn zu viel gegessen wird, sind die Folgen schwerwiegend. Übermäßiges Essen von Fleisch führt zu einer übermäßigen Produktion von Harnstoff und Harnsäureprodukten. Ein Teil davon kann sich in verschiedenen Teilen des Körpers ablagern, während der Harnstoff größtenteils über die Nieren ausgeschieden wird. Die Nieren gedeihen bei Überlastung genauso wenig wie andere Organe. Die überwiegende Mehrheit der Fälle von Diabetes und Morbus Bright werden durch eine Überlastung der Verdauungsorgane verursacht. Zu viel Nahrung gelangt ins Blut und die Ausscheidungsorgane müssen Überstunden machen, um den Überschuss loszuwerden.

Fleisch kann leicht verderben. Sie sollten an einem kalten Ort und nicht sehr lange aufbewahrt werden. Frisches Fleisch und Fisch sind leichter verdaulich als gesalzenes oder auf andere Weise konserviertes. Eingelegtes Fleisch sollte selten verwendet werden. Gleiches gilt für Fisch.

Ptomaine oder tierische Gifte bilden sich leicht in Fleischnahrungsmitteln. Diese sind sehr gefährlich und es ist nicht sicher, verdorbenes Fleisch zu essen, selbst nachdem es gekocht ist. Fisch zersetzt sich schnell und eine Fischvergiftung ist wahrscheinlich noch schwerwiegender als eine Fleischvergiftung. Fische sollten sofort nach dem Fang getötet werden, denn Experimente haben gezeigt, dass das Fleisch von Fischen, die nach der Art der Fischer gefangen gehalten werden, sehr schnell verdirbt. Fisch sollte frisch gegessen werden. Selbst wenn die besten Vorsichtsmaßnahmen getroffen wurden, ist es etwas riskant, Fisch zu essen, der aus der Ferne verschifft wurde.

Fleischnahrungsmittel werden leichter und vollständiger verdaut als Proteine aus dem Pflanzenreich.

Aus der Tabelle geht hervor, dass einige Fische fett und andere mager sind. Diejenigen, die mehr als 5 Prozent Fett enthalten, sollten als fetter Fisch betrachtet werden. Diese sind etwas schwerer verdaulich als die mageren, dafür aber nahrhafter.

Schalentiere haben im Allgemeinen einen geringen Nährwert und sind, wenn sie als Nahrungsmittel verzehrt werden, sehr teuer. Die meisten Menschen essen dieses Lebensmittel jedoch wegen seines Geschmacks.

KOCHEN.

Kochen ist eine Kunst, die nach den richtigen Grundsätzen erlernt werden sollte. Jeder Arzt sollte ein guter Koch sein. Er sollte in die Küche gehen und der Hausfrau zeigen können, wie man Speisen richtig zubereitet. Mediziner, die sich gut mit der Essenszubereitung auskennen und in der Lage sind, gute Essensrezepte zu machen, brauchen keine Medikamente.

Das Fleisch von Tieren besteht aus Fasern . Diese Fasern sind von widerstandsfähigem Bindegewebe umgeben. Durch das Kochen werden diese Gewebe weicher und zersetzt, wodurch die Verdauungssäfte leichter eindringen und sie auflösen können. Das heißt, das richtige Kochen bewirkt dies. Schlechtes Garen macht das Fleisch im Allgemeinen unverdaulich.

Je einfacher die Zubereitung ist, desto bekömmlicher ist das Essen. Dabei entwickeln sich Aromen, die jedoch bei stark gewürztem Fleisch verborgen bleiben.

Kochen : Beim Kochen verliert Fleisch Muskelzucker, Aromaextrakte, organische Säuren, Gelatine, Mineralien und lösliches Albumin. Das heißt, sie verlieren sowohl an Geschmack als auch an Nährstoffen. Daher sollte die Flüssigkeit verwendet werden, in der sie gekocht werden.

Die richtige Art, Fleisch zu kochen, besteht darin, es in kochendes Wasser zu tauchen. Lassen Sie das Wasser zehn bis fünfzehn Minuten lang stark kochen. Dadurch gerinnt der äußere Teil des Fleischstücks. Senken Sie dann die Temperatur des Wassers auf etwa 180 Grad Fahrenheit und kochen Sie, bis es Ihrem Geschmack entspricht. Wenn man es längere Zeit bei hoher Temperatur kochen lässt, wird es zäh, da das Albumin durchgehend gerinnt.

Salz entzieht Fleisch das Wasser. Daher sollte nichts davon zum Kochen verwendet werden. Das Fleisch sollte in klarem Wasser ohne Zusatz gegart werden. Es darf kein Gemüse und kein Getreide hinzugefügt werden. Alle Fleischsorten enthalten etwas Fett, das ins Wasser gelangt und sich auf das Gemüse und die Stärke auswirkt und sie unverdaulich macht. Würzen Sie das Fleisch nach dem Garen, oder noch besser: Lassen Sie es nach dem Servieren von allen nach Geschmack würzen.

Zu kochendes Fleisch sollte niemals eingeweicht werden, da das kalte Wasser einen Teil der Salze und Aromaextrakte sowie einen Teil der Nährstoffe herauslöst. Es ist besser, das Fleisch einfach zu waschen, wenn es nicht frisch und sauber genug aussieht, um dem Auge zu gefallen, was es immer sein sollte.

Schmoren : Wenn Fleisch gedünstet werden soll, schneiden Sie es in kleine Stücke und schmoren oder köcheln Sie bei einer Temperatur von etwa 180 Grad F, bis es zart ist. Es soll in klarem Wasser gedünstet werden. Wenn Sie einen Fleisch-Gemüse-Eintopf wünschen, schmoren Sie das Gemüse in einem Gericht und das Fleisch in einem anderen. Wenn beides fertig ist, vermischen. Durch das Kochen entsteht so ein Eintopf, der sich bei richtigem Verzehr nicht „wiederholt". Lebensmittel sollen beim Verzehr schmecken, nicht danach.

Brühen : Wenn Sie eine Brühe wünschen, wählen Sie mageres Fleisch. Entweder mahlen oder fein hacken. Gegen das Einweichen des Fleisches in kaltem Wasser ist nichts einzuwenden, sofern dieses Wasser für die Brühe verwendet wird. Keine Gewürze verwenden. Lassen Sie es bei etwa 180 Grad F schmoren oder köcheln, bis die Stärke des Fleisches größtenteils im Wasser liegt.

Wenn die Brühe fertig ist, stellen Sie sie zum Abkühlen beiseite. Dann das gesamte Fett abschöpfen, erwärmen und verwenden. Ein Pfund mageres Fleisch ergibt einen Liter recht kräftige Brühe.

Grillen : Schneiden Sie das Fleisch in die gewünschte Dicke. In die Nähe eines starken Feuers stellen und gelegentlich wenden, bis es gar ist. Achten Sie darauf, das Fleisch nicht zu verbrennen. Ein gewöhnliches Steak sollte in etwa zehn Minuten gegrillt sein. Die Dauer hängt natürlich von der Dicke des Stücks ab und davon, ob es selten, mittel oder durchgegart sein soll, und dies kann jeder individuell anpassen, denn er verdaut das Fleisch am besten so, wie er es am meisten genießt.

Mit Zwiebeln übergossenes Beefsteak ist ein Lieblingsgericht. Es ist keine gute Art, die Zwiebeln oder das Steak zuzubereiten. Eine bessere Möglichkeit besteht darin, sowohl das Steak als auch die Zwiebeln zu grillen oder das Steak zu grillen, die Zwiebeln in etwa einen halben bis drei Viertel Zoll dicke Scheiben zu schneiden, etwas Wasser hinzuzufügen und sie zu backen. Auf diese Weise zubereitetes Rindersteak und Zwiebeln sind sowohl schmackhaft als auch leicht verdaulich.

Braten ist wie Grillen, also das Garen eines Stücks Fleisch vor dem offenen Feuer. Hier verwenden wir ein größeres Stück Fleisch und es dauert daher länger. Früher war das Braten weit verbreitet, aber heute braten wir in diesem Land nur noch selten Fleisch.

Backen : Hier legen wir das Fleisch in einen geschlossenen Ofen. Die meisten unserer sogenannten Bratenfleischsorten werden gebacken. Der Ofen sollte in den ersten zehn bis fünfzehn Minuten sehr heiß sein, etwa 200 Grad Celsius. Diese Hitze versiegelt die Außenseite des Fleisches recht gut. Lassen Sie dann die Hitze auf etwa 260 Grad F reduzieren. Bei hoher Temperatur entsteht ein zähes Stück Fleisch. Die Zeit, die das Fleisch im Ofen bleiben sollte, hängt von der Größe des Fleischstücks und davon ab, wie gut es durchgebraten sein soll.

Beim Backen entweicht ein Teil des Bratensaftes und ein Teil des Fettes. Etwa alle fünfzehn Minuten das Fleisch mit dem eigenen Saft beträufeln. Einige Minuten bevor das Fleisch aus dem Ofen genommen wird, kann es mit einer kleinen Menge Salz bestreut werden, ebenso wie gegrilltes und gebratenes Fleisch, bevor es gar ist. Viele bevorzugen es jedoch, ihre Speisen selbst zu würzen oder sie ungewürzt zu essen, und das sollte ihnen auch gestattet sein.

Dämpfen : Dies ist eine hervorragende Art des Garens. Es geht kein Nährwert verloren. Geben Sie das Fleisch in den Dampfgarer und lassen Sie es dort garen. Die billigsten und zähesten Fleischstücke, die genauso gut sind wie die teureren und oft auch einen besseren Geschmack haben, können durch Dämpfen sehr zart gemacht werden. Robuste Vögel können auf die gleiche Weise behandelt werden. Eine ausgezeichnete Möglichkeit, ein altes Huhn oder einen alten Truthahn zuzubereiten, besteht darin, es weich zu dämpfen und es dann für ein paar Minuten in einen heißen Ofen zu stellen, damit es braun wird. Manche Vögel sind so zäh, dass man sie weder durch Kochen noch durch Backen essbar machen kann , aber durch Dämpfen werden sie zart.

Am besten ist es, stärkehaltige Dressings zu meiden, und zwar Dressings aller Art. Ein gut gekochter Vogel braucht nichts, und das Dressing rettet einen schlecht gekochten Vogel nicht. Die meisten Dressings sind sehr schwer verdaulich.

Kochen ohne Feuer : Jeder Haushalt sollte entweder einen guten Dampfgarer oder einen Herd ohne Feuer haben. Beides spart Zeit, Kraftstoff und Lebensmittel. Sie emanzipieren die Frauen. Wer einen Herd ohne Feuer hat und seine Mahlzeiten richtig plant, muss nicht viel Zeit in der Küche verbringen.

Legen Sie das Fleisch in den feuerlosen Herd und befolgen Sie dabei die beigefügten Anweisungen. Wenn Sie jedoch aufgefordert werden, das Fleisch zu würzen, lassen Sie diesen Teil weg.

Smothering ist eine Abwandlung des Backens. Jede Art von Fleisch kann gewürzt werden, besonders gut eignet es sich jedoch für Hühner. Nehmen Sie einen jungen Vogel, teilen Sie ihn in Stücke, legen Sie ihn in eine Pfanne und geben Sie einen halben Liter kochendes Wasser hinzu. Wenn das Huhn mager ist, geben Sie etwas Butter hinein, aber wenn es fett ist, verwenden Sie keine Butter. Decken Sie die Pfanne fest ab, stellen Sie sie in den Ofen und lassen Sie sie backen. Ein Huhn, das im angerichteten Zustand zweieinhalb Pfund wiegt, muss eine Stunde und fünfzehn Minuten lang gebacken werden. Lassen Sie den Deckel auf der Backform, bis das Hähnchen fertig ist, und heben Sie es kein einziges Mal an. In der Pfanne befindet sich Soße.

Gepresstes Hühnchen ist sehr gut. Holen Sie sich eine Henne, die etwa ein Jahr alt ist. Geben Sie es in einen Dampfgarer oder einen Herd ohne Feuer, bis es so zart ist, dass sich das Fleisch leicht von den Knochen löst. Entfernen Sie die Knochen, aber lassen Sie die Haut beim Fleisch. Zerhacke es. In eine Schüssel oder ein Glas geben und leicht salzen. Über das zerkleinerte Fleisch einen Teller legen, darauf ein Gewicht legen und über Nacht andrücken lassen . Dann ist es bereit zum Schneiden und Servieren. Das ist sehr praktisch für Ausflüge.

Fisch sollte vorzugsweise gebacken oder gegrillt sein. Es kann auch gekocht werden, aber es zerfällt ziemlich schnell und verliert einen Teil seines Nährwerts. Es muss mit größter Sorgfalt gehandhabt werden. Es dürfen keine Gewürze verwendet werden. Zum Servieren können Sie etwas Salz und Butter oder Öl als Dressing hinzufügen.

Braten ist eine unerwünschte Kochmethode. Es wird allgemein und aus gutem Grund angenommen, dass Fett, das bei hoher Temperatur in das Fleisch gepresst wird, sehr unverdaulich wird. Tatsächlich kann die auf der Außenseite des Fleisches gebildete Kruste nicht verdaut werden. Es ist Torheit, Speisen so zuzubereiten, dass sie schädlich sind.

Es gibt jedoch eine Möglichkeit, die Bratpfanne so zu nutzen, dass praktisch kein Schaden entsteht. Fetten Sie die Pfanne ganz leicht ein, gerade so viel, dass das Fruchtfleisch nicht kleben bleibt. Machen Sie die Pfanne sehr heiß und legen Sie das Fleisch hinein. Das Fleisch häufig wenden. Auf diese Weise lassen sich Pommes frites (junge Hühner) mit guten Ergebnissen zubereiten. Dasselbe gilt auch für Steaks und Koteletts.

Vermeiden Sie fettiges Kochen. Es ist eine Abscheulichkeit, die jährlich dazu beiträgt, Tausende von Menschen zu töten.

Das Kochen in Papiertüten ist in Ordnung, wenn es praktisch ist. Wer über gute Dampfgarer oder feuerlose Herde verfügt, wird davon keinen besonderen Vorteil haben.

Bratensoßen aus braunem Mehl sind nicht zum Verzehr geeignet. Wenn Soße vorhanden ist, servieren Sie diese so, wie sie aus der Pfanne kommt, ohne sie mit Mehl oder anderen Stärken zu vermischen. Es kann über das Fleisch gelegt oder als Dressing für das Gemüse verwendet werden. Auch Milchsoßen sollten vermieden werden. Verwenden Sie nur natürliche Soßen.

Austern können roh oder gedünstet gegessen werden. Die Austern in etwas Wasser dünsten. Die Milch erhitzen und verrühren. Essen Sie mit gekochtem saftigem Gemüse und mit rohem Salatgemüse. Am besten lässt man die Cracker weg. Die Austern selbst enthalten nur sehr wenige Nährstoffe, aber wenn sie zu einem Milcheintopf verarbeitet werden, ist das Ergebnis sehr nahrhaft.

Eier sollten frisch sein. Manche Bäcker kaufen verdorbene Eier und verwenden sie für ihre ausgefallenen Kuchen und Kekse. Dies ist eine sehr anstößige Praxis und könnte einer der Gründe dafür sein, dass Bäckerkekse nie so schmecken wie die, die „Mutter früher gemacht hat". Eier ersetzen Fisch, Fleisch oder Nüsse, denn sie sind reich an Eiweiß. Sie können roh, selten oder durchgebraten verzehrt werden.

Eier können gekocht, pochiert, gedünstet oder gebacken werden. Weichgekochte Eier benötigen etwa dreieinhalb Minuten. Hartgekochte Speisen benötigen etwa fünfzehn bis zwanzig Minuten. Das Albumin eines sechs oder sieben Minuten gekochten Eies ist hart. Bei längerem Kochen wird es weicher. Eier können zu Omeletts oder Rührei verarbeitet werden , aber die Pfanne sollte leicht eingefettet und ziemlich heiß sein, damit das Kochen schnell erledigt ist. Eier werden für ein Omelett unterschiedlich behandelt . Manche Köche fügen nur Wasser hinzu und das ergibt ein delikates Gericht. Andere verwenden Milch, Sahne oder Butter und schlagen.

Speck ist ein Genussmittel und kann gelegentlich zu anderen Speisen eingenommen werden. Es sollte gut durchgebraten, frittiert oder gegrillt sein, bis es ziemlich knusprig ist. Dies ist ein Ort, an dem das Frittieren nicht zu beanstanden ist.

Schweinefleisch sollte selten verwendet werden. Es ist zu fett und zu reichhaltig und die Verdauung dauert zu lange. Beim Verzehr sollte es in den einfachsten Kombinationen eingenommen werden, etwa mit Schweinefleisch und saftigem Gemüse oder saftigen Früchten, entweder gekocht oder roh, und sonst nichts.

Im Winter kann Fleisch häufiger gegessen werden als im Sommer. Vor allem Fleisch sollte bei heißem Wetter sehr sparsam gegessen werden, da es zu anregend und erhitzend ist. Nüsse, Eier und Fisch sind dann bessere Formen der Proteinzufuhr.

KOMBINATIONEN.

Fleischgerichte lassen sich am besten mit dem saftigen Gemüse und dem Salatgemüse oder mit saftigen Früchten kombinieren. Es ist üblicher, Gemüse mit Fruchtfleisch zu sich zu nehmen als Obst, aber diejenigen, die Obst bevorzugen, können es mit ebenso guten Ergebnissen einnehmen. Sowohl Obst als auch Gemüse sind reich an Gewebesalzen, wogegen fleischige Lebensmittel eher Mangelware sind. Das saftige Gemüse enthält etwas Stärke und die saftigen Früchte etwas Zucker, aber nicht genug, um Schaden anzurichten. Beide wirken als Füllstoffe.

Das Fleisch ist ziemlich konzentriert und es ist üblich, es zusammen mit anderen konzentrierten Nahrungsmitteln wie Brot und Kartoffeln einzunehmen. Dadurch wird zu viel Nahrung aufgenommen. Es wäre eine gute Regel, beim Verzehr von Fleischgerichten auf Brot und Kartoffeln zu verzichten. Wem das jedoch zu starr vorkommt, sollte es sich zur Regel machen, nie alle drei gleichzeitig zu sich zu nehmen. Es ist am besten, Fleischgerichte ohne Brot oder Kartoffeln zu essen. Wenn Sie jedoch Stärke wünschen, nehmen Sie jeweils nur eine Sorte zu sich.

Die meisten Menschen haben ein Verlangen nach einer bestimmten Menge Nahrung als Sättigung und haben sich angewöhnt, zu diesem Zweck Brot und Kartoffeln zu verwenden. Das ist ein Fehler. Nutzen Sie die saftigen Früchte und das saftige Gemüse als Sättigung, versorgen Sie sich so mit ausreichend Salz und vermeiden Sie die vielen Krankheiten, die durch den Verzehr großer Mengen konzentrierter Lebensmittel entstehen.

Wenn möglich, essen Sie ein oder zwei rohe Salatgemüse zum Fleisch- oder Fischmehl.

Essen Sie zu jeder Mahlzeit nur ein konzentriertes, proteinhaltiges Lebensmittel. Wenn Sie Fleisch essen, verzichten Sie auf Fisch, Eier, Nüsse und Käse.

KAPITEL XI.

NÜSSE.

===
=== ====================
Pro- Carbohy - Kalorien
Wasser und Fett Asche pro Pfund

——————————— Eicheln 4,1 8,1 37,4 48,0 2,4 2718 Mandeln 4,8 21,0 54,9 17,3 2,0 3030 Paranüsse 5,3 17,0 66,8 7,0 3,9 3329 Haselnüsse 3,7 15,6 65,3 13,0 2,4 3432 Hickory-Nüsse 3,7 15,4 67,4 11,4 2,1 3495 Pekannüsse 3,0 11,0 71,2 13,3 1,5 3633 Englische Walnüsse 2,8 16,7 64,4 14,8 1,3 3305 Kastanien, getrocknet 5,9 10,7 7,0 74,2 2,2 1875 Butternüsse 4,5 27,9 61,2 3 .4 3,0 3371 Kokosnüsse 14,1 5,7 50,6 27,9 1,7 2986 Pistazien 4,2 22,6 54,5 15,6 3,1 3010 Erdnüsse, geröstet 1,6 30,5 49,2 16,2 2,5 3177 ———————————

Nüsse unterscheiden sich stark in ihrer Zusammensetzung. Im Allgemeinen handelt es sich dabei um in Schalen eingeschlossene Samen von Bäumen, aber auch andere Stoffe werden als Nüsse bezeichnet. Die repräsentativen Nüsse sind reich an Fett und Eiweiß und enthalten einige Kohlenhydrate (Zucker oder Stärke).

Einige Nüsse, wie z. B. Eichel, Kokosnuss und Kastanie, sind sehr reich an Stärke und sollten als stärkehaltige Lebensmittel eingestuft werden. Nur wenige Lebensmittel enthalten so viel Stärke wie die Trockenkastanie. In Südeuropa werden Kastanien zu Mehl verarbeitet, das wiederum zu Brot oder Kuchen verarbeitet wird. Ein minderwertiges Brot wird auch aus Eichelmehl hergestellt . Kastanien können gekocht oder geröstet werden. Sie sind sehr nahrhaft.

Die repräsentativeren Nüsse sind Pekannüsse, Haselnüsse, Paranüsse und Walnüsse. Diese können anstelle von Fleischgerichten verwendet werden, da sie sowohl Eiweiß als auch Fette liefern. Wenn der Kern von einer zähen Membran umgeben ist, wie es bei Walnüssen und Mandeln der Fall ist, sollte er blanchiert werden, indem man den Kern eine Weile in sehr heißes Wasser legt und dann diese Membran entfernt. Obwohl die Pekannuss nicht sehr viel Protein enthält, ist sie eine der besten Nüsse, die oft gegessen werden kann, ohne dass sie Abneigung hervorruft.

Nüsse haben den Ruf, schwer verdaulich zu sein. Wenn sie nicht gut gekaut werden , sind sie zwar sehr schwer zu verdauen, aber wenn sie gut gekaut werden, werden sie fast genauso vollständig verdaut wie Fleischgerichte und verursachen keine Verdauungsbeschwerden.

Ein Grund dafür, dass Nüsse einen schlechten Ruf haben, liegt darin, dass sie oft am Ende einer üppigen Mahlzeit gegessen werden, wenn vielleicht schon zwei- bis dreimal zu viel gegessen wurde. Die Folge sind Verdauungsbeschwerden und der Betroffene schwört auf Nüsse. Wenn er klug genug wäre, seinen Verzehr von Brot, Kartoffeln, Fleisch, Pudding und Kaffee zu reduzieren, wäre der Nutzen sehr groß. Der unter Verdauungsstörungen leidende Mensch tendiert dazu, sich ein bestimmtes Lebensmittel auszusuchen und ihm die Schuld für alle Probleme zuzuschieben, während in Wirklichkeit die Kombination und die Menge des Lebensmittels dafür verantwortlich sind.

Manche Vegetarier machen Nüsse zu einem ihrer Hauptnahrungsmittel. Ohne Fleisch kommen wir gut aus, denn wir können alle benötigten Proteine aus Milch, Eiern, Nüssen und Hülsenfrüchten beziehen. Menschen, die an Fleisch gewöhnt sind, können es jedoch verdauen, wenn sie kaum etwas anderes zu sich nehmen können. Die Lebensmittel, die wir bevorzugen, nehmen wir hauptsächlich deshalb zu uns, weil wir uns an sie gewöhnt haben und eine Vorliebe für sie entwickelt haben, und nicht, weil sie die allerbesten sind, aus denen wir wählen können.

KOCHEN.

Nussbutter : Nehmen Sie das Nussfleisch, entfernen Sie alle Schalen und mahlen Sie es in einer Nussmühle fein. Anschließend je nach Geschmack mit oder ohne Zugabe von Öl oder Wasser zu einer pastösen Masse formen. Die meisten Nussbuttersorten haben einen sehr angenehmen Geschmack. Manchmal sind die Nüsse geröstet und manchmal nicht. Mandelbutter ist sehr gut. Die Nussbutter verdirbt schnell, wenn sie der Luft ausgesetzt wird, da die darin enthaltenen Öle ranzig werden.

Erdnussbutter kann hergestellt werden, indem saubere Kerne frisch gerösteter Erdnüsse genommen und fein gemahlen werden. Manche mögen diese Butter sehr. Kakaonüsse und Kakaobutter werden nicht auf diese Weise hergestellt. Es handelt sich um gereinigte Fette, ersteres aus Kokosnüssen, letzteres aus der Kakaobohne.

Nussmilch : Nehmen Sie Nussbutter und verrühren Sie sie mit Wasser, bis die gewünschte Konsistenz erreicht ist. Kokosnüsse enthalten eine süße Flüssigkeit, die Kokosnussmilch genannt wird . Allerdings wird die künstliche Kokosmilch hergestellt, indem man einen halben Liter kochendes Wasser über das Fruchtfleisch einer frisch geriebenen Kokosnuss gießt . Lassen Sie es kalt stehen und belasten Sie es. Wenn man es einige Stunden stehen lässt, steigt das Fett nach oben und es bildet sich eine Creme. Diese Milch wird von einigen verwendet, die Einwände gegen die Verwendung tierischer Produkte haben.

Aus Nüssen werden verschiedene Mahlzeiten hergestellt und zu Krankenkost verarbeitet. Das schadet nicht und bringt auch keinen besonderen Nutzen. Diese Mahlzeiten enthalten mehr oder weniger Stärke und die Wirkung von Stärke ist unabhängig von der Quelle weitgehend gleich. Bitte denken Sie daran, dass es keine gesunden Lebensmittel gibt.

KOMBINATIONEN.

Besonders gut schmecken Nüsse in Kombination mit Früchten. Frisches Pekannussfleisch und milde Äpfel machen eine Mahlzeit zu etwas, das den Göttern würdig ist. Nüsse können in jeder Kombination mit Fleisch verwendet werden, d. h. sie ersetzen Fleischgerichte. Die stärkehaltigen Nüsse ersetzen stärkehaltige Lebensmittel.

Eine gute Mahlzeit besteht aus einem Obstsalat, bestehend aus zwei oder drei Sorten frischer Früchte und Nüssen.

Auch Nüsse oder Nussbutter mit Toast sind eine gute Mahlzeit.

Nüsse haben einen so feinen Geschmack, dass Köche zweimal überlegen sollten, bevor sie sie verderben. Es ist sehr schwierig, sie in der Küche zu verwenden und ein Produkt zu erhalten, das so fein gewürzt ist wie die ursprünglichen Nüsse. Die Vegetarier verwenden sie zum Mischen dessen, was sie Braten, Koteletts, Steaks usw. nennen. Meine Erfahrung mit diesen Nachahmungsprodukten ist nicht die beste, denn obwohl meine Verdauungsorgane stark sind, nehmen sie diese Mischungen nicht gut auf. Einige meiner Freunde berichten trotz sorgfältiger Abwägung und Mäßigung von denselben Ergebnissen. Diese Braten- und Schnitzelimitationen enthalten normalerweise viel Stärke und es gibt keinen Grund zu der Annahme, dass es besser ist, Nussöle in stärkehaltige Lebensmittel einzukochen, als jede andere Form von Fett für diesen Zweck zu verwenden. Wer Stärke und Nüsse mag, kann aus Nussfleisch und Vollkornkeksen oder Zwieback eine herrliche Mahlzeit zubereiten.

Denken Sie beim Verzehr von Nüssen immer daran, dass das Kauen gründlich sein muss. Das feste Nussfleisch muss zerkleinert werden, und Magen und Darm haben keine Zähne. Wer nicht gut kauen kann, sollte die Nüsse in Form von Butter verwenden.

Normalerweise reichen zwei Unzen Nussfleisch oder weniger für eine Mahlzeit.

Bei den gegenwärtigen Preisen sind Nüsse im Vergleich zu Fleisch nicht teuer. Fleisch besteht größtenteils aus Wasser. Mageres Fleisch produziert zwischen fünf- und siebenhundert Kalorien pro Pfund. Nussfleisch liefert zwischen 27 und 3300 Kalorien pro Pfund. Mit anderen Worten: Ein Pfund

Nussfleisch hat den gleichen Brennwert wie etwa fünf Pfund mageres Fleisch, aber keinen so hohen Proteinwert.

Wer nicht an Nüsse gewöhnt ist, neigt dazu, zu viel zu essen, was jedoch weitgehend überwunden wird, sobald man sich an Nüsse gewöhnt.

KAPITEL XII.

Hülsenfrüchte.

===
=== ====================

Pro- Carbohy - Kalorien
Wasser und Fett pro Pfund

——————— *Frische Hülsenfrüchte* :
Bohnen .... 89,2 2,3 0,3 7,4 0,8 195 Geschälte Limabohnen ... .
68,5 7,1 0,7 22,0 1,7 570
Geschälte Erbsen 74,6 7,0 0,5 16,9 1,0 465

Getrocknete Hülsenfrüchte :

Limabohnen 10,4 18,1 1,5 65,9 4,1 1625
Weiße Bohnen 12,6 22,5 1,8 59,6 3,5 1605
Linsen 8,4 25,7 1,0 59,2 5,7 1620
Getrocknete Erbsen 9,5 2 4,6 1,0 62,0 2,9 1655
Sojabohnen .... 10,8 34,0 16,8 33,7 4,7 1970 Erdnüsse ....
9,2 25,8 38,6 24,4 2,0 2560

———————

Bei den Analysen aller Lebensmittel handelt es sich um Näherungswerte. Der Nährwert variiert je nach den Bedingungen, unter denen die Lebensmittel angebaut werden, und ist nicht immer annähernd gleich.

Die frischen jungen Hülsenfrüchte können zu den saftigen Gemüsesorten gezählt werden. Die gereiften, getrockneten Hülsenfrüchte sind sowohl den stärkehaltigen als auch den proteinhaltigen Lebensmitteln zuzuordnen . Sie sind sehr leicht aufzuziehen und daher günstig. Sie sind die günstigste Proteinquelle, die wir haben. Erbsen und Bohnen sind in Europa sehr wichtige Lebensmittel. Hierzulande konsumieren wir enorme Mengen an Bohnen. In Mexiko werden viele Frijoles verwendet, da die armen Leute diese Bohne zu fast jeder Mahlzeit essen. In China werden die Sojabohnen zu verschiedenen Gerichten verarbeitet. Die Linse wird in Europa häufig verwendet und erfreut sich auch hier wachsender Beliebtheit, denn sie ist ein hervorragendes Nahrungsmittel mit einem ganz eigenen Geschmack. Erdnüsse, die eigentlich keine Nüsse sind, sondern Hülsenfrüchte, deren Samen unter der Erde wachsen, werden in großem Umfang als Nahrung für Mensch und Tier verwendet.

Diese Lebensmittel sind in ihrer Zusammensetzung sehr ähnlich, wobei die Sojabohne außergewöhnlich reich an Proteinen ist.

Diese Lebensmittel stehen zu Unrecht im Ruf, unverdaulich zu sein und Blähungen zu verursachen. Sie sind zwar etwas schwerer verdaulich als manche andere Lebensmittel, bereiten aber in einfachen Kombinationen und in Maßen, sofern sie richtig zubereitet sind, keine Beschwerden.

Es ist notwendig, diese Lebensmittel sehr gut zu kauen und übermäßiges Essen zu vermeiden. Sie sind im Allgemeinen so weich, dass sie ohne entsprechende Mundvorbereitung geschluckt werden können. Die Folge ist, dass von diesen reichhaltigen Nahrungsmitteln zu viel aufgenommen wird, was zu Verdauungsstörungen mit Blähungen führt.

Ein eher eigenartiges Nahrungsmittel, das zu den Hülsenfrüchten gehört, ist das Johannisbrot oder Johannisbrot, das wir manchmal in den Süßwarenläden bekommen können. Es wächst in der Nähe des Mittelmeers und wird stellenweise als Viehfutter verwendet. Es ist so süß, dass es als Konfekt gegessen wird. Seinen Namen verdankt es der Legende nach, dass der heilige Johannes von dieser Bohne und wildem Honig lebte. Wenn ja, dann muss er eine Vorliebe für Naschkatzen gehabt haben. Andere sagen, dass der Heilige tatsächlich Heuschrecken verschlungen habe. Es ist nicht leicht zu entscheiden, aber ich glaube lieber, dass er Vegetarier war.

KOCHEN.

Die frischen jungen Hülsenfrüchte sind der gleichen Klasse zuzuordnen wie saftige Gemüse, die im nächsten Kapitel behandelt werden.

Reife Erbsen, Bohnen und Linsen können gleichermaßen gekocht werden.

Versuchen Sie beim Kochen reifer Hülsenfrüchte, möglichst weiches Wasser zu verwenden. Hartes Wasser enthält Kalk- und Magnesiasalze, die das Erweichen der Hülsenfrüchte verhindern.

Bohnensuppe : Bohnen putzen und waschen. Lassen Sie sie über Nacht einweichen . Kochen Sie sie im gleichen Wasser, in dem sie eingeweicht wurden, bis sie weich sind. Sie werden in klarem Wasser ohne Gewürze und ohne Zusatz von Fetten, Stärke oder anderem Gemüse gekocht. Wenn die Bohnen gar sind, können nach Wunsch Fleischbrühe und anderes Gemüse hinzugefügt werden. Erbsensuppe wird auf die gleiche Weise zubereitet.

Der Grund dafür, dass das Wasser, in dem die Bohnen eingeweicht werden, nicht abgelassen wird, liegt darin, dass es einen Teil der wertvollen Salze, zum Beispiel die Phosphate, aufnimmt. Durch die Zugabe von Gewürzen oder Fett während des Kochens werden die Bohnen unverdaulich.

Gebackene Bohnen : Reinigen und gut waschen. Lassen Sie sie über Nacht einweichen. Lassen Sie sie mit dem Wasser, in dem sie eingeweicht wurden, etwa dreieinhalb bis vier Stunden kochen. Dann geben Sie sie zum Backen in den Ofen. Sie müssen pur gegart werden und beim Backen dürfen weder Fett noch Gewürze hinzugefügt werden. Nachdem sie fertig sind, können Sie ein fetthaltiges Dressing hinzufügen, z. B. Speck, der in einer separaten Schüssel gedünstet wurde, oder Sie können sie beim Servieren mit Butter und Salz anrichten. Auf diese Weise zubereitet sind sie viel leichter verdaulich als auf herkömmliche Weise mit Tomaten und Fett. Manche bevorzugen es, den Bohnen entweder Zucker oder Melasse hinzuzufügen, wenn sie in den Ofen geschoben werden. Vermeiden Sie zu viel Süße. Linsen können auf die gleiche Weise gebacken werden.

Gekochte Bohnen : Das Gleiche wie Bohnensuppe, außer dass weniger Wasser verwendet wird. Das Dressing kann das gleiche sein wie für gebackene Bohnen. Linsen und Erbsen können auf die gleiche Weise behandelt werden.

Bohnen und Mais können zusammen gekocht werden.

KOMBINATIONEN.

Die Hülsenfrüchte sind so reichhaltig, dass sie in sehr einfachen Kombinationen gegessen werden sollten. Am besten nehmen Sie sie mit einem Teil des rohen Salatgemüses und nichts anderem oder mit dem rohen Salatgemüse und einem der gedünsteten saftigen Gemüsesorten ein. Die Hülsenfrüchte enthalten alle Proteine und alle Nährstoffe, die der Körper benötigt, daher ist es sinnlos, Fleisch, Brot und Kartoffeln hinzuzufügen. Tomaten und andere saure Lebensmittel sollten nicht in derselben Mahlzeit verwendet werden, Bohnen und Tomaten oder Bohnen und Ketchup sind jedoch sehr häufige Kombinationen.

Ein Teller Bohnensuppe ist ein gutes Mittagessen. Bohnensuppe oder gebackene oder gekochte Bohnen mit saftigem Gemüse, roh und gekocht, liefern alle nötigen Nährstoffe für ein Abendessen.

Erbsen- und Bohnenmehl kann man auf dem Markt kaufen. Diese Mehle können nicht zu Teig verarbeitet werden, können aber zum Andicken verwendet werden. Sie enthalten mehr Protein als gewöhnliches Mehl.

Sowohl Erbsen als auch Bohnen können geröstet werden, sind aber eher schwer zu kauen. Geröstete Erbsen haben einen feinen Geschmack. Geröstete Erdnüsse sind ein nahrhaftes Lebensmittel und können anstelle von Erbsen oder Bohnen eingenommen werden.

Mehr Hülsenfrüchte und weniger Fleischprodukte tragen dazu bei, die Lebenshaltungskosten zu senken. In Maßen genossen und gut gekaut sind die Hülsenfrüchte ein hervorragendes Nahrungsmittel.

KAPITEL XIII.

Saftiges Gemüse.

==
=== ====================

Pro- Carbohy - Kalorien
Wasser und Fett Asche pro Pfund

———————— Spargel... ..... 93,96 1,83 2,55 2,55 ,67 .....
Rüben............ 87,5 1,6 ,01 8,8 1,10 215 Kohl.......... 90,52 2.39 .37 3.85 1.40 ... ..
Karotte .... 88.2 1.1 .4 8,2 1.00 219 Blumenkohl ...... 90.82 1.62 .79 4,94 .81 ... ..
Gurke .... 95,4. .... 92,93 1,15 ,31 4,34 ,5 .....
Kürbis.......... 93,39 ,91 ,12 3,93 ,67 .....
Salat.......... 94,17 1,2,3 2,9,9 90 Okra............. 87,41 1,99,4 6,04,74 .....
Zwiebel............ 87,6 1,6,3 9,9,6 225 Pastinake.......... 83,0 1,6 ,5 13,5 1,4 300 Rettich...... ..... 91,8 1,3 ,3 8,3 1,0 135
Kürbis...... ..... 88,3 1,4 ,5 9,0 ,8 215
Tomate...... ..... 94,3 ,9 ,4 3,9 ,5 105
Spinat .... 90,6 2,50 ,5 3,8 1,7 .....
Kohlrabi......... 87,1 2,6 ,2 7,1 1,7 .....

In dieser Liste sind im Allgemeinen Limabohnen und geschälte Erbsen enthalten, wobei die jungen Limabohnen etwa 20 Prozent enthalten. Stärke.

Schauen Sie sich die Kohlanalyse für Grünkohl und Rosenkohl an. Sie sind sich sehr ähnlich.

Die meisten Gemüse enthalten etwa ein halbes Prozent. auf zwei Prozent. aus unverdaulichen Ballaststoffen , die oben nicht aufgeführt sind.

Dies ist nur eine unvollständige Liste der saftigen Gemüsesorten. Darüber hinaus sind Artischocken der Artischocke oder Zapfenartischocke, Mangold, Bohnen, Sellerie, Maiskolben, Rüben, Rübenspitzen, Lotus, Endivie, Löwenzahn und Knoblauch zu nennen.

Diese Gemüsesorten liefern nur wenig Energie, da die meisten von ihnen nicht reich an Eiweiß, Fett und Kohlenhydraten sind, dafür aber erhebliche Salze enthalten, die in den Tabellen als Asche angegeben werden. Ihre Säfte tragen dazu bei, das Blut alkalisch zu halten, und es wäre gut, wenn sich die Menschen daran gewöhnen würden, diese Lebensmittel nicht nur gekocht, sondern teilweise auch roh zu essen. Die Salze werden sehr leicht gestört und beim Kochen verändern sie sich etwas. Die besten Salze erhalten wir, wenn wir natürliche Lebensmittel wie rohes Obst, rohes Gemüse und Milch zu uns nehmen.

Eine weitere Funktion des saftigen Gemüses besteht darin, Platz im Magen einzunehmen. Viele essen gerne, bis sie ein angenehmes Sättigungsgefühl verspüren, aber wenn sie sich in diesem Ausmaß konzentrierter Nahrung hingeben, essen sie zu viel. Das saftige Gemüse hat den Vorteil, dass es viel Platz einnimmt, ohne viel Nährstoffe zu liefern, und sollte daher als Raumfüller verwendet werden. Sie enthalten jedoch genügend Nährstoffe, sodass es sich durchaus lohnt, gegessen zu werden, und die meisten von ihnen haben einen ausgezeichneten Geschmack. Dieser Geschmack wird von denen nicht geschätzt, die viel Fleisch essen und viel Alkohol trinken.

Der großzügige Verzehr dieser gekochten Gemüsesorten beugt Verstopfung vor, und einige davon werden als abführende Lebensmittel bezeichnet, wie z. B. gedünstete Zwiebeln und Spinat.

VORBEREITUNG.

Dieses Gemüse kann entweder gedünstet oder in einem feuerlosen Herd zubereitet werden.

Die übliche Methode besteht darin, sie in Wasser zu kochen. Das Gemüse putzen. Dann legen Sie sie zum Kochen in ausreichend Wasser, damit sie nicht anbrennen, aber verwenden Sie keine Gewürze. Wenn das Gemüse zart ist, sollte nur noch wenig Flüssigkeit übrig sein, und diejenigen, die Gemüse essen, sollten ihren Anteil an dieser Flüssigkeit zu sich nehmen, da sie bis zu die Hälfte bis zwei Drittel des Salzes enthalten kann. Nach dem Servieren jeweils nach Geschmack würzen. Vermeiden Sie so weit wie möglich die Verwendung von Essig und allen anderen Gärungsprodukten. Zitronensaft liefert die nötige Säure für das Dressing.

Das Gemüse kann mit Salz oder Salz und Butter oder Salz und Olivenöl und manchmal auch mit Sahne oder mit der natürlichen Soße aus Fleisch angerichtet werden. Vermeiden Sie jedoch die Verwendung von Dressings aus Mehl und Milch, die normalerweise als Sahnesoße bezeichnet werden. Dieses Gemüse kann auch ohne Dressing gegessen werden.

Bei Maiskolben, Spargel, Artischocken und ungeschälten Rüben wird das Wasser abgelassen.

Gemüse sollte nicht in Wasser eingeweicht werden, da es dadurch einen Teil seines Werts verliert. Gurken können vor dem Schälen in Wasser eingeweicht werden, um einen Teil des scharfen Geschmacks zu entfernen.

Spinat wird wie folgt zubereitet: Gründlich waschen. Geben Sie etwa zwei Esslöffel Wasser auf den Boden des Wasserkochers. Stellen Sie das Feuer auf und lassen Sie den Spinat zusammenfallen. Dann beginnt der Saft herauszufließen und der Spinat gart im eigenen Saft. Lassen Sie es langsam kochen, bis es weich ist. Den Spinat mit dem Saftanteil servieren . Anfangs wird es ziemlich stark schmecken, aber nach einer Weile wird man die trockene, geschmacklose Masse, die normalerweise in Hotels und Restaurants serviert wird, nicht mehr mögen. Bleibt ein Teil der Wurzeln am Spinat, schmeckt er milder. Die Wurzeln enthalten Zucker.

Einige dieser Gemüsesorten, wie Sommerkürbis, Zwiebeln und Pastinaken, können gebacken werden. Zwiebeln lassen sich sehr gut schneiden und grillen, sie sollten jedoch niemals gebraten werden. Rüben lassen sich gut backen, und das gilt insbesondere für Zuckerrüben. Geschält und gekocht sind Radieschen sehr zart und lecker, ihre Zubereitung ist jedoch mühsam. Auberginen sollten gedünstet, aber nicht gebraten werden. Wie üblich serviert, in Ei getunkt, in Krümeln gewälzt und frittiert, ist es sehr unverdaulich.

Rübengrün ist ausgezeichnet. Am besten gelingen sie, wenn die Rüben sehr jung geerntet werden und sowohl die Wurzeln als auch die Blätter verwendet werden. Rübenblätter, Löwenzahn, Senf und Mangold sind weitere gute Grünpflanzen. Alle werden wie Spinat zubereitet, nur dass mehr Wasser benötigt wird. Verwenden Sie jedoch nicht viel Wasser.

Wer sagt, dass die verschiedenen Gemüsesorten nicht zum Verzehr geeignet sind und sich entsprechend verhält, lässt einiges an gutem Essen außer Acht. Die Gemüsesorten enthalten alle Rohfaser , schaden den Magen- und Darmwänden jedoch nicht mehr als der Schleimhaut der Zunge. Sie liefern dem Darm etwas Volumen, auf das er einwirken kann, was gut und richtig ist. Alle Tiere brauchen etwas voluminöses Futter, sonst kommt es zu Verstopfung.

Tomaten schmecken am besten roh. Wenn sie gedünstet sind , sollten sie pur gekocht werden. Das Hinzufügen von Crackern und Semmelbröseln ist ein Fehler. Ohne Zucker schmecken sie ganz gut, man kann aber etwas davon als Dressing verwenden.

Gemüsesuppe : Nehmen Sie etwa vier Gemüsesorten zu gleichen Teilen, ganz nach Ihrem Geschmack. In Scheiben schneiden und in klarem Wasser kochen, bis sie weich sind. Wenn Sie fertig sind, fügen Sie so viel Wasser oder heiße Milch hinzu, dass die richtige Konsistenz erreicht ist. Nach Geschmack würzen. Einer der Bestandteile kann stärkehaltig sein, etwa Kartoffeln, Gerste oder Reis, der Rest sollte saftiges Gemüse sein.

KOMBINATIONEN.

Das saftige Gemüse kann mit allen anderen Speisen kombiniert werden. Sie passen gut zu Fleisch, Milch, Nüssen oder stärkehaltigen Lebensmitteln. Mit

Fleisch oder Nüssen ergeben sie eine sehr sättigende Mahlzeit. Sie können mit Obst eingenommen werden. Die Tomate wächst als Gemüse, praktisch gesehen ist sie jedoch eine Frucht. Die Tomate lässt sich gut mit Eiweiß kombinieren, jedoch nicht so gut mit stärkehaltigen Lebensmitteln.

SALAT GEMÜSE.

Salate sollten nach Möglichkeit ausschließlich aus rohem Gemüse und rohen Früchten bestehen. Die wichtigsten Salatgemüse sind Sellerie, Salat, Tomaten, Gurken, Kohl, Zwiebeln und Knoblauch, wobei die beiden letztgenannten zum Würzen verwendet werden.

Dr. Tilden, der viel zur Popularisierung von Rohkostsalaten beigetragen hat, hat einen Favoriten, den er nach seinem eigenen Namen nennt. Es besteht zu gleichen Teilen aus Salat, Tomaten und Gurken, mit einem kleinen Stück Zwiebel. Grob zerkleinern und mit Salz, Olivenöl und Zitronensaft würzen. Für diejenigen, die es mögen, ist das in Ordnung, aber viele mögen einen so komplexen Salat mit einem solchen Dressing nicht. Einige der servierten Kombinationssalate sind wunderbare Mischungen, die bis zu sieben oder acht Gemüsesorten und ein komplexes Dressing enthalten.

Rohe Zwiebeln sind zu reizend, um sie in großen Mengen zu verwenden, und das Gleiche gilt für Knoblauch. Die besten Salate enthalten nur zwei oder drei Zutaten. Nehmen Sie zwei beliebige der genannten Gemüsesorten, zum Beispiel Salat und Tomaten; Salat und Gurken; Kohl und Sellerie; Sellerie und Tomaten, oder essen Sie einfach eines dieser grünen Gemüse roh. Es ist eine gute Sache, täglich etwas von diesem Salatgemüse zu essen. Wenn Ihre Verdauung gut ist, können Sie gelegentlich rohe Karotten oder Rüben zu sich nehmen, und zur Abwechslung schmecken auch ein paar rohe Spinatblätter. Machen Sie sich nichts daraus, wenn Sie wegen des Grasessens gehänselt werden, denn es hilft Ihnen, gesund zu bleiben.

Dressieren Sie das rohe Gemüse nach Ihrem Geschmack. Die meisten Menschen möchten etwas Salz oder Salz und Zitronensaft oder etwas Zucker oder Sahne oder Salz und Olivenöl oder Salz, Olivenöl und Zitronensaft oder Mayonnaise auf ihrem Salatgemüse. Manche essen sie ohne Dressing und der Geschmack ist ausgezeichnet. Aus Obst und Gemüse lässt sich ein leckerer Salat zubereiten, ganz ohne Dressing, aber mit ein paar Nüssen über das Gericht streuen. An warmen Tagen ergibt ein solcher Salat ein zufriedenstellendes Mittagessen.

Es ist in Ordnung, einen Obst- und Gemüsesalat zuzubereiten. Nehmen Sie anstelle von Tomaten Erdbeeren, Äpfel, Weintrauben oder andere saure Früchte. Diese Früchte können mit Kohl, Salat, Sellerie oder Gurken kombiniert werden. Mischen Sie nicht zu viele Lebensmittel in einer Mahlzeit, da dies auf schlechten Geschmack hindeutet. Wer einen verfeinerten Gaumen hat, mag einfache Mahlzeiten, und es gibt keinen Grund, Salate so komplex zuzubereiten, wenn Einfachheit eine Voraussetzung für den Aufbau der Gesundheit ist. Ein komplexer Salat aus rohem Gemüse und rohen saftigen Früchten schadet jedoch nicht so sehr wie eine Mischung aus konzentrierten Lebensmitteln.

Salat und Sellerie eignen sich am besten zum Mischen mit Obst.

Menschen, die rohes Obst essen, müssen kein rohes Salatgemüse essen, denn Obst und Gemüse liefern die gleichen Salze. Wer sowohl rohes Obst als auch rohes Gemüse meidet, geht nicht fair mit seinem Körper um.

Die Gemüsesalate schmecken am besten, wenn sie in Kombination mit Fleisch, Nüssen oder Eiern zusammen mit gekochtem, saftigem Gemüse eingenommen werden. Sie können mit stärkehaltigen Lebensmitteln verzehrt werden, sollten dann aber wenig oder keine Säure enthalten.

KAPITEL XIV.

GETREIDELEBENSMITTEL.

==
=== ====================

Kohlenhydrate –

Wasser, Protein, Fett, Asche , Asche

———————— Gerste. 10,9 12,4 1,8 72,5 2,4 Buchweizen. 12,6 10,0 2,2 73,2 2,0 Mais. 9,3 9,9 2,8 76,3 1,5 Kafir-Mais. 16,8 6,6 3,8 70,6 2,2 Hafer. 11,0 11,8 5,0 69,2 3,0 Reis. 12,4 7,4 ,4 79,4 ,4 Roggen. 11,6 10,6 1,0 73,7 1,9 Weizen, Frühling. 10,4 12,5 2,2 73,0 1,9 Weizen, Winter. 10,5 11,8 2,1 73,8 1,8 Erstes Patentmehl. 10,55 11,08 1,15 76,85 0,37 Vollkornmehl. 10,81 12,26 2,24 73,67 1,02 Grahammehl. 8,61 12,65 2,44 74,58 1,72 Brot, gewöhnliches Weißbrot. 37,65 10,13 ,64 51,14 ,44 Brot, Vollkorn. 41,31 10,60 1,04 46,11 ,94 Brot, Graham. 42,20 10,65 1,12 44,58 1,45 ————————

Getreidelebensmittel sind aufgrund ihrer weiten Verbreitung und der einfachen Zubereitung und Verwendung als Lebensmittel wichtig. Sie sind sehr produktiv und brauchen nur wenig Pflege und sind daher ein billiges Nahrungsmittel. Der Körper kann Zucker und Stärke vollständiger verdauen und aufnehmen als jede andere Art von Nahrung.

Alle zivilisierten Menschen haben ein Lieblingsmüsli. Die Chinesen und Japaner verwenden Reis sehr häufig, und dieses Getreide erfreut sich bei uns immer größerer Beliebtheit. Weiße Menschen bevorzugen im Allgemeinen Weizen, ein ausgezeichnetes Getreide, das vom Menschen seit Tausenden von Jahren verwendet wird. Es wurde in altägyptischen Gräbern gefunden und hält das Leben so zurück, dass es zu wachsen beginnt, nachdem es mehrere tausend Jahre lang inaktiv gelegen hatte. Es ist wirklich eine würdige Nahrung für den Menschen.

Die Getreidetabelle sollte sorgfältig studiert werden. Man sieht, dass die Körner viel Stärke, wenig Fett und viel Eiweiß enthalten. Sie transportieren zwar ausreichend Salze, aber nur wenig Wasser.

Bitte beachten Sie außerdem, dass Patentmehl fast alle Salze verliert. Patentmehl ist das Produkt, das übrig bleibt, nachdem die gesamte Kleie und praktisch alle Keime aus dem Weizen entfernt wurden . Vollkornmehl oder Vollkornmehl ist die Bezeichnung für Mehl, bei dem ein großer Teil der äußeren Hülle des Weizenkorns entfernt wurde. Es ist eine Fehlbezeichnung. Grahammehl, benannt nach Dr. Graham, ist das Produkt des Vollkornkorns und es ist reicher an Salzen und Proteinen als Weißmehl und Vollkornmehl.

Das Vollkornmehl und das Grahammehl, die wir auf dem Markt finden, sind häufig das Ergebnis einer Mischung, was auch für das Patentmehl gilt.

Wie zu erwarten ist, sind die verschiedenen Brote je nach Mehl, aus dem sie hergestellt werden, reich oder arm an Salz.

Alle Getreidesorten sind gute Lebensmittel, aber da Weizen und Reis am häufigsten verwendet werden, wird ihnen mehr Aufmerksamkeit geschenkt als den anderen.

Weizen ist vielleicht das beste und ausgewogenste aller unserer Getreidearten. Der Vollkorn mit der Zugabe von etwas Milch reicht aus, um das Leben auf unbestimmte Zeit zu ernähren. Es ist eines der Lebensmittel, von denen die Menschen scheinbar nie müde werden. Übermüdung beim Essen ist oft ein Anzeichen für ein Übermaß. Beim Essen ist es wie beim Vergnügen: Wenn wir zu viel essen, werden wir blasiert . Wer sich in Maßen ernährt, begnügt sich mit einfachen Lebensmitteln, wer aber zu viel isst, wünscht sich in der Regel eine große Abwechslung. Es gibt Fleischfresser, die mit Fleisch und Alkohol zufrieden sind, aber das liegt daran, dass das Fleisch so anregend ist.

Da wir so viel Weizen verwenden, ist es wichtig, dass wir ihn richtig verwenden. Heutzutage wollen die Menschen raffinierte Lebensmittel, und durch die Raffinierung verderben sie viele unserer besten Lebensmittel. Zucker ist zu raffiniert, um gesund zu sein, Reis leidet unter der Raffinierung, genau wie Weizen. Der Weizenkern enthält alle lebensnotwendigen Elemente. Bei der Herstellung von feinem Weißmehl werden ihm mindestens drei Viertel der essentiellen Salze entzogen. Dadurch wird dem Weizen ein großer Teil seiner lebensspendenden Elemente entzogen und er wird zur Hungersnot. Wenn viel Weißbrot verzehrt wird, ist es notwendig, es durch den Verzehr großer Mengen frischen Obsts und Gemüses zu ergänzen, nicht unbedingt in derselben Mahlzeit, um die Salze zu entfernen, die beim Mahlen entfernt wurden.

Die Salze befinden sich hauptsächlich in den Weizenhüllen, und bei der Entfernung dieser Hüllen und des Keims gehen nicht nur die Salze, sondern auch beträchtliche Proteine verloren. Mit anderen Worten: Wir entfernen die meisten essentiellen Salze und einen beträchtlichen Teil des Baumaterials des Weizens und essen dann das minderwertige Produkt. Je feiner und weißer das Mehl ist, desto ärmer ist es.

Weißmehl hat einen sehr hohen Stärkegehalt. Die daraus hergestellten Produkte sind ziemlich geschmacks- und geschmacksarm, es sei denn, sie werden mit Aromastoffen versetzt. Wer Vollkornprodukte gewohnt ist, findet das Weißbrot flach. Es ist möglich, große Mengen Weißbrot zu verzehren und trotzdem nicht satt zu sein. Es fehlt etwas. Vollkornbrot ist sättigender und die Gefahr, davon zu viel zu essen , ist daher nicht so groß.

Die Befürworter von Weißmehl sagen, dass die Kleie zu reizend für den Darm sei und aus diesem Grund abgelehnt werden sollte. Es besteht keine Gefahr, den gesamten Kern zu essen, nachdem er zerkleinert wurde. Die Kleiepartikel sind so fein, dass sie keinen Schaden anrichten. Offensichtlich waren die Därme für ein wenig Ballaststoff bestimmt, und dieser könnte genauso gut zum Teil aus Weizen oder aus anderen Quellen stammen. Die sanfte Stimulation durch die Kleie trägt dazu bei, den Darm aktiv zu halten. Auffällig ist, dass der Verzehr sehr raffinierter Lebensmittel zu Verstopfung führt.

Bei Verstopfung werden Kleiebrot und Kleiekekse verschrieben. Das ist genauso schlimm wie das vollständige Entfernen der Kleie. Der Mensch konnte die Zusammensetzung der Weizenbeere noch nie verbessern. Wenn zu viel Kleie gegessen wird, verursacht das eine zu große Reizung und am Ende geht es dem Einzelnen schlechter als zuvor. Die Nachwirkung einer Reizung ist immer Depression und Trägheit. Neuere Experimente scheinen zu zeigen, dass es nicht die Grobheit der Kleie ist, die die Darmaktivität verursacht, sondern dass einige der enthaltenen Salze abführend wirken, denn die gleichen Ergebnisse wurden durch Einweichen der Kleie in Wasser und Trinken der Flüssigkeit erzielt.

Die Produkte aus raffiniertem Mehl sind vollständiger und leichter verdaulich als die Vollkornprodukte. Durch maßvolle Ernährung und gutes Kauen ist jedoch jeder normale Mensch in der Lage, Vollkornprodukte gut zu sich zu nehmen, und der Nutzen der Verwendung des gesamten Getreides ist so groß, dass wir davor zurückschrecken sollten, weiterhin raffiniertes Mehl und Weißbrot zu verwenden.

In der französischen Armee wurde festgestellt, dass die Soldaten, wenn sie sich mit raffinierten Mehlprodukten ernährten, nicht so gut ernährt waren wie mit Vollkornprodukten, und dass sie mehr andere Nahrungsmittel zu sich nehmen mussten, um die dürftigen Brotvorräte zu ergänzen. Es ist schwierig, den Menschen klarzumachen, wie wichtig es ist, dem Gewebe mit der Nahrung Salze zuzuführen. Salze sind für die lebenswichtige Aktivität absolut notwendig und ein Mangel an Salzen führt immer zu geistiger und körperlicher Depression und sogar zu Krankheiten.

Unabhängig davon, was Erwachsenen verabreicht wird, sollten Kinder nicht mit Weißmehlprodukten gefüttert werden. Sie brauchen alle Salze im Weizen. Der Entzug von Salzen verzögert ihre Entwicklung und führt unter anderem zu Zahnverfall und schlechter Knochenbildung. Sie sind mit ihren Weißmehlspeisen nicht zufrieden. Deshalb essen sie zu viel und bekommen Verdauungsstörungen, Katarrh, Adenoide und verschiedene andere

Krankheiten. Für aufmerksame Menschen ist es nicht schwer, den Unterschied in der Zufriedenheit von Kindern zu erkennen, nachdem sie magere Lebensmittel und natürliche Lebensmittel erhalten haben.

Anämie kommt bei Kindern, insbesondere bei Mädchen, sehr häufig vor. Der Hauptgrund sind verarmte Lebensmittel. Salze können vom tierischen Organismus erst verwertet werden, nachdem sie vom Pflanzenreich verarbeitet wurden. Dem Weizen das gesamte Eisen zu entziehen und stattdessen anorganisches Eisen zu geben, das nicht assimiliert werden kann, ist der Gipfel der Torheit. Verwenden Sie auf jeden Fall weniger Weißmehl und mehr Vollkornmehl. Wenn Sie den Weißmehlkonsum nicht aufgeben können, nehmen Sie ausreichend rohes Obst und Gemüse zu sich, um den Salzverlust beim Mahlen auszugleichen.

Wenn Reis richtig zubereitet wird, ist er sehr leicht verdaulich. Es ist ein wenig proteinarm, aber das kann durch die Einnahme von etwas Milch in derselben Mahlzeit behoben werden.

Der Reis, den wir normalerweise bekommen, ist dem Naturprodukt minderwertig. Zuerst entfernen sie die Kleie. Dann wird das Mehl entfernt. Anschließend wird es mit einer Mischung aus Glukose und Talkum bestrichen und poliert. Es wird all diese Mühe darauf verwendet, es optisch ansprechend zu gestalten. Diesem mageren Reis fehlt es an Salzen. Es wird die Gesundheit der Menschen nicht unterstützen. In den Ländern, in denen polierter Reis in großen Mengen verfüttert wird, leiden sie stark unter degenerativen Krankheiten. Eines davon ist Beri-Beri , bei dem es zu Muskelschwäche und -degeneration, Verdauungsstörungen, Herzstörungen und häufig zu Anasarka kommt. Wenn Menschen, die an dieser Krankheit leiden, die Teile des Reiskorns verabreicht werden, die bei der Herstellung von poliertem Reis verloren gehen, erholen sie sich. Dies ist ein ausreichender Beweis dafür, dass die Ursache der Krankheit in der mangelhaften Ernährung liegt.

Der zu verwendende Reis ist braun und unpoliert. Wenn es gekocht ist, sieht es ziemlich weiß aus. Es ist sehr befriedigend.

In einigen Ländern wird Roggen in großem Umfang verwendet. Das Brot ist sehr gut. Hafer wird in Schottland größtenteils verzehrt. Maisbrot ist ein beliebtes Essen im Süden unseres Landes. Die Neger lieben Mais und Schweinefleisch mit Melasse, was in warmen Klimazonen alles andere als eine ideale Kombination ist.

VORBEREITUNGEN.

Weizen macht das beste Brot, weil es Gluten enthält. Unter den Proteinen ist Gluten einzigartig, da es so elastisch ist und nach der Dehnung die Tendenz hat, seinen Platz zu behalten. Das macht Brot so porös. Es gibt verschiedene

Mehle oder Mehle, die nicht zu Brot oder sogar Teig verarbeitet werden können, weil ihnen Verbindungen fehlen, die als Gerüst dienen.

Brot kann auf viele Arten hergestellt werden. Die Hauptfrage für die Hausfrau ist, ob sie das Brot aus Vollkornmehl oder aus Patentmehl backen soll. Sie sind im Wert so unterschiedlich, dass eine Entscheidung nicht schwerfallen dürfte. Es muss auch entschieden werden, ob Hefebrot oder eine andere Sorte verwendet werden soll.

Hefebrot wird im Wesentlichen aus Mehl, Wasser und Hefe unter Hitzeeinwirkung hergestellt. Es gibt so viele Möglichkeiten, Brot dieser Art zuzubereiten, dass ein Rezept nicht notwendig ist. Die zuzugebende Salzmenge hängt vom individuellen Geschmack ab. Manche lassen ihre Hefe gerne teils aus Kartoffeln, teils aus Mehl verarbeiten. Andere verwenden Milch statt Wasser. Einige fügen eine Verkürzung hinzu. Und fast alle Frauen glauben, dass ihr eigenes Brot das beste ist.

Hefe besteht aus unzähligen kleinen Pflanzen oder Pilzen, die vom zuckerhaltigen Teil des Mehls gedeihen. Sie wandeln dieses in Alkohol und Kohlensäuregas um. Der Alkohol ist praktisch vollständig verschwunden, bevor das Brot auf den Tisch kommt. Das Gas hebt das Brot an, unterstützt durch die Ausdehnung des Wassers im Teig, wenn es in einen heißen Ofen gestellt wird.

Die Hefe verbraucht einen Großteil des Nährstoffanteils des Mehls. Dieser kann zwischen 5 und 8 Prozent betragen. des Lebensmittelwerts, und ich habe gelesen, dass er manchmal bis zu 20 Prozent beträgt. Liebig sagte, dass durch die Gärung in Deutschland täglich genug Nahrungsmaterial zerstört würde, um 400.000 Menschen mit Brot zu versorgen. Allerdings ist Hefebrot geschmacklich sehr angenehm und daher wahrscheinlich mehr wert als das unfermentierte Produkt.

Ein Einwand gegen Hefebrot besteht darin, dass beim Backen nicht die gesamte Hefe abgetötet wird und die alkoholische Gärung im Magen erneut beginnen kann. Abhilfe schafft hier die Verarbeitung des Brotes zu Zwieback. Frisches Brot ist nicht zum Verzehr geeignet, da es sehr selten richtig gekaut wird und wenn es lediglich angefeuchtet und im Mund in eine matschige Masse verwandelt wird, ist es schwer verdaulich.

Ungesäuertes Brot wird hergestellt, indem man das Mehl zu einer Paste verarbeitet, dünn ausrollt und gut backt. Es kann jede Art von Mehl verwendet werden. Dies ist das Passahbrot der Juden.

Dr. Grahams Brot wurde hergestellt, indem man Graham-Mehl ohne Sauerteig mit Wasser vermischte, den Teig gründlich vermischte, ihn mehrere Stunden stehen ließ und backte.

Makkaroni und Spaghetti werden durch Mischen von Hartweizenmehl mit Wasser ohne Sauerteig hergestellt. Durch die Zugabe von Eiern erhalten wir handelsübliche Nudeln. Die Paste wird nach Wunsch geformt .

Alle Brotsorten sollten gut durchgebacken sein. Beim Backen wird ein Teil der Stärke in Dextrin umgewandelt , das leicht verdaulich ist. Kekse sollten in einen heißen Ofen gestellt werden, Brot jedoch in einen mäßig erhitzten Ofen, da sich sonst zu schnell eine Kruste bildet.

Wenn Sie ein leichtes Produkt wünschen, sei es Brot, Kekse oder Kuchen, sieben Sie das Mehl immer wieder, damit es gut mit Luft gesättigt ist. Je mehr Luft es enthält, desto poröser wird das Endprodukt. Fünf oder sechs Siebe reichen aus.

Ungesäuertes Brot mit ausgezeichnetem Geschmack kann hergestellt werden, indem man entweder Sahne oder Butter als Backfett verwendet, das Brot sehr dünn ausrollt, wie Cracker, und es gründlich durchbackt.

Geraspelte Weizenkekse, Puffweizen und Puffreis, Weizenflocken und Maisflocken sind einige der guten Lebensmittel, die wir fertig kaufen können . Die meisten davon sollten lange genug in den warmen Ofen gestellt werden, damit sie knusprig werden. Gut zerkauen und entweder mit Butter oder Milch oder beidem einnehmen. Am besten nehmen Sie die Milch entweder vor oder nach dem Verzehr des Müsli ein. Diesen Lebensmitteln sollte kein Zucker zugesetzt werden. Wer nicht hungrig genug ist, um sie ohne Zucker zu essen, sollte fasten, bis der normale Hunger zurückkehrt.

Backpulverbrot ist sehr gut. Das Wesentliche ist gut gesiebtes Mehl, Flüssigkeit, gutes Backpulver, schnelles Mischen und ein heißer Ofen. Das folgende, von Dr. Tilden empfohlene Rezept ist gut: Zu einem Liter bestem Mehl, das zwei- oder dreimal gesiebt wurde, etwas Salz und einen gehäuften Teelöffel Backpulver hinzufügen. Nochmals dreimal sieben. Fügen Sie dann einen oder zwei Esslöffel weiche Butter hinzu. Mit Magermilch schnell zu einem ziemlich festen Teig verrühren. Der Teig sollte dünn ausgerollt und in kleine Kekse oder Streifen geschnitten werden. In eine Pfanne geben und im heißen Ofen backen, bis unten und oben eine knusprige Kruste entsteht. Dies dauert etwa zwanzig Minuten. Je gründlicher und schneller der Teig gemischt wird, desto besser ist das Ergebnis.

Diese Kekse oder Brotstangen sind gut, am besten immer dann, wenn sie eher dünn sind und nach dem Backen nicht dicker als 2,5 cm sein dürfen. Wenn versucht wird, ein relativ dickes Brot zu backen, ist dies im Allgemeinen ein Fehlschlag. Verwenden Sie die gewünschten Anteile an Weiß- und Vollkornmehl.

Wenn man noch mehr Butter oder etwas Sahne hinzufügt und es dünn ausrollt, eignet es sich sehr gut für den Brotteil von Shortcakes.

Toast : Schneiden Sie jede Art von Brot in ziemlich dünne Scheiben, vorzugsweise altbackenes Brot. Legen Sie die Scheiben in einen mäßig heißen Ofen und lassen Sie sie dort ruhen, bis sie durch und durch knusprig sind. Das verbrannte Brot, das im Allgemeinen als Toast serviert wird, ist nicht besser als ungetoastetes Brot.

Vollkornmuffins : Eine Tasse Vollkornmehl; eine Tasse Weißmehl; eine viertel Tasse Zucker; ein Teelöffel Salz; eine Tasse Milch; ein Ei; zwei Esslöffel geschmolzene Butter; vier Teelöffel Backpulver. Trockene Zutaten mischen; Fügen Sie nach und nach Milch hinzu, dann Eier und geschmolzene Butter. In Edelsteinformen füllen und im heißen Ofen 25 Minuten backen.

Ingwerbrot : Eine Tasse Melasse; ein und drei Viertel Teelöffel Soda; eine halbe Tasse Sauermilch; zwei Tassen Mehl; ein halber Teelöffel Salz; eine dritte Tasse Butter; zwei Eier; zwei Teelöffel Ingwer. Butter und Melasse in einen Topf geben und erhitzen, bis der Siedepunkt erreicht ist. Vom Herd nehmen, Soda hinzufügen und kräftig schlagen. Dann Milch, gut geschlagenes Ei und die restlichen Zutaten hinzufügen und durchsieben. 25 Minuten in einer mit Butter bestrichenen, flachen Pfanne bei mittlerer Hitze backen.

Vanillepudding : Drei Tassen Milch; drei Eier; eine halbe Tasse Zucker; ein halber Teelöffel Vanille; Prise Salz. Eier schlagen, Zucker und Salz hinzufügen; dann Brühmilch und Vanille hinzufügen; gut mischen. In Tassen füllen, in einen Topf mit heißem Wasser im Ofen stellen und zwanzig bis fünfundzwanzig Minuten backen. Kalt servieren.

Vanillepudding kann auch im Wasserbad gekocht oder in einer großen Pfanne gebacken werden.

Dies ist kein Müsligericht, aber das nächste schon.

Reispudding : Zu gut gekochtem Reis ein paar Rosinen und eine kleine Menge Zucker hinzufügen . Die Rosinen können mit dem Reis oder separat gekocht werden. Geben Sie den Reis und die Rosinen in eine Auflaufform, gießen Sie die gleiche Menge rohen Vanillepudding darüber und backen Sie wie für Vanillepudding beschrieben. Entweder in einzelnen Tassen oder in der Pfanne backen. Wenn Sie fertig sind, liegt die Vanillesoßeschicht oben und der Reis und die Rosinen unten.

Makkaroni und Käse : Dreiviertel Tasse Makkaroni in Stücke gebrochen; zwei Liter kochendes Wasser; ein halber Esslöffel Salz. Kochen Sie die Makkaroni zwanzig Minuten lang in Salzwasser, bei Bedarf auch länger, damit sie zart werden. Abfluss. Eine Schicht Makkaroni in eine gebutterte Auflaufform geben; Mit Käse bestreuen und den Vorgang wiederholen, bis die letzte oder oberste Käseschicht entsteht. Milch einfüllen, bis es fast bedeckt ist. In den Ofen geben und backen, bis die oberste Käseschicht braun ist.

Maisbrot: Zwei Tassen Maismehl; eine halbe Tasse Weizenmehl; ein Esslöffel Zucker; ein halber Teelöffel Salz; zwei Teelöffel Backpulver; zwei Eier; eine und drei Viertel Tassen Milch. Maismehl, Mehl, Backpulver, Salz und Zucker vier- bis fünfmal sieben; Eier und Milch hinzufügen; Gut umrühren, in eine heiße, mit Butter bestrichene Pfanne gießen; Glätten Sie die Oberseite mit etwas zerlassener Butter, damit die Kruste knusprig wird. Im heißen Ofen schön braun backen.

Ein weiteres Rezept für Maisbrot ist: Zu einer Tasse Weizenmehl zwei Tassen Maismehl hinzufügen; zwei Eier; ein gehäufter Teelöffel Butter oder Cottolene ; ein gehäufter Teelöffel Backpulver; eine Prise Limonade, ein knapper vierter Teelöffel; ein halber Teelöffel Salz. Vorbereiten, mit Milch zu einem Teig verarbeiten und wie im ersten Rezept beschrieben backen.

Maisbrei : Maismehl in klarem Wasser kochen, bis es gar ist. Es kann über dem Feuer, in einem feuerlosen Herd oder im Wasserbad gekocht werden. Mit reichhaltiger Milch servieren; nach Belieben etwas Salz hinzufügen.

Haferflocken : In einen Wasserbad geben und kochen lassen, bis es sehr zart ist. Es kann auch über Nacht in einem feuerlosen Herd gekocht werden . Es muss mehrere Stunden gekocht werden, bevor es genießbar ist. Alle Lebensmittel dieser Art sollten gründlich gekocht werden, und sie können alle zu Brei verarbeitet werden, was besser ist.

Der Einwand gegen alle matschigen Lebensmittel ist, dass sie kaum jemals richtig gekaut werden. Die Folge ist, dass sie im Verdauungstrakt fermentieren, insbesondere wenn sie, was in der Regel der Fall ist, mit Zucker verzehrt werden. Am besten nehmen Sie die breiigen Speisen mit Milch und etwas Salz oder mit Butter zu sich. Bei dieser Art des Verzehrs besteht nicht die Neigung zu übermäßigem Essen wie bei der Verwendung von Zucker. Vor allem Kinder essen von diesen Lebensmitteln mehr, als ihnen gut tut, wenn sie diese zusammen mit Süßigkeiten zu sich nehmen dürfen. Porridge ist stärker verdünnt als Brei und daher ist die Gefahr, zu viel zu essen , nicht so groß.

Gekochter Reis : Die beste Art, ihn zu kochen, ist in einem Wasserbad oder einem Herd ohne Feuer. Jedes Korn sollte zart sein. Kochen Sie es in klarem Wasser. Ein Umrühren ist nicht notwendig, aber wenn der Reis trocken wird, noch etwas Wasser hinzufügen. Wenn Sie Reis und Milch wünschen, erwärmen Sie die Milch und fügen Sie sie hinzu, wenn der Reis fertig ist. Wie Haferflocken servieren. Zucker auf Müsli zu geben ist Unsinn. Sie sind sehr reich an Stärke und Zucker ist in etwa das Gleiche wie Stärke. Zucker regt den Appetit an, weshalb Menschen, die ihn in Müsli verwenden, zu viel von diesem konzentrierten Lebensmittel essen.

Reis und Rosinen : Wird wie gekochter Reis zubereitet, mit der Ausnahme, dass dem Reis und dem Wasser beim ersten Kochen Rosinen hinzugefügt werden. Mit Milch ergibt das ein gutes Frühstück oder Mittagessen.

KOMBINATIONEN.

Getreidestärken können in Kombination mit Fetten wie Sahne, Butter, Olivenöl und anderen Pflanzenölen verzehrt werden.

Sie lassen sich gut mit allen Milchprodukten wie Milch und Käse kombinieren.

Stärke lässt sich gut mit Nüssen kombinieren. Nehmen Sie ein Stück Vollkorn-Zwieback und einige Pekannüsse, kauen Sie sowohl das Brot als auch die Nüsse gut und Sie werden feststellen, dass dies eine ausgezeichnete Mahlzeit ist.

Es ist nichts Unvereinbares daran, Getreide mit Fleisch zu essen, aber es führt im Allgemeinen zu Problemen, denn die Menschen essen genug Fleisch für eine Mahlzeit und dann auch genug Stärke für eine komplette Mahlzeit. Dieses übermäßige Essen ist schädlich. Außerdem sind die Stärkeverdauung und die Fleischverdauung unterschiedlich und finden in unterschiedlichen Teilen des Verdauungstrakts statt. Daher ist es am besten, stärkehaltige Lebensmittel und Fleisch zu unterschiedlichen Mahlzeiten zu sich zu nehmen. Wer sich in Maßen ernährt, kann Stärke und Fleisch in derselben Mahlzeit essen, ohne in Schwierigkeiten zu geraten.

Im Winter ist es in Ordnung, zu den süßen Früchten Stärke zu sich zu nehmen.

Vermeiden Sie am besten das Mischen von saurem Obst und Getreide. Selbst gesunde Menschen empfinden ein Frühstück mit Orangen und Brot nicht so gut wie eines mit Milch und Brot. Der Speichel, der Ptyalin enthält, wird im Mund abgesondert. Das Ptyalin startet die Stärkeverdauung, funktioniert aber in Gegenwart von Säure nicht. Durch den Verzehr von sauren Früchten wird der Mund vorübergehend übersäuert, sodass die Stärke nicht den Nutzen aus der Mundverdauung zieht, den sie eigentlich hätte. Die Folge ist eine erhöhte Fermentationsneigung im Verdauungstrakt.

Um die besten Ergebnisse zu erzielen, ist es unbedingt erforderlich, alle stärkehaltigen Lebensmittel gut zu kauen. Geschieht dies nicht, ist es nur eine Frage der Zeit, bis es zu Verdauungsbeschwerden kommt, die in der Regel mit starker Säure- und Blähungen einhergehen. Dieser Zustand ist der Auslöser vieler Krankheiten.

Rezepte für Kuchen und Torten werden in diesem Buch nicht gegeben. Je weniger diese Verbindungen verwendet werden, desto besser. Sie erfreuen sich großer Beliebtheit und lassen sich nach Anleitung in herkömmlichen

Kochbüchern zubereiten. Kuchen sollten mit dünner Kruste hergestellt werden, die sowohl auf der Unterseite als auch auf der Oberseite knusprig gebacken sein sollte. Die besten Kuchen sind die einfachen.

Beim Verzehr von Desserts sollte von anderen Nahrungsmitteln weniger gegessen werden. Die meisten Menschen machen den Fehler, mehr als genug Grundnahrungsmittel zu sich zu nehmen, und verschlimmern das Ganze dann noch durch den Verzehr eines Nachtischs.

Kapitel XV.

Knollen.

==
=== ===================
Pro- Carbohy - Kalorien
Wasser und Fett Asche pro Pfund

. ————————————————— —————————

————————— Kartoffel............ 78,3 2,2 0,1 18,0 1,0 375
Süßkartoffel...... 51,9 3,0 2,1 42,1 ,9 925 Topinambur. 78,7 2,5 0,2 17,5 1,1

Die beiden Knollen, die von besonderem Interesse sind, sind die irische Kartoffel und die Süßkartoffel. Ersteres lässt sich einfach und kostengünstig auf großen Flächen anbauen und stellt daher einen großen Teil der Nahrung vieler Menschen dar. Richtig zubereitet ist es leicht verdaulich und sehr nahrhaft.

Die Süßkartoffel ist ein reichhaltigeres Nahrungsmittel als die irische Kartoffel, aber aufgrund ihres hohen Zuckergehalts werden die Menschen schnell von ihr überdrüssig. Die südlichen Neger lieben dieses Essen sehr.

Wie alle anderen Stärken müssen Kartoffeln gründlich gekaut werden, da sie sonst mit der Zeit zerfallen. Kartoffeln haben eine solche Konsistenz, dass sie ohne richtige Zubereitung im Mund leicht zerkleinert werden können. Mit der Zeit protestieren die Verdauungsorgane.

Eine neue Knolle erregt große Aufmerksamkeit. Es ist das Dasheen. Es soll einen sehr angenehmen Geschmack haben, nach dem Kochen mehlig sein und Spitzen ergeben, die auf die gleiche Weise wie Spargel verwendet werden können. Der Dasheen benötigt für sein Wachstum ein eher warmes Klima.

VORBEREITUNG.

Backen : Alle Knollen können gebacken werden. Reinigen und in den Ofen stellen; backen, bis es weich ist. Eine mittelgroße Kartoffel ist in etwa einer Stunde fertig. Wenn die Kartoffeln nach dem Backen matschig sind , schmecken sie nicht so gut. Um dies zu beheben, stechen Sie mit einer Gabel hinein, nachdem sie eine Weile im Ofen waren. Dadurch kann ein Teil des Dampfes entweichen und die Kartoffeln werden mehlig. Wenn sich eine Gabel leicht in die Kartoffel stechen lässt, ist sie gar.

Wenn die Kartoffeln gut gereinigt sind, spricht nichts dagegen, nach dem Backen einen Teil der Schale mitzuessen. Das feinste Aroma steckt direkt unter der Jacke. Dieser Teil enthält einen großen Teil der Salze.

Kochen : Alle Knollen können gekocht werden. Behalten Sie am besten die Jacke an, da sonst ein großer Teil der Salze und Nährstoffe verloren geht. Wenn Ihnen die im Mantel gekochten Kartoffeln zu stark gewürzt erscheinen, schneiden Sie ein Ende ab, bevor Sie sie ins Wasser legen. Das Kochen einer mittelgroßen irischen Kartoffel dauert etwa dreißig bis vierzig Minuten. Testen Sie mit einer Gabel, genau wie bei einer Ofenkartoffel, um festzustellen, ob es gar ist.

Kartoffeln sollten niemals geschält und eingeweicht werden. Sollen sie ohne Schale gekocht werden, sollten sie unmittelbar nach dem Schälen gegart werden.

Gedämpfte Kartoffeln sind gut.

Gegen das Kartoffelpüree und die Zugabe von Milch, Sahne oder Butter ist nichts einzuwenden, sofern die Kartoffeln beim Verzehr gründlich gekaut werden. Wenn die Kartoffeln zerstampft werden, sollte dies so gründlich geschehen, dass kein Klumpen entsteht.

In Fett gekochte Kartoffeln sind eine Abscheulichkeit. Das Fett ruiniert einen Teil der Kartoffel und macht den Rest schwerer verdaulich. Kartoffelchips, französische Bratkartoffeln und deutsche Bratkartoffeln sind für Menschen, die überwiegend drinnen leben, zu schwer verdaulich. Sie sollten sehr selten verwendet werden.

KOMBINATIONEN.

Am besten verzehrt man Kartoffeln in Kombinationen, wie sie zum Beispiel zu Müsli gegeben werden. Sie werden üblicherweise mit Fleisch und Brot eingenommen. Diese Kombination ist eine der Ursachen für übermäßiges Essen. Gelegentlich können sie mit Fleisch gegessen werden, dies sollte jedoch nicht zur Gewohnheit werden. Nehmen Sie sie als Hauptbestandteil der Mahlzeit ein. Ofenkartoffeln und Butter mit einem Glas Milch ergeben eine sehr sättigende Mahlzeit. Ein gutes Abendessen kann aus Kartoffeln mit gekochtem saftigem Gemüse und einem oder zwei rohen Salatgemüsen mit den üblichen Dressings zubereitet werden. Es ist am besten, Kartoffeln und saure Früchte nicht in derselben Mahlzeit zu essen.

Bei der Auswahl der Lebensmittel sollte man bedenken, dass in der Regel nur ein schweres, konzentriertes Lebensmittel zu einer Mahlzeit gegessen werden sollte, denn wenn man zwei, drei oder sogar vier konzentrierte Lebensmittel zu sich nimmt, wird der Appetit durch jedes neue Essen so sehr angeregt und angeregt Gericht, dass, bevor man sich dessen bewusst ist, eine übermäßige Menge an Nahrung eingenommen wurde.

Kapitel XVI.

FRÜCHTE.

===
=== ===================

Pro- Ätherisch Kohlenhydrate – Kalorien,
Wasser , Tein, Extrakte , Asche pro Pfund

——————————— Äpfel...... ..... . 84,6 0,4 0,5 14,2 0,3 290
Bananen.......... 75,3 1,3 0,6 22,0 0,8 460 Feigen, frisch...... 79,1 1,5 ...
18,8 0,6 380 Zitronen...... ..... 89,3 1,0 0,7 8,5 0,5 205
Warzenmelonen....... 89,5 0,6 ... 9,3 0,6 185 Orangen.......... 86,9 0,8 0,2
11,6 0,5 240 Pfirsiche.......... 89,4 0,7 0,1 9,4 0,4 190 Birnen............
80,9 1,0 0,5 17,2 0,4 ... Kakis....... 66,1 0,8 0,7 31,5 0,9 630 Rhabarber,
Stiel... 94,4 0,6 0,7 3,6 0,7 105 Erdbeeren 90,4 1,0 0,6 7,4 0,6 180
Wassermelone....... 92,4 0,4 0,2 6,7 0,3 140

Trockenfrüchte :

Äpfel...... ..... 26,1 1,6 2,2 68,1 2,0 1350
Aprikosen......... 29,4 4,7 1,0 62,5 2,4 1290 Zitronen.......... 19,0 0,5 1,5
78,1 0,9 1525 Daten............. 15,4 2,1 2,8 78,4 1,3 1615 Abb..............
18,8 4,3 0,3 74,2 2,4 1475 Pflaumen...... ..... 22,3 2,1 ... 73,3 2,3 1400
Rosinen.......... 14,6 2,6 3,3 76,1 3,4 1605 Johannisbeeren......... 17,2 2,4
1,7 74,2 4,5 1495 ————————————————————————————————

Aprikosen, Avocados, Brombeeren, Kirschen, Preiselbeeren, Johannisbeeren, Stachelbeeren, Weintrauben, Heidelbeeren, Maulbeeren, Nektarinen, Oliven, Ananas, Pflaumen, Himbeeren und Heidelbeeren sind einige der anderen saftigen Früchte. Sie ähneln in ihrer Zusammensetzung dem Apfel, enthalten viel Wasser und im Allgemeinen 6 bis 15 Prozent Kohlenhydrate (Zucker). Oliven und Avocados sind reich an Öl.

Wenn Sie möchten, können Sie Rhabarber, Wassermelonen und Zuckermelonen als Gemüse einstufen. Auf dem Tisch wirken sie eher wie Früchte, weshalb sie hier aufgeführt werden. Melonen sind ein gutes Essen für heißes Wetter. Es handelt sich größtenteils um Wasser, das rein ist. Bei heißem Wetter ist es jederzeit in Ordnung, eine Mahlzeit aus Melonen und nichts anderem zuzubereiten. Die Melonen sind so wässrig, dass sie den Magensaft stark verdünnen. Das Ergebnis ist, dass sie sich beim Verzehr mit konzentrierten Nahrungsmitteln wiederholen, was auf eine Verdauungsstörung hindeutet.

Früchte werden im Allgemeinen nicht gegessen, weil sie eine große Menge an Nährstoffen enthalten. Sie haben einen sehr angenehmen Geschmack und enthalten Salze und Säuren, die der Körper benötigt.

Die verschiedenen Körperflüssigkeiten sind alkalisch, und die Früchte liefern die Salze, die dazu beitragen, dass sie alkalisch bleiben. Einige Sekrete und Ausscheidungen sind von Natur aus sauer. Manchmal gerät der Körper in einen übersäuerten Zustand, aber das liegt sehr selten daran, dass man zu viel Obst isst. Sie wird im Allgemeinen durch eine pathologische Fermentation von Nahrungsmitteln im Verdauungstrakt verursacht. Die Salze und Säuren der Früchte werden im Magen aufgespalten und tragen zur Bildung basischer Stoffe bei.

Das Wasser der Frucht ist sehr rein, von Natur aus destilliert. Die sauren Früchte wirken erfrischend und hilfreich bei Neigung zur Galle. Früchte reinigen sowohl den Verdauungstrakt als auch das Blut.

Früchte wachsen am häufigsten in warmen Klimazonen und sollten dort am häufigsten verwendet werden. In gemäßigten Klimazonen sollten sie bei warmem Wetter am häufigsten gegessen werden.

Junge, kräftige Menschen können zu jeder Jahreszeit im Rahmen des Zumutbaren so viele Früchte essen, wie sie möchten. Dünne, nervöse und hochbetagte Menschen sollten den Großteil ihres Obstkonsums im Sommer verzehren. Im Winter neigt man dazu, nach einer Mahlzeit mit saurem Obst zu frösteln. Im Sommer tragen solche Mahlzeiten nicht zur Belastung des Lebens bei, da sie den Teilnehmer übermäßig warm machen.

Der Apfel ist vielleicht die beste Allroundfrucht überhaupt. Es wird in vielen Ländern und Klimazonen angebaut. Es gibt Äpfel in den unterschiedlichsten Sorten, von sehr säuerlichen bis hin zu solchen, die so mild sind, dass die Säure geschmacklich kaum wahrnehmbar ist. Übergewichtige Menschen können mit Nutzen saure Äpfel essen. Dünne, zappelige Personen sollten lieber auf die milderen Sorten zurückgreifen. Der Saft von Äpfeln, süßer Apfelwein, frisch ausgepresst, ist ein sehr angenehmes Getränk und kann zu Obstgerichten eingenommen werden.

Die Avocado ist eine gute Salatfrucht. Es ist ziemlich ölig. Eine Kombination aus Avocado und Salat ergibt einen guten Salat.

Dank des schnellen Transports ist die Banane zu einem Grundnahrungsmittel geworden. Es wird allgemein angenommen, dass Bananen sehr stärkehaltig und eher unverdaulich sind. Das gilt zwar, wenn sie grün sind, nicht aber, wenn sie reif sind. Grüne Bananen eignen sich ebenso wenig als Lebensmittel wie grüne Äpfel. Reife Bananen sind weder stärkehaltig noch unverdaulich. Wenn die Banane reif ist, enthält sie einen Rest Stärke, der Rest ist in Zucker umgewandelt. Eine reife Banane ist mild und süß, aber fest. Die Haut ist entweder ganz schwarz oder fleckig, das Fleisch ist jedoch fleckenlos. Die besten Bananen sind oft für die Hälfte des Preises der noch nicht genießbaren Bananen zu kaufen.

Bananen sind ein reichhaltiges Lebensmittel. Gewicht für Gewicht enthalten sie mehr Nährstoffe als irische Kartoffeln. Ein paar Nüsse oder ein Glas Milch und Bananen ergeben eine gute Mahlzeit. Bananen enthalten so viel Zucker, dass es nicht notwendig ist, Brot oder andere Stärkeprodukte dazu zu essen. Wer einen normalen Geschmack hat, verdirbt gute Bananen nicht durch die Zugabe von Zucker und Sahne. Bei gutem Kauen ist der Geschmack ausgezeichnet und kann durch die Verwendung von Dressings nicht verbessert werden.

Stellen Sie sicher, dass die Kinder gelernt haben, gut zu kauen, bevor Sie Bananen geben, und geben Sie dann nur reife Bananen. Das Fruchtfleisch der Banane ist so glatt und glitschig, dass Kinder es oft in großen Klumpen verschlucken und dann oft leiden.

Limonade kann zu Obst- oder Fleischgerichten eingenommen werden. Wie üblich ist es sehr nahrhaft, da es viel Zucker enthält. Diejenigen, die unter einer trägen Leber leiden, können davon profitieren, aber je weniger Zucker verwendet wird, desto besser. Andere Fruchtsäfte können ebenfalls verwendet werden, sie sollten jedoch frisch sein. Wenn sie in Flaschen abgefüllt werden, achten Sie darauf, dass darin keine Gärung stattfindet. Diese Säfte können zu den gleichen Mahlzeiten wie Limonade serviert werden. Die meisten von ihnen erfordern eine Verdünnung. Traubensaft ist sehr reichhaltig und ein großes Glas reinen Safts ergibt ein gutes Sommermittagessen. Es sollte langsam genippt werden. Wer die Kombination mag, kann eine Mahlzeit aus Fruchtsaft und halber Milchmischung zubereiten.

Trauben und Erdbeeren, die von den meisten genossen werden, sind bei manchen Menschen nicht beliebt. Die Schale der Concord-Traube sollte abgelehnt werden, da sie viele irritiert. Wenn sie genossen werden, können die Schalen der meisten Früchte gegessen werden. Wenn Äpfel geschält werden, verlieren sie einen Teil ihres Aromas.

Oliven werden im Allgemeinen eingelegt gegessen. Für die meisten Menschen schmeckt die Frucht im Naturzustand sehr unangenehm. Die reife Olive hat einen besseren Geschmack als die grüne, die normalerweise zunächst nicht genossen wird.

Die süßen Früchte, darunter getrocknete Johannisbeeren, Rosinen, Feigen und Datteln sowie Bananen, dienen dem Körper in gleicher Weise wie Brot und können jederzeit durch Stärke ersetzt werden. Sie können zu jeder Jahreszeit gegessen werden, werden aber am häufigsten bei kaltem Wetter gegessen. Eine mäßige Menge davon kann mit Brot gegessen werden, oder sie können allein, mit Milch, mit Nüssen oder mit sauren Früchten eingenommen werden. Sie sind sehr nahrhaft, sodass man nicht viel davon braucht, um eine Mahlzeit zuzubereiten. Um den vollen Nutzen zu erzielen, müssen Sie gründlich kauen. Sie enthalten Zucker in seiner besten Form, Zucker, der nicht dadurch verarmt, dass ihm seine Salze entzogen werden. Traubenzucker benötigt nur sehr wenig Vorbereitung, bevor er ins Blut gelangt. Stärke und Zucker sind als Nährstoffe gleichwertig. Es scheint, dass der Zucker schneller zur Energiegewinnung zur Verfügung steht als die Stärke. Amerikaner werden im Allgemeinen schnell von süßen Speisen überdrüssig, obwohl sie enorme Mengen an raffiniertem Zucker konsumieren, aber in tropischen Ländern sind Feigen und Datteln vielerorts Grundnahrungsmittel und die Einwohner genießen sie Tag für Tag, so wie wir einige unserer Grundnahrungsmittel genießen . Es ist eine Frage der Gewohnheit. Wer sich nicht übersättigt, wird von einem bestimmten Diätartikel nicht so schnell müde.

VORBEREITUNG

Die meisten Früchte schmecken am besten roh. Dann liegen ihre Säuren und Salze in ihrer am besten verfügbaren Form vor. Wer sich nach dem Verzehr saurer Früchte unwohl fühlt, weiß möglicherweise, dass er seine Verdauungsorgane missbraucht hat, und sollte dies zum Anlass nehmen, seine Nahrungsaufnahme zu reduzieren, seine Ernährung zu vereinfachen, besser zu kauen und mehr Rohkost zu sich zu nehmen. Wer zu viel Stärke isst oder viel Alkohol zu sich nimmt, entwickelt einen gereizten Magen, der die belebenden Fruchtsäfte ablehnt.

Zur Abwechslung können Früchte gekocht werden. Je einfacher sie zubereitet werden, desto besser. Verwenden Sie Zucker immer in Maßen, egal ob die Früchte gedünstet oder gebacken werden sollen.

Zum Schmoren Obst putzen und ggf. schälen . In ausreichend Wasser schmoren, bis es weich ist. Wenn es fast fertig ist, fügen Sie so viel Zucker hinzu, wie nötig ist. Beim Schmoren wird daher weniger Zucker benötigt, als wenn das Süßen zu Beginn erfolgt.

Kompott kann durch Zugabe von Rosinen, Feigen oder Datteln gesüßt werden. Das wird von vielen genossen. Feigen und Datteln allein gedünstet sind für viele Geschmäcker zu süß. Abhilfe schafft hier die Zubereitung einer Soße aus Feigen oder Datteln mit säuerlichen Äpfeln oder anderen sauren Früchten, die in solchen Kombinationen gut ankommen.

Bratapfel : Ganze Äpfel in eine große, tiefe Pfanne geben; Fügen Sie jedem Apfel etwa eine dritte Tasse Wasser und eineinhalb Teelöffel Zucker hinzu.

In den Ofen geben und backen, bis die Schale aufplatzt und die Äpfel durchgebacken sind. Mit dem gesamten Saft servieren.

Gekochter Apfel : Ganze Äpfel in einen Schmortopf geben; Geben Sie zu jedem Apfel zwei Teelöffel Zucker und eine Tasse oder mehr Wasser. Falls gewünscht, weniger Zucker verwenden. Decken Sie das Gefäß gut ab und lassen Sie es mäßig kochen, bis die Schale platzt und die Äpfel gar sind.

Alle gedünsteten Früchte sollten durchgegart sein. Vermeiden Sie es, die Fruchtsaucen zu süß zu machen.

Geschmorte Pflaumen : Eine gute Pflaume braucht keine Süßung. Schmoren, bis es weich ist. Es empfiehlt sich, die Pflaumen vor dem Schmoren einige Stunden einweichen zu lassen. Rosinen können auf die gleiche Weise behandelt werden.

Pflaumen können gewaschen und in eine Schüssel gegeben werden; Fügen Sie dann so viel heißes Wasser hinzu, dass sie etwa zur Hälfte bedeckt sind. Decken Sie die Form gut ab und stellen Sie sie über Nacht beiseite . Die Pflaumen müssen vor dem Verzehr nicht weiter zubereitet werden. Wenn die Abdeckung nicht dicht ist, muss mehr Wasser verwendet werden. Rosinen und getrocknete Feigen können auf die gleiche Weise behandelt werden.

Leider sind die meisten unserer Trockenfrüchte geschwefelt . Es werden schwefelige Säuredämpfe eingesetzt, und Sie können sicher sein, dass dies den Früchten nicht gut tut. Wenn Sie ungeschwefeltes Obst bekommen können , tun Sie dies. Der Schwefelungsprozess ist beliebt, weil er als Konservierungsmittel wirkt, und er ist profitabel, weil er den Früchten ermöglicht, mehr Wasser zu speichern, ohne zu verderben, als dies sonst möglich wäre.

Obst einmachen : Das Einmachen von Obst ist sehr einfach, erfordert aber Pflege. Wählen Sie Früchte aus, die nicht überreif sind. Der Arbeitsraum sollte sauber sein, ebenso die Dosen und Deckel. Es reicht nicht aus, die Dosen mit klarem Wasser auszuspülen. Sowohl die Gläser als auch die Deckel sollten unmittelbar vor der Verwendung aus dem kochenden Wasser genommen werden.

Verwenden Sie nur gesundes Obst, kochen Sie es ausreichend und fügen Sie den Zucker hinzu, wenn das Obst fast gar ist. Wenn Sie die Früchte in Sirup kochen, achten Sie darauf, dass der Sirup nicht zu stark ist. Noch glühend heiß in das Glas geben, das Glas so voll wie möglich füllen, sofort den Deckel aufsetzen und drehen, bis er fest sitzt; Stellen Sie das Glas einige Stunden lang auf den Kopf, um zu sehen, ob es ausläuft. wieder festziehen und an einem kühlen Ort aufbewahren.

Eine noch bessere Möglichkeit, insbesondere für Beeren, besteht darin, das Glas mit Früchten zu füllen, Sirup darüber zu gießen, die Gläser in einen Behälter mit Wasser zu stellen und dieses Wasser kochen zu lassen, bis die Beeren gar sind; Anschließend die Gläser richtig füllen und verschließen. Einige Beeren, die beim Kochen in Sirup ihre Farbe verlieren, behalten diese bei dieser Behandlung.

Obstkonserven sind nicht so gut wie die frischen, aber besser als keines. Stellen Sie sicher, dass sie beim Öffnen nicht gären. Bei richtiger Pflege ist ein verdorbenes Glas eine Seltenheit. Wenn Sie Zweifel an der Frucht haben, brühen Sie sie vor der Verwendung ab und lassen Sie sie abkühlen. Dadurch werden die Fermente zerstört.

Frisches Obst ist das Beste. Als nächstes kommt frisch gedünstetes oder gebackenes Obst. Wenn kein anderes Obst erhältlich ist, besorgen Sie sich gutes Trockenobst und schmoren Sie es.

KOMBINATIONEN.

Früchte können mit fast allen Nahrungsmitteln kombiniert werden, außer solchen, die reich an Stärke sind, und selbst diese Kombination kann gelegentlich verwendet werden, obwohl sie nicht die beste ist. Ich habe gesehen, wie Menschen, die als unheilbar galten, gesund wurden, obwohl ihr Frühstück hauptsächlich aus Apfelmus und Toast bestand. Kranke Menschen sollten eine solche Kombination jedoch gänzlich vermeiden, Gesunde dagegen möglichst. Das Frühstück mit Müsli und Obst ist ein Fehler. Diejenigen, die sich so ernähren, mögen sagen, dass sie keine schlechten Ergebnisse verspüren, aber die Zeit wird es zeigen. Nirgendwo in unserer Art der Ernährung verlangt die Natur von einem gesunden Menschen, dass er sich an die Kreidelinie hält . Sie verlangt nur, dass er vernünftig ist. Wenn es Ihnen also gut geht und Sie Lust auf einen Shortcake zum Abendessen haben, dann nehmen Sie ihn. Aber der Shortcake sollte die Mahlzeit sein und nicht das Ende einer Mahlzeit, die bereits zu viel Essen geliefert hat.

Obst lässt sich gut mit Milch und Käse kombinieren. Der gegenteilige Eindruck, der sowohl von medizinischen als auch von Laienautoren gewonnen wurde, ist auf falsche Schlussfolgerungen zurückzuführen, die auf Prämissen beruhen, die nicht auf Fakten beruhen. Milch und Obst, und nichts anderes, ergeben im Sommer eine sehr gute Mahlzeit.

Obstsalate : Es kann eine große Vielfalt dieser Salate zubereitet werden. Nehmen Sie zwei oder drei der saftigen Früchte, schneiden Sie sie in Scheiben und mischen Sie sie. Mit etwas Zucker, Salz und Olivenöl oder einfach Olivenöl oder ohne Dressing anrichten. Manche mögen ein Dressing aus Sauerrahm oder Hüttenkäse, das eher gut verdünnt ist. Auch Rosinen und andere süße Früchte können verwendet werden. Reife Bananen können eine der Zutaten sein.

Ein solcher Salat kann mit einer Fleisch- oder Nussmahlzeit gegessen werden oder er kann als eigenständige Mahlzeit verwendet werden. Obst und Hüttenkäse ergeben eine köstliche und nahrhafte Mahlzeit. Ein mit Nüssen bestreuter Obstsalat bewirkt dasselbe.

Erdbeeren und Tomatenscheiben mit Hüttenkäse sind eine gute Mahlzeit.

Salat, Sellerie und Tomaten können in Obstsalaten verwendet werden.

Als Beispiel seien einige Obstsalate genannt: Äpfel, Weintrauben und Salat; Pfirsiche, Erdbeeren und Sellerie; Bananen, Ananas und Nüsse; Erdbeeren, Tomaten und Salat. Kombinieren Sie es nach Geschmack und kleiden Sie es ebenfalls, aber vermeiden Sie große Mengen Sahne und Zucker, nicht nur auf Ihren Salaten, sondern auf allen Früchten. Es sollte keine Säure erforderlich sein, aber wenn Sie möchten, können Sie Zitronensaft verwenden oder Orangen in den Salat geben.

Kapitel XVII.

ÖLE UND FETTE.

Öle und Fette sind die konzentriertesten Lebensmittel, die wir haben. Gewicht für Gewicht enthalten sie mehr als doppelt so viel Kraftstoff oder Energie wie jedes andere Lebensmittel. In Maßen eingenommen sind sie leicht verdaulich, bei übermäßiger Einnahme werden sie jedoch zu einer Belastung für den Organismus. Etwa 7 bis 8 Prozent des Gewichts eines normalen Körpers besteht aus Fett, und dieses Fett wird hauptsächlich aus den in den Körper aufgenommenen fetthaltigen Nahrungsmitteln gebildet, ergänzt durch Zucker und Stärke.

Wenn der Körper sehr fett wird, handelt es sich um eine Krankheit, die man Fettleibigkeit nennt. Dicke Menschen sind nie gesund. Das Fett übernimmt den Platz, den normale Gewebe und Organe einnehmen sollten. Es verstopft das Herz und die Lunge und ersetzt sogar die Muskelzellen im Herzen. Die Folge ist, dass Herz und Lunge überlastet und überlastet sind und das Blut nicht mehr mit Sauerstoff versorgt wird. Nicht nur die Lunge schnappt nach etwas Bewegung nach Luft, sondern der gesamte Körper. Viel Fett schadet der Gesundheit ebenso wie der Schönheit. Wer übergewichtig wird, sollte weniger konzentrierte Lebensmittel zu sich nehmen und sich mehr körperlich betätigen.

Unsere Hauptfettlieferanten sind Sahne und Butter, Pflanzenöle, Nüsse und Tierfleisch. Die meisten Fleischsorten, insbesondere wenn sie reif sind, enthalten viel Fett. Wenn das Fett mit dem Fleisch vermischt ist, ist es schwieriger zu verdauen als das magere Fleisch. Frischer Fisch, der zumeist sehr wenig Fett enthält, ist sehr leicht verdaulich, während das fetteste aller Fleischsorten, Schweinefleisch, schwer verdaulich ist.

Es besteht ein instinktives Verlangen nach Fett bei Nahrungsmitteln, die wenig oder gar kein Fett enthalten. Deshalb verwenden wir Butter zu Müsli und magerem Fisch und Öldressings zu Gemüse. In Maßen ist das in Ordnung. Fette sind nicht sehr reich an Salzen, die über andere Lebensmittel zugeführt werden müssen.

Aufgrund ihres hohen Brennwerts werden Fette in kalten Klimazonen natürlicherweise mehr verbraucht als in heißen Klimazonen. Die Esquimeaux gedeihen, wenn ein großer Teil ihrer Ration aus Fett besteht. Eine solche Diät würde Menschen in milderen Klimazonen bald Übelkeit bereiten.

Beim Kochen werden zu viele Fette und Öle verwendet. Frittierte und in Öl gegarte Speisen werden dadurch unverdaulich. Manchmal lesen wir

Anweisungen, keine tierischen Fette zu verwenden, sondern zum Braten Olivenöl oder Baumwollsamenöl zu verwenden. Es ist schlecht zu kochen, egal ob das Fett tierischen oder pflanzlichen Ursprungs ist.

Was den Nährwert und die Verdaulichkeit betrifft, gibt es keinen Unterschied zwischen tierischen und pflanzlichen Fetten. Frische Butter ist sehr gut, Olivenöl auch. Einige Pflanzenöle enthalten unverdauliche Stoffe. Baumwollsamenöl und Erdnussöl werden häufig verwendet. Manchmal werden sie in Flaschen unter schicken Etiketten als Olivenöl verkauft . Die Olivenöle aus Kalifornien sind genauso gut wie die aus Spanien, Italien und Frankreich importierten und entsprechen eher den Ansprüchen als die ausländischen Produkte. In der Vergangenheit wurde ein Großteil unseres Baumwollsamenöls von Firmen in Südeuropa gekauft und als feines Olivenöl an uns zurückgeschickt! Ein solcher Betrug ist unter unseren gegenwärtigen Gesetzen wahrscheinlich schwieriger als in der Vergangenheit.

Die meisten Öle werden leicht ranzig und sind dann nicht mehr zum Verzehr geeignet. Wenn sie im Übermaß mit der Nahrung aufgenommen werden, haben sie eine hervorragende Gelegenheit, im Verdauungstrakt zu verderben, und dann tragen sie dazu bei, das System zu vergiften. In mäßigen Mengen eingenommen, werden sie im Darm verdaut und über die Lymphgefäße ins Blut aufgenommen. Sie können eine Zeit lang im Körper gespeichert werden, aber schließlich werden sie verbrannt, wobei viel Wärme und Energie abgegeben wird.

Die Einnahme von Ölen zwischen den Mahlzeiten als Medizin oder zur Gewichtszunahme ist Unsinn. Der Mensch bekommt mit seinen drei täglichen Mahlzeiten alles, was er zum Essen braucht. Das Mittagessen ist zu verurteilen.

Kapitel XVIII.

MILCH UND ANDERE MILCHPRODUKTE.

===
=== ==================

Pro- Carbohy - Kalorien
Wasser und Fett Asche pro Pfund

. —————————————————————   ——————————————

————————————— - Vollmilch 87,00 3,3 4,0 5,0 0,7 325 Creme 74,00 2,5 18,5
4,5 0,5 910 Buttermilk 91,00 3,0 0,5 4,8 0,7 165 Butter ... . 82,4......
3475
Käse, Vollmilch 33,70 26,0 34,2 2,3 3,8 1965 " Magermilch 45,70 31,5 16,4
2,2 4,2 1320 ——

Die Milchprodukte variieren stark. Manche Kühe geben reichhaltigere Milch
als andere. Butter kann fast reines Fett sein oder viel Wasser und Salz
enthalten. Je nach Herstellungsmethode sind die Käsesorten reich oder arm
an Eiweiß und Fett. Hüttenkäse kann gut abgetropft oder ziemlich wässrig
sein. Daher gibt diese Tabelle nur ungefähre Inhalte an.

Milch ist kein Getränk. Es ist ein Lebensmittel. Ein Liter Milch enthält so
viel Nähr- und Brennwert wie acht Eier oder zwölf Unzen mageres
Rindfleisch. Das heißt, eine Tasse voll (ein halbes Pint) entspricht zwei Eiern
oder drei Unzen magerem Rindfleisch. Dies zeigt, dass Milch nicht zum
Durstlöschen, sondern zur Nährstoffversorgung eingenommen werden
sollte. Milch ist eines unserer befriedigendsten und wirtschaftlichsten
Eiweißnahrungsmittel, selbst bei den gegenwärtig hohen Preisen. In vielen
Lebensmitteln gehen 5 bis 10 Prozent des Proteins verloren. In der Milch
macht der Abfall normalerweise nicht mehr als etwa 1 Prozent aus. Diese
Flüssigkeit verlässt den Magen im Allgemeinen innerhalb einer oder
eineinhalb Stunden nach der Einnahme.

Trotz seiner Vorzüge als Nahrungsmittel befürworten einige Diätetiker , dass
Erwachsene aufhören sollten, es zu verwenden, und es nur den Jungen geben
sollten.

Milch ist bei richtiger Anwendung ein ausgezeichnetes Lebensmittel. Bei
Missbrauch kann es zu Unwohlsein, Krankheit und Tod führen, ebenso wie
jedes andere dem Menschen bekannte Nahrungsmittel. Milch wird bei Fieber
und anderen Krankheiten verabreicht, wenn die Verdauungs- und
Assimilationsprozesse unterbrochen sind. Dies ist ein schwerwiegender
Fehler und hat zu unzähligen Todesfällen geführt. Wenn die Verdauung ins
Stocken gerät, ist jede Nahrungsaufnahme destruktiv. Milch und

Fleischbrühen, die im Allgemeinen verabreicht werden, gehören zu den schlechtesten Nahrungsmitteln, die man unter diesen Umständen wählen kann, da sie sehr leicht verderben und eine hervorragende Nahrung für die zahlreichen Bakterien sind, die bei Krankheiten im Verdauungstrakt gedeihen. Diese Nahrungsmittel müssen zerfallen, wenn sie nicht verdaut werden, denn die Innentemperatur des Körpers beträgt bei Fieber über 30 Grad Celsius.

Wenn Bakterien im Übermaß vorhanden sind , geben sie beträchtliches Gift ab, was den Patienten verschlimmert. Wenn die Umstände es erforderlich machen, während einer akuten Krankheit, die für den Patienten immer schädlich ist, zu essen, sollte die Nahrung so wenig schädlich wie möglich sein, beispielsweise Fruchtsäfte. Sogar sie richten Schaden an.

In unserem Land wird fast ausschließlich Kuhmilch verwendet, und diese Sorte wird in diesem Kapitel besprochen. In anderen Ländern wird die Milch von Stuten, Eseln, Schafen, Ziegen und anderen Tieren verwendet. Muttermilch wird im Kapitel über das Säuglingsalter ausführlich besprochen.

Gegen Kuhmilch wird vorgebracht, dass es sich um ein für den Menschen unnatürliches Nahrungsmittel handele, das nur für das Kalb geeignet sei, das über mehrere Mägen verfügt und daher in der Lage sei, den Käsebruch zu verdauen, der größer und zäher sei als der aus menschlicher Milch gebildete Käsebruch. Man sagt, dass der Bruch der Kuhmilch so unverdaulich sei, dass der menschliche Magen ihn nicht für den Eintritt ins Blut vorbereiten könne . Das trifft wahrscheinlich zu, gilt aber auch für andere proteinhaltige Lebensmittel. Die Verdauung und Assimilation von Proteinen beginnt im Magen und wird im Darm abgeschlossen, und das Protein in der Milch ist eines der am vollständigsten verwerteten Proteine.

Ein Lebensmittel als unnatürlich zu bezeichnen bedeutet nichts, denn wir können fast alle Lebensmittel als unnatürlich bezeichnen und unsere Position verteidigen. Ein natürliches Lebensmittel ist vermutlich ein nahrhaftes und bekömmliches Nahrungsmittel, das am Ort des Verzehrs hergestellt wird und ohne Zubereitung oder Konservierung verzehrt werden kann. Daher können wir sagen, dass ein Einwohner New Yorks keine Feigen, Datteln, Bananen und andere Produkte tropischer und halbtropischer Klimazonen verwenden sollte, da diese in den Breitengraden New Yorks nicht natürlich sind. Wir können den Standpunkt vertreten, dass es für den Menschen unnatürlich ist, Getreide zu essen, das viel gemahlen werden muss, da Vögel die einzigen Lebewesen sind, die über Mühlen (Mägen) verfügen. Wir können weiter sagen, dass es unnatürlich ist, alle gekochten und gebackenen Lebensmittel zu essen. Aber solche Gespräche sind nicht hilfreich. Je mehr ein Mensch sein Gehirn nutzt, desto weniger Energie bleibt ihm für die Verdauung übrig. Daher ist es notwendig, einige Lebensmittel so zuzubereiten, dass sie leicht verdaulich sind. Der Mensch ist ein so anpassungsfähiges Geschöpf, dass wir nicht sicher sind, wovon er lebte, bevor er zivilisiert wurde, und daher nicht in der Lage sind, zu sagen, was seine natürliche Nahrung ist. Wir wissen, dass Früchte in den Tropen eine wichtige Rolle bei der Ernährung der Wilden spielen, während im gefrorenen Norden Fettfleisch die Hauptnahrung ist. Vielleicht gibt es keine natürliche Nahrung für den Menschen.

Einige derjenigen, die den Verzicht auf Milch befürworten, haben stattdessen einen Ersatz oder eine Imitation: Nussmilch aus fein gemahlenen Nüssen und Wasser. Wie alle anderen Nachahmungen ist es dem Original unterlegen. Sie ist schwerer verdaulich als echte Milch und schmeckt ganz anders.

Der Einwand, Milch sei unverdaulich, wird durch die Erfahrung derjenigen, die sie unter geeigneten Bedingungen verabreichen, nicht bestätigt. Es ist wahr, dass einige mit Milch nicht einverstanden sind, aber das gilt auch für so hervorragende Lebensmittel wie Eier, Erdbeeren und Concord-Trauben sowie viele andere Nahrungsmittel, die nicht schwer verdaulich sind. Dies ist eine Frage der individuellen Besonderheit. Manche vertragen gekochte Milch, aber keine frische, und umgekehrt. Abgesehen von wenigen Ausnahmen wird Milch in angemessener Zeit und ziemlich vollständig verdaut. Es ist leichter verdaulich als die proteinreichen Hülsenfrüchte (Erbsen, Bohnen, Linsen). Außerdem ist es leichter verdaulich als Nüsse, die viel Eiweiß enthalten. Der Milchzucker verursacht keine Probleme und Sahne ist eines der am leichtesten verdaulichen Fette, wenn man es in Maßen einnimmt. Das Protein in der Milch verursacht keine Unannehmlichkeiten, wenn die Milch langsam, in der richtigen Kombination und nicht im Übermaß verzehrt wird. Das Lab im Magen lässt das Kasein gerinnen. Die Salzsäure und das Pepsin im Magensaft beginnen dann mit dem Abbau und der Auflösung der Gerinnsel, und der Verdauungsprozess wird im Dünndarm abgeschlossen.

Wer zu viel Milch in Kombination mit anderen Lebensmitteln zu sich nimmt, wird davon profitieren, wenn er die Milch weglässt. Sie profitieren auch davon, wenn sie weiterhin Milch verwenden und entweder die Stärke oder das Fleisch weglassen. Wenn Nahrungsmittel nicht übereinstimmen, liegt das in fast allen Fällen daran, dass bei einer Mahlzeit zu viel gegessen und zu viele Sorten genossen wurden. Manche nennen vielleicht die Milch oder das Fleisch als Übeltäter. Andere verweisen möglicherweise auf die Stärke und wieder andere auf das Gemüse mit seinen vielen unverdaulichen Rückständen. Sie sind alle richtig und alle falsch, denn alle Nahrungsmittel tragen dazu bei, die Probleme zu verursachen. Eine solche Argumentation löst das Problem jedoch nicht. Wenn die Mahlzeiten Unbehagen und Krankheiten hervorrufen, reduzieren Sie die verzehrte Menge, nehmen Sie weniger Sorten pro Mahlzeit zu sich und vereinfachen Sie das Kochen. Wer einfache Mahlzeiten zu sich nimmt und moderat ist, hat keine Probleme mit Verdauungsbeschwerden.

Wer so matschige Lebensmittel wie Haferflocken und Weizenbrei isst, nimmt meist Milch oder Sahne und Zucker mit. Dies sollte nicht getan werden, da ein solcher Verband den Appetit anregt und zu einer Untermastikation führt . Weder Kinder noch Erwachsene kauen diese weichen, stärkehaltigen Lebensmittel ausreichend. Die Folge ist, dass das Frühstück im Verdauungstrakt gärt. Nach einigen Monaten oder Jahren eines solchen Frühstücks wird sich mit Sicherheit eine Krankheit entwickeln. Für einen großen Anteil sind breiige Stärken, angereichert mit reichhaltiger Milch und Zucker, verantwortlich. zu den sogenannten Kinderkrankheiten, bei denen es sich in erster Linie um Verdauungsstörungen handelt. Erkältungen, Katarrhe und Adenoide entstehen natürlich durch falsche Ernährung über einen längeren Zeitraum. Außer etwas Butter und Salz sollte man bei breiigen Stärken nichts essen. Nachdem genügend Stärke eingenommen wurde, kann ein Glas Milch gegessen werden. Wenn Eltern nur erkennen würden, dass sie die Gesundheit und das Leben ihrer Liebsten gefährden, wenn sie sie gewohnheitsmäßig mit diesen weichen, leicht gärenden Brei ernähren, gäbe es einen bemerkenswerten Rückgang der Kinderkrankheiten und der schändlichen Säuglings- und Kindersterblichkeit , denn jedes Jahr sterben in diesem Land mehrere Hunderttausend Kinder.

Milch wird oft als perfektes Lebensmittel bezeichnet und ist die perfekte Nahrung für Säuglinge. Die Jungen gedeihen am besten mit der gesunden Milch, die ihnen ein Weibchen ihrer Art gibt. Jedes Baby sollte an der Brust gestillt werden. Die Milch enthält die vom Körper benötigten Elemente.

Die Tabelle am Anfang dieses Kapitels zeigt, dass Milch alle lebenswichtigen Nährstoffe enthält. Die Asche besteht aus den verschiedenen für die Gesundheit notwendigen Salzen und enthält Kalium, Chlor, Kalzium, Magnesium, Eisen, Silizium und andere Elemente. Für die Ernährung des Körpers benötigen wir Wasser, Proteine, Fette, Kohlenhydrate und Salze. Milch ist also ein vollwertiges Nahrungsmittel. Mit zunehmendem Wachstum des Körpers ändern sich jedoch die Nährstoffanforderungen und Milch ist daher kein ausgewogenes Lebensmittel für Erwachsene.

Es kann interessant sein, festzustellen, dass Milch keine Stärke enthält und dass Säuglinge, die an der Brust gefüttert werden, ausschließlich keine stärkehaltige Nahrung erhalten. Viele Babys bekommen neun, zehn oder sogar zwölf Monate lang keine Stärke, und das ist gut so, denn sie brauchen sie nicht. Ohne sie wachsen und gedeihen sie am besten.

Milch ist eine Emulsion. Es besteht aus zahlreichen winzigen Kügelchen, die im Serum schwimmen. Die Größe der Kügelchen variiert, der Durchschnitt soll jedoch etwa 1/10.000 Zoll im Durchmesser betragen. Diese Kügelchen sind Fettkörper. Es gibt andere kleine Körper, die Eiweiß und Fett enthalten und über eine unabhängige molekulare Bewegung verfügen. Die Milch ist eine lebende Flüssigkeit. Wenn es manipuliert wird, verschlechtert es sich sofort. Zweifellos hat die Natur vorgesehen, dass die Milch direkt von der Milchdrüse in den Mund des Verbrauchers gelangt, aber das ist nicht praktikabel, wenn wir sie vom Kalb nehmen. Wenn wir jedoch süße Milch verwenden möchten, ist es am besten, sie so naturbelassen wie möglich zu konsumieren.

Es ist durchaus üblich, schnell Milch zu trinken. Dies sollte nicht geschehen. Nehmen Sie jeweils einen Schluck oder einen Löffel davon und bewegen Sie ihn im Mund hin und her, bis er sich mit dem Speichel vermischt. Es ist nicht notwendig, ihm so viel Mundzubereitung zu geben wie bei stärkehaltiger Nahrung. Wenn es schnell wie Wasser getrunken wird, bilden sich große Quarkpartikel im Magen. Wenn es eingespeichelt wird, gerinnt es zu kleineren Bruchstücken und ist leichter verdaulich, da die Verdauungssäfte kleine, weiche Bruchstücke leichter zerreißen können als große, zähe Bruchstücke.

Milch sollte nicht Teil einer Mahlzeit sein, wenn andere proteinreiche Lebensmittel gegessen werden. Unser Proteinbedarf ist gering und es ist leicht, zu viel zu bekommen. Vollkornbrot und Vollkornmilch enthalten alle benötigten Nährstoffe. Mit einer solchen Diät können wir unbegrenzt gedeihen. Dies ist eine Information, keine Empfehlung. Das Brot sollte entweder vor oder nach dem Verzehr der Milch gegessen werden. Brechen Sie das Brot nicht in die Milch. Wenn dies geschieht, wird die Kaufunktion verringert. Brot braucht viel Kauen und Einspeicheln. Bei der Flüssigkeitsaufnahme mit dem Brot fließt der Speichel nicht so frei wie beim Trockenverzehr.

Obst und Milch ergeben eine gute Kombination, jedoch sollten bei dieser Mahlzeit keine stärkehaltigen Lebensmittel zu sich genommen werden. Nehmen Sie ein Glas Milch, entweder süß oder sauer, und die gewünschte Frucht, und salzen Sie sowohl die Frucht als auch die Milch gründlich ein. Wenn Sie gelesen haben, dass sich die Kombination von Obst und Milch als tödlich erwiesen hat, können Sie sicher sein, dass diejenigen, die solche Berichte erstellt haben, nur an die Oberfläche geschaut haben, denn andere Lebensmittel und andere Einflüsse hatten ihre Auswirkungen auf das System. Viele Menschen sterben an Lebensmittelvergiftung und Schlaganfall. Diese schlechten Ergebnisse sind auf falsches Essen über einen längeren Zeitraum zurückzuführen und es wäre töricht, die letzte Mahlzeit dafür verantwortlich zu machen. Es wäre seltsam, wenn Obst und Milch nicht ab und zu Teil der letzten Mahlzeit wären.

Im Winter eignen sich Feigen, Datteln oder Rosinen mit Milch hervorragend als Mittag- oder Frühstück. Diese Früchte ersetzen Brot, denn obwohl sie nicht stärkehaltig sind, enthalten sie reichlich Fruchtzucker, der leichter verdaulich ist als die Stärke. Stärke muss in Zucker umgewandelt werden, bevor das System sie nutzen kann.

An heißen Tagen sind Milch und saures Obst eine sättigende Mahlzeit. Viele glauben, dass Milch und saures Obst nicht in derselben Mahlzeit eingenommen werden sollten, da die Säure die Milch gerinnen lässt. Wie wir bereits gesehen haben, muss die Milch geronnen werden, bevor sie verdaut werden kann. Wenn dieser Verdauungsschritt durch die Säure in der Frucht durchgeführt wird, wird nicht mehr Schaden angerichtet, als wenn er durch die Milchsäurebakterien durchgeführt wird. Fruchtsäfte und Milch bilden keine tödlichen Gifte. Wenn man Obst und Milch in Maßen verzehrt und zu dieser Mahlzeit keine anderen Nahrungsmittel zu sich nimmt, sind die Ergebnisse gut. Wenn die Mahlzeit jedoch aus Obst, Milch, Brot, Fleisch, Kuchen und Gurken besteht, können die Ergebnisse schlecht sein. Solches Essen kommt sehr häufig vor. Aber geben Sie nicht den Früchten und der Milch die Schuld, wenn die ganze Mahlzeit falsch ist.

Ebenso kann es zu Problemen kommen, wenn eine herzhafte Mahlzeit gegessen wurde und bevor diese verdaut werden konnte, ein Mittagessen aus Obst und Milch zubereitet wird. Alle Lebensmittel mögen gut sein, aber es muss eine Zeit kommen, in der der Körper Einwände gegen eine Überfütterung hat. Im Sommer wird viel weniger Nahrung benötigt als in den kalten Monaten. Abgesehen von den Weihnachtsfeiertagen und Thanksgiving essen die Menschen im Sommer jedoch mehr als zu jeder anderen Jahreszeit. Picknicks verkommen oft zu Streichhölzern. Es ist damit zu rechnen, dass ihnen viele schwere Erkrankungen folgen werden, und das ist auch der Fall.

Manchmal wird die Milch so nachlässig gehandhabt, dass sie giftig wird, und manchmal ist die Frucht verdorben, aber im Allgemeinen sind schlechte Kombinationen und übermäßiges Essen die Faktoren, die Probleme verursachen, wenn die Kombination aus Obst und Milch dafür verantwortlich gemacht wird.

Buttermilch und zerkleinerte Milch sind für viele leichter verdaulich als frische Milch. In Europa ist Sauermilch ein verbreiteteres Lebensmittel als hierzulande. Hier wissen viele nicht, wie ausgezeichnet es ist. Zwei Gläser Milch oder weniger reichen für ein gutes Mittagessen bei warmem Wetter.

Wer zu Gallenbildung neigt, sollte mit Creme sehr sparsam umgehen. Gallige Menschen essen immer zu viel, sonst würde ihre Leber nicht rebellieren. Das Fett in Form von Rahm löst bei überlasteten Lebern entschiedenen Protest aus.

In der diätetischen Literatur hat eine Theorie Einzug gehalten, die manchmal als Wahrheit getarnt ist und besagt, dass gekochte oder heiße Milch direkt in den Blutkreislauf aufgenommen wird, ohne verdaut zu werden. Dies steht im Widerspruch zu allem, was wir über Verdauung und Assimilation wissen, und obwohl es sich um eine recht gute Theorie handelt, funktioniert sie in der Praxis nicht. Ich habe schlechte Ergebnisse gesehen, wenn Patienten mit schwacher Verdauung nur eine kleine Menge der heißen Milch verabreicht wurde. Vielleicht haben andere bessere Ergebnisse erzielt. Wenn das System eine Nahrungspause verlangt, sollte nichts als Wasser gegeben werden. Gekochte oder natürliche Milch ist dann genauso schädlich wie jedes andere Lebensmittel und schlimmer als die meisten anderen, denn ohne Verdauungskraft wird sie bald zu einer fauligen Masse, in der es von Milliarden von Bakterien wimmelt. Das System ist gezwungen, einen Teil der von den Mikroorganismen abgegebenen Gifte zu absorbieren, und die Folgen sind katastrophal.

Jede Nahrung, die wir zu uns nehmen, muss von unserem Körper verändert werden, bevor sie in den Kreislauf gelangt, und Milch bildet da keine Ausnahme.

Wenn die Milch eine Weile stehen gelassen wird, gärt der Zucker durch die Wirkung der Milchsäurebakterien. Der Zucker wird in Milchsäure umgewandelt, die sich mit dem Kasein verbindet. Wenn dieser Prozess eine gewisse Zeit andauert, entsteht Sauermilch. Die Dauer variiert je nach Temperatur und Pflege der Milch. Wenn die Milch bei warmem Wetter längere Zeit süß bleibt, entlassen Sie den Milchmann und betreuen Sie einen, dessen Produkt schneller sauer wird, denn die Milch, die süß bleibt, wurde einer Behandlung unterzogen. Alle Arten von Konservierungsbehandlungen führen zu einer Verschlechterung. Wenn man besonders vorsichtig mit der Milch umgeht und sie bei einer Temperatur von etwa 42 Grad Fahrenheit hält, kann sie fünf bis sechs Wochen lang süß bleiben, vorausgesetzt, sie wird nicht der Luft ausgesetzt, aber eine solche Sorgfalt ist derzeit in Deutschland nicht praktikabel kommerzielle Molkereien. Die Milch enthält unorganisierte Fermente, die sie mit der Zeit verderben, ohne dass sie bakteriellen Einflüssen ausgesetzt wird. Diese Fermente führen zur Verdauung oder zum Verfall der Milch.

Frische Butter ist ein schmackhaftes Fett, das leicht verdaulich ist. Wie alle anderen Milchprodukte muss es sauber und kalt gehalten werden, sonst verdirbt es schnell. Butter nimmt andere Aromen schnell auf und sollte daher nicht in der Nähe von Geruchsstoffen platziert werden. Es schmeckt am besten ungesalzen und wird in Europa sehr häufig so serviert. Wenn Menschen lernen, ungesalzene Butter zu verlangen, werden sie gute Butter bekommen, denn niemand kann Oleomargarine oder andere Imitationen unter dem Deckmantel frischer ungesalzener Butter verkaufen. Ungesalzene Butter muss frisch sein, sonst wird sie von Nase und Gaumen abgelehnt. Salz und andere Konservierungsstoffe verbergen oft Alter und Verderbnis von Lebensmitteln.

Butter lässt sich gut mit Stärke und Gemüse kombinieren. Tatsächlich kann sie in Maßen mit jedem anderen Lebensmittel verzehrt werden, wenn der Körper Fett benötigt. Butter sollte nicht zum Einkochen von Stärke oder Proteinen verwendet werden. Fettiges Kochen sollte aus unseren Küchen verbannt werden.

Milch ist ein komplexes, hochorganisiertes Lebensmittel und kann daher leicht beschädigt oder verdorben werden. Generell gilt: Je komplexer ein Lebensmittel ist, desto leichter verdirbt es. Derzeit ist es ziemlich schwierig, genügend gesunde Milch zu bekommen, um die Menschen in unseren Großstädten zu versorgen. Gekocht ist die Milch zwar länger haltbar, aber abgekochte Milch ist verdorbene Milch. Der feine Geschmack geht verloren, das Kasein, das Hauptprotein der Milch, wird zäher, die Milch, die normalerweise eine lebende Flüssigkeit ist, wird abgetötet, das chemische Gleichgewicht geht verloren, die organischen Salze werden teilweise anorganisch. Milch, die ohne Kochen nicht genießbar ist, ist anschließend nicht mehr genießbar, da die giftigen Endprodukte des bakteriellen Lebens zurückbleiben.

Die Milch wird durch die darin enthaltenen Bakterien sauer. Die Milchsäurebakterien sind harmlos. Bei mangelnder Pflege und Sauberkeit gelangen weitere Bakterien in die Milch, die für gesunde Menschen ebenfalls ungefährlich und für erkrankte Menschen meist nicht schädlich sind. Die Bakterien (Keime) verursachen keine Krankheiten, aber wenn sich eine Krankheit etabliert hat, bieten sie ihre freundlichen Dienste als Aasfresser an. Bakterien gedeihen in kranken Menschen, insbesondere wenn sie bei fehlender Verdauungskraft gefüttert werden. Durch Kochen verzögert sich das Sauerwerden der Milch, aber wenn Fett und Protein zusammen gekocht werden, wird das Protein schwer verdaulich. Milch ist reich an Fett und Eiweiß. Durch übermäßige Hitze wird die Milch braun, der Milchzucker wird karamellisiert .

Babys gedeihen nicht mit abgekochter Milch. Sie sehen zwar dick aus, haben aber nicht die gewünschte Festigkeit normaler Kinder, sondern sind geschwollen. Kinder, die mit denaturierter Milch gefüttert werden, erkranken sehr leicht an Krankheiten, insbesondere an Krankheiten, die auf einen Mangel an organischen Salzen zurückzuführen sind, wie Rachitis und Unterernährung.

Die Pasteurisierung von Milch erfreut sich großer Beliebtheit. Dies ist aus den gleichen Gründen zu beanstanden, aus denen das Kochen verurteilt wird, wenn auch nicht im gleichen Ausmaß. Bei der Pasteurisierung wird die Milch auf etwa 140 bis 150 Grad Fahrenheit erhitzt. Dadurch werden viele

Bakterien abgetötet, aber viele entkommen und wenn die Milch abgekühlt ist, beginnen sie sich zu vermehren und wieder zu gedeihen. Es wird geschätzt, dass pasteurisierte Milch ein Viertel so viele Bakterien enthält wie natürliche Milch. Es wird also nichts gewonnen und die Milch wird teilweise devitalisiert. Die Befürworter der Pasteurisierung legen Statistiken vor, aus denen hervorgeht, dass die so behandelte Milch maßgeblich zur Senkung der Kindersterblichkeit beigetragen hat. Bitte bedenken Sie jedoch, dass den Babys früher viel Milch verabreicht wurde, die nicht zum Verzehr geeignet war. Wer Milch pasteurisiert, achtet im Allgemeinen darauf, dass überhaupt ein gutes Produkt entsteht.

Wenn wir keine gute Milch bekommen, können wir darauf verzichten, denn sie ist kein notwendiges Nahrungsmittel, aber wir können gute Milch bekommen, wenn wir uns anstrengen. Wenn die Milch schmutzig ist, wird der Schmutz durch Kochen oder Pasteurisieren nicht entfernt. Gauthier sagt über die Pasteurisierung: „Manchmal wird es unter Druck von Kohlensäure auf bis zu 70 Grad (Celsius) erhitzt. Aber selbst in diesem Fall zerstört die Pasteurisierung nicht alle Keime, insbesondere die der Tuberkulose, die peptonisierenden Bakterien von Kuhmist und den Staub von Häusern . " und Straßen usw.

Selbst das Kochen tötet die Bakteriensporen nicht ab, es sei denn, es wird so lange fortgesetzt, bis die Milch völlig unbrauchbar wird. Um diese Sporen abzutöten , muss die Milch mehrmals aufgekocht werden. Die Sporen sind kleine runde oder ovale Körper, die sich innerhalb der Bakterienhülle bilden, wenn diese Mikroorganismen ungünstigen Bedingungen ausgesetzt werden. Die Sporen widerstehen Hitze und Kälte, die fast jede andere Lebensform töten würden. Bei günstigen Bedingungen entwickeln sie sich wieder zu Bakterien.

Nach dem Erhitzen geht der Rahm nicht so schnell auf und trennt sich nicht so vollständig wie bei natürlicher Milch. Dies ist auf die Härterung des Kaseins in der Milch zurückzuführen.

Durch Erhitzen werden die in der Milch enthaltenen fein ausgewogenen Salze teilweise durcheinander gebracht. Die Folge ist, dass sie vom Körper nicht so leicht und vollständig verwertet werden können , denn der menschliche Organismus verlangt seine Nahrung in organischem Zustand, also in dem Zustand, den die Vegetation oder die Tiere aufgebaut haben. Wir nehmen möglicherweise Eisenspäne zu uns und bleiben anämisch. Die Wirkung der Eisenmedikamente besteht tatsächlich darin, dass sie die Zähne, die Verdauungsorgane und andere Körperteile schädigen. Wenn wir jedoch Nahrungsmittel wie Äpfel, Kohl, Salat und Spinat zu uns nehmen, gelangt das notwendige Salz ins Blut.

Auch das Erhitzen von Milch führt zu Verstopfung. Zwar können normale Menschen gekochte Milch zu sich nehmen, ohne Verstopfung zu bekommen, aber wie viele normale Menschen gibt es? Wir sind jetzt auf diese Weise sehr betroffen. Sorgen wir für einen Vorrat an natürlicher Milch oder verzichten wir darauf. Es ist nicht meine Absicht, den Eindruck zu erwecken, dass es schädlich sei, gelegentlich Milch zu verbrühen oder abzukochen, aber wenn man es täglich macht, schadet es, besonders den jungen Menschen. Brühmilch hat in der Diätetik ihren festen Platz. Gelegentlich finden wir jemanden, der an anhaltendem chronischen Durchfall leidet. Wenn der Patient in der Lage ist, etwas zu essen, wird dieses lästige Leiden in der Regel in angemessener Zeit überwunden, wenn der Patient dreimal täglich gekochte oder überbrühte Milch in Maßen und nichts anderes als Wasser zu sich nimmt.

Wie bekommen wir gute Milch? Mit gesundem Menschenverstand, Sorgfalt und Sauberkeit gelingt uns das.

Denken Sie daran, dass jede normale Milch Bakterien enthält und dass diese Bakterien harmlos sind, wenn die Milch von gesunden Kühen stammt und sauber und kalt gehalten wird. Die meisten davon sind Milchsäurebakterien, die den Milchzucker in Säure umwandeln. Wenn die Milch einen bestimmten Säuregrad erreicht hat, können sich die Milchsäurebakterien nicht mehr vermehren und der Säuerungsprozess wird verlangsamt und schließlich gestoppt. Die meisten anderen Bakterien in der Milch sterben bei der Bildung von Milchsäure. Aus diesem Grund ist abgestandene süße Milch oft schädlich, während die gleiche Milchsorte, wenn sie sauer ist, ungestraft eingenommen werden kann.

Wenn die Milch an einem kalten Ort aufbewahrt wird, vermehren sich die Bakterien langsam. Wenn sie an einem warmen Ort aufbewahrt wird , vermehren sie sich erstaunlich schnell und die Milch wird dadurch viel schneller sauer. Selbst wenn die Milch kalt gehalten wird, kommt es bald zu Bakterienwachstum, aber möglicherweise nicht zu Milchsäurebakterien. Es kann eine Form sein, die dazu führt, dass die Milch zäh und schleimig wird, oder eine, die ihr einen schlechten Geruch verleiht.

Bakterien ähneln anderen Vegetationsformen wie Gräsern, Unkräutern, Blumen und Bäumen, da einige unter bestimmten Bedingungen am besten gedeihen und andere unter unterschiedlichen Bedingungen und sie gegeneinander um Unterhalt und Existenz kämpfen. Wie bei Blumen gibt es Tausende verschiedener Bakterienformen, die sich je nach Nahrung und Umgebung unterscheiden.

Eigenartige Gerüche in der Milch entstehen im Allgemeinen durch bestimmte Arten von Futter, das den Kühen gegeben wird, wie zum Beispiel Rüben; durch bakterielle Wirkung; oder durch Aromen, die von anderen

Lebensmitteln aufgenommen wurden, oder durch Gerüche in der Luft. Milch sollte keinen Geruchsstoffen ausgesetzt werden, da sie sonst sehr schnell verdirbt. Manchmal gelangt Hefe in die Milch und führt zur Zersetzung des Zuckers unter Bildung von Kohlendioxid und Alkohol.

Eine Zählung der Bakterien in der Milch dient oft einem guten Zweck, denn sie zeigt, ob sie gut ist und richtig gepflegt wurde. Die Verbraucher haben ein Recht darauf, bakterienarme Milch zu verlangen, denn wenn keine Konservierungsstoffe verwendet werden, bedeutet das saubere Milch. Wenn wir in unserem ursprünglichen Zustand seliger Glückseligkeit leben könnten, wenn dies der Fall wäre, müssten wir nach der Kindheit keine Milch mehr verwenden, aber unser gegenwärtiger Zustand erfordert die Verwendung leicht verdaulicher Lebensmittel und für viele ist Milch fast eine Notwendigkeit .

Die Milch im Euter einer gesunden Kuh ist mit ziemlicher Sicherheit frei von Bakterien, aber sobald sie der Luft ausgesetzt wird, beginnen diese kleinen Wesen in die Flüssigkeit zu fallen.

Die von den verschiedenen städtischen Gesundheitsämtern angegebenen Bakterienstandards variieren. Für mathematisch begabte Menschen dürften folgende Zahlen interessant sein: In manchen Großstädten sind 500.000 Bakterien pro Kubikzentimeter Milch erlaubt. Ein Kubikzentimeter enthält etwa fünfundzwanzig Tropfen. Mit anderen Worten: Sie lassen 20.000 Bakterien pro Tropfen zu. Diese Milch mag sehr lebendig erscheinen, aber diese Bakterien sind so klein, dass etwa 25.000 von ihnen aneinandergereiht nur etwa einen Zoll groß sind, und Schätzungen zufolge wären 17.000.000.000.000 von ihnen nötig, um eine Unze zu wiegen. Das sind die winzigen Gemüsesorten, von denen wir so viel hören und lesen, vor denen wir gewarnt werden und vor denen wir große Angst haben. Wahrlich, die Pygmäen haben ihren Spaß und machen die Menschen zu Feiglingen. Die Bakterien vermehren sich durch den einfachen Prozess, länger zu wachsen und sich in zwei Teile aufzuspalten, was man Spaltung nennt. Der Prozess ist so schnell, dass ein Bakterium innerhalb von ein oder zwei Stunden nach seiner Bildung eine eigene Familie gründen kann.

Ein Teil der in die Städte gebrachten Milch enthält bis zu 15.000.000 Bakterien pro Kubikzentimeter, also etwa 600.000 pro Tropfen. Diese Milch ist entweder sehr schmutzig oder schlecht gepflegt und sollte nicht an Babys und Kleinkinder verabreicht werden. Die schmutzigste Milch kann pro Kubikzentimeter mehrere Milliarden Bakterien enthalten.

Durch die Verwendung von Pflegemilch, die nur 100 oder sogar weniger Bakterien pro Tropfen enthält, kann es zu einer Entstehung von Bakterien kommen. Unter dem Gesichtspunkt der Sauberkeit ist dies eine ausgezeichnete Milch. Natürlich wird der Molkereimann, der stolz genug auf seine Arbeit ist, solche Milch zu produzieren, nur erstklassige Milch verkaufen, und wenn er über Geschäftssinn verfügt, kann er für sein Produkt immer mehr als den Marktpreis erzielen.

Das Gerede über Keime ist übertrieben, aber niemand kann leugnen, dass das Studium der Bakteriologie dazu geführt hat, dass die Menschen vorsichtiger mit Lebensmitteln umgehen. Die schmutzigen Molkereien, die vor ein paar Jahren die Regel waren, werden langsam durch Molkereien ersetzt, die komfortabel, gut beleuchtet und sauber sind. Lassen Sie sich von den Keimen nicht abschrecken, denn wenn die üblichen Vorsichtsmaßnahmen getroffen werden, sind nicht mehr davon vorhanden als nötig, und sie sind notwendig. Sie gedeihen am besten im Schmutz und sind nur für diejenigen gefährlich, die so leben, dass sie keinen Widerstand leisten.

Gesunde Milch kann nur von gesunden Tieren produziert werden. Die Gesundheit von Rindern kann mit den gleichen Mitteln wie die Gesundheit von Menschen gesichert werden. Die Kühe müssen ordnungsgemäß gefüttert und untergebracht werden. Sie müssen sowohl Belüftung als auch Licht haben. Sie dürfen sich keine übermäßigen Sorgen machen. Wenn die Milch einer wütenden Mutter manchmal giftig genug ist, um ein Baby zu töten, können Sie sicher sein, dass die Milch einer misshandelten, gereizten und wütenden Kuh ebenfalls schädlich ist. Wenn es den Tieren gut geht und sie sich wohlfühlen , können sie qualitativ und quantitativ die beste Leistung erbringen. Für manche mag es weit hergeholt klingen, sich dafür einzusetzen, Tiere glücklich zu machen, um sie dazu zu bringen, viel zu produzieren und Qualitätsprodukte zu produzieren, aber es ist gute Wissenschaft und gesunder Menschenverstand. Glückliche Kühe geben mehr und bessere Milch als die misshandelten. Die singenden Hühner sind die besten Legehennen.

Kühe sollten das ganze Jahr über frisches Grünfutter haben, das im Winter durch die Verwendung von Silage gewonnen werden kann. Es ist ein Fehler, Kühen zu viel konzentriertes Futter wie Ölmehl und Getreide zu geben. Rindern kann es nicht lange gut gehen, wenn sie ausschließlich Rationen mit zu erhitzendem und anregendem Futter erhalten. Bei unsachgemäßer Ernährung erkranken sie schnell an verschiedenen Krankheiten wie Rheuma und Tuberkulose. Dasselbe gilt auch für andere Haustiere. Das Pferd entwickelt bei Überfütterung mit Getreide steife Gelenke. Schweine, die sich ausschließlich von konzentrierten Heizrationen ernähren müssen, laufen Gefahr, an Cholera zu sterben. Junge Truthähne, die nur Mais und Weizen zu fressen haben, sterben in großer Zahl an der sogenannten Mitesserkrankheit. Es ist das gleiche Gesetz, das sich durch die ganze Natur zieht und sowohl für die Hohen als auch für die Niedrigen gilt: dass unsachgemäße Ernährung zu Krankheit und Tod führt.

Wenn Rinder frei herumlaufen, sind die grünen Gräser (im Winter sonnengetrocknet) ihre Hauptnahrungsquelle. Der Mensch sollte darauf achten, nicht zu sehr davon abzuweichen, denn Zwangsernährung ist für Tiere ebenso schädlich wie für den Menschen.

Die folgenden hervorragenden Empfehlungen für die Pflege von Milch werden von Dr. Charles E. North von der New York City Milk Commission gegeben:

„Es sollten keine Kühler, Belüfter, Siebtücher oder Siebe verwendet werden.

„Die heiße Milch sollte so schnell wie möglich zur Molkerei gebracht werden.

„Die Nachtmilch sollte in Quell- oder Eiswasser gestellt werden, höher als die Milch im Inneren der Dose. Sie sollte nicht gerührt werden und der Deckel der Dose sollte ein wenig offen sein, um eine Belüftung zu ermöglichen."

„Die Melkeimer und -dosen werden in der Molkerei sterilisiert und getrocknet und sollten bis zu ihrer Verwendung sorgfältig geschützt werden.

„Bürsten Sie das Euter und wischen Sie es mit einem sauberen Tuch ab; waschen Sie es mit klarem Wasser und trocknen Sie es mit einem sauberen Handtuch ab.

„Tünchen Sie den Kuhstall mindestens zweimal im Jahr."

„Füttern Sie kein staubiges Futter bis nach dem Melken.

„Entfernen Sie zweimal täglich den gesamten Mist aus dem Kuhstall.

„Halten Sie den Hof sauber und legen Sie einen Misthaufen mindestens 30 Meter vom Stall entfernt auf.

„Alle Stallböden müssen aus Zement bestehen und ordnungsgemäß entwässert sein.

Kuhställen über ausreichend Fenster , damit das Sonnenlicht auf den Boden fällt.

„Sorgen Sie für ein geeignetes Belüftungssystem.

„Verwenden Sie keine Milch von Kühen, bei denen der Verdacht auf Gargot oder eine Euterentzündung besteht. Solche Milch enthält enorm viele Bakterien."

„Kühe von Kopf bis Fuß bürsten und striegeln, so wie Pferde gestriegelt werden.

„Verwenden Sie keine staubige Einstreu; Holzspäne oder Sägemehl erzeugen den geringsten Staub.

„Verwenden Sie reichlich Eis im Wassertank, um die Milch zu kühlen."

Vielleicht werden einige dem Arzt im ersten Absatz seiner Empfehlung widersprechen. Wenn Siebtücher verwendet werden , sollten diese gut in lauwarmem Wasser abgespült, gewaschen und anschließend gekocht werden. Wenn seine Empfehlungen jedoch in Wort und Geist befolgt werden, ist keine Anstrengung erforderlich.

Herr Klingelhofer betreibt in der Nähe von Düsseldorf eine Mustermolkerei. Die Kühe, Ställe, Melker, Container, eigentlich alles, was mit der Molkerei zu tun hat, ist makellos sauber. Die Melker berühren den Milchstuhl nicht einmal, sondern tragen ihn auf dem Rücken festgeschnallt. Die Milch wird durch sterilisierte Baumwolle gesiebt und abgekühlt.

Die Kühe sind sechs und sieben Jahre alt und werden zehn bis zwölf Monate lang gemolken und in dieser Zeit nicht gezüchtet. Der erste Teil der aus jeder Zitze entnommenen Milch wird nicht verwendet, da dieser Teil nicht sauber ist und Schmutz und Bakterien enthält.

Diese Milch ist praktisch frei von Bakterien, denn ohne Zusatz von Konservierungsmitteln bleibt sie dreizehn Tage lang süß. Wenn normale Milch innerhalb von zwei oder drei Tagen nicht sauer wird, ist das ein Zeichen dafür, dass sie behandelt wurde.

Nach Angaben des Country Gentleman wird die Herstellung sauberer Milch zwischen einem Viertel und einem Dreiviertel Cent mehr pro Quart kosten. Gesunde Erwachsene können bakterienreiche Milch unbeschadet zu sich nehmen, für Babys ist es jedoch am besten, nur sehr wenige oder keine Bakterien in der Milch zu haben. In Düsseldorf starben die Babys wie hier, wenn sie mit unreiner Milch gefüttert wurden. Herr Klingelhofer sagt, wenn er sich von seinem Produkt ernährt, „ sterben ". keine ." (Keiner stirbt.)

Dies wird denjenigen vorgelegt, die die Pasteurisierung der Milch befürworten. Denaturierte Milch macht Babys kränklich. Saubere Naturmilch macht gesunde Babys. Die Mehrkosten von weniger als zwei Cent pro Quart sind nicht unerschwinglich. Die meisten Väter, egal wie arm sie sind, verschwenden täglich mehr als diese Menge an Tabak und Alkoholikern. Die zusätzlichen Kosten würden durch geringere Arztrechnungen, ganz zu schweigen von den Bestattungskosten, mehr als eingespart. Die Belohnung, die sich aus der Zufriedenheit darüber ergibt, blühende, kräftige und gesunde Kinder zu haben, lässt sich nicht in Dollar und Cent beziffern.

Dr. Robert Mond aus London ist nach jahrelangen Untersuchungen zu dem Schluss gekommen, dass sterilisierte Milch Tuberkulose begünstigt, anstatt sie zu verhindern. Er glaubt, dass so behandelte Milch so minderwertig ist, dass er sie nicht persönlich verwenden würde. Dass sterilisierte Milch zu

Tuberkulose und anderen Krankheiten führt, die den Körper nur befallen können, wenn sie leer ist, ist natürlich. Eine minderwertige Nahrung kann nicht zu der robusten Gesundheit beitragen, die diejenigen haben, die sich von natürlicher Nahrung ernähren. Erwachsene, die sterilisierte Milch verwenden, sollten den negativen Auswirkungen entgegenwirken, indem sie reichlich frisches Obst und Gemüse zu sich nehmen.

Wenn die Milch sauber ist, von sorgfältigen Melkern in saubere Behälter gefüllt und anschließend bis zur Auslieferung kalt gehalten wird, kommt sie in gutem Zustand beim Verbraucher an. Lassen Sie sich nicht davon stören, dass Sie beim Verzehr eines Glases Milch auch einige Millionen Bakterien aufnehmen, denn Bakterien sind für unsere Existenz notwendig. Sollten alle Bakterien auf der Erde sterben, würde das auch das Ende der Menschheit bedeuten.

Heute rückt der fortschrittliche Landwirt in den Vordergrund. Er ist ein Mann, der zu Recht stolz auf seine Arbeit ist, daher wird es wahrscheinlich nicht lange dauern, bis alle Stadtbewohner, die sich saubere Milch wünschen, diese bekommen können.

Die Milchkur besteht darin, kranke Menschen über unterschiedliche Zeiträume ausschließlich mit Milch zu ernähren. Im Allgemeinen wird dem Patienten empfohlen, entweder drei- oder viermal täglich große Mengen einzunehmen oder etwa alle halbe Stunde kleinere Mengen einzunehmen. Die Milchkur hat keinen besonderen Vorzug, außer dass es sich um eine eintönige Diät handelt. Der Körper rebelliert schnell, wenn er gezwungen wird, sich von einer einzigen Nahrungsart im Übermaß zu ernähren. Das Individuum verliert das Verlangen nach Essen und bekommt sogar Übelkeit. Wenn die Befürworter der Milchkur Milch in Maßen statt im Übermaß verschreiben würden, hätten sie einen besseren Erfolg. (Es ist genauso schädlich, zu viel Milch zu sich zu nehmen, wie der übermäßige Verzehr anderer Lebensmittel.)

Der Nutzen der Milchkur liegt in der Einfachheit, nicht in der Milch. Ebenso wohltuend wären eine Traubenkur, eine Orangenkur oder eine Brot-Milch-Kur. Die Milchkur ist uralt. Es wurde vor 25 Jahrhunderten eingesetzt.

Sauermilch : Sauermilch oder Sauermilch bedarf keiner besonderen Zubereitung. Geben Sie die Milch in eine Ton- oder Porzellanschüssel . Verwenden Sie kein Metallgeschirr, da die Milchsäure auf verschiedene Metalle einwirkt. Decken Sie die Schüssel ab, um Partikel aus der Luft fernzuhalten, aber die Abdeckung darf nicht luftdicht sein. Stellen Sie die Schüssel an einen warmen Ort, aber nicht in die Sonne. Milch, die in der Sonne oder in einer luftdichten Flasche sauer wird, hat im Allgemeinen einen schlechten Geschmack. Sauermilch ist ein gutes Lebensmittel. Es bildet im Magen keinen großen, zähen Brei, ist leicht verdaulich und die Milchsäure trägt dazu bei, den Verdauungstrakt süß zu halten. Die verschiedenen Milchformen können in ähnlichen Kombinationen verwendet werden.

Buttermilch : Die echte Buttermilch ist das, was von der Sahne übrig bleibt, nachdem das Fett durch Umrühren entfernt wurde. Es ist leicht säuerlich und hat einen charakteristischen Geschmack, der für die meisten Menschen sehr angenehm ist. Der Geschmack unterscheidet sich von dem von künstlich hergestellter Buttermilch. Von der Zusammensetzung her ähnelt sie fast Vollmilch, nur dass sie sehr wenig Fett enthält.

Viele Leute stellen Buttermilch her, indem sie die zerkleinerte Milch gründlich schlagen, bis sie hell wird. Die aus süßer Milch hergestellte Buttermilch und die verschiedenen Marken von Bakterienfermenten, die in Drogerien erhältlich sind, sind in Ordnung. Diese Fermente basieren auf Milchsäurebakterien, und wenn die Hersteller ihre Keime mit anderen Namen wie Bacillus Bulgaricus benennen wollen, schadet das nicht. Es ist nicht notwendig, irgendwelche dieser Fermente hinzuzufügen, da die Milch ohne sie genauso schnell verklumpt.

Buttermilch ist ein ausgezeichnetes Lebensmittel. In der echten Buttermilch ist das Kasein in feinen Flocken zu erkennen. Erwachsene verdauen Buttermilch und Hafermilch normalerweise leichter als süße Milch. Die Milchsäure scheint recht wohltuend zu sein. Metchnikoff glaubte eine Weile, er hätte mithilfe der Milchsäurebakterien in der Milch herausgefunden, wie man Fäulnis und Alterung vorbeugen könne.

Durch Zugabe von Zitronensaft zu süßer Milch lässt sich Milch schnell verdünnen.

Junket : Lab zur Milch hinzufügen und stehen lassen, bis es eindickt. Während der Gerinnung darf die Milch nicht umgerührt werden, da durch Rühren die Molke abgetrennt wird. Das Lab kann in Drogerien gekauft werden.

Molke enthält Milchzucker, einige Salze und etwas Albumin. Es ist leicht verdaulich, aber nicht sehr nahrhaft. Es ist das, was von der Milch übrig bleibt, nachdem das Fett und fast das gesamte Protein entfernt wurden.

Hüttenkäse : Dieser wird manchmal als holländischer Käse oder Weißkäse bezeichnet. Es ist ein köstliches und nahrhaftes Milchprodukt, das leicht verdaulich ist. Geben Sie die zerkleinerte Milch in einen Musselinbeutel, hängen Sie den Beutel auf und lassen Sie die Milch durch Abtropfen ihre Molke verlieren. Im Sommer muss diese Tasche an einem kühlen Ort aufbewahrt werden. Nach dem Abtropfen den Quark schlagen. Fügen Sie dann so viel zerkleinerte Milch hinzu, dass der Quark weich wird, wenn er gut geschlagen ist. Es kann auch eine kleine Menge Sahne hinzugefügt werden. Auf diese Weise hergestellter Hüttenkäse ist dem gebrühten Hüttenkäse in Geschmack und Verdaulichkeit überlegen. Es ist keine Würze erforderlich. Etwas Salz ist erlaubt, Zucker und Pfeffer sollten jedoch nicht verwendet werden. Obst und Hüttenkäse ergeben eine sättigende und nahrhafte Mahlzeit.

Aus der Vollmilch lässt sich auch köstlicher Hüttenkäse herstellen. Hängen Sie es zum Abtropfen in einen Beutel, bis es einen Teil seiner Molke verloren hat. Dann schlagen, bis der Quark eher klein, aber nicht fein ist. Es darf keine Milch oder Sahne hinzugefügt werden, da sie das gesamte Fett enthält, das in der Vollmilch enthalten ist. Lassen Sie diesen Käse nicht so lange abtropfen, dass er trocken wird.

Andere Käsesorten : Die verschiedenen Käsesorten auf dem Markt werden hauptsächlich aus gereiftem Käsebruch hergestellt, dem mehr oder weniger Fett beigemischt ist. Die Reifung ist eine Form des Verfalls, und man kann ohne Übertreibung sagen, dass einige der sehr reifen Käsesorten auf dem Markt faul sind. Die Aromen entstehen durch Fermente, Schimmelpilze und Bakterien, die die Proteine und Fette spalten.

Die milden Käsesorten sind im Allgemeinen gut und können mit Obst oder Gemüse oder mit Brot gegessen werden. Für den Proteinanteil der Mahlzeit reichen zwei bis drei Unzen aus und ersetzen das Fleisch. Wenn weniger gewünscht ist, weniger verwenden.

Wenn Käse sehr duftend und reif wird, wird ihn niemand mit normaler Nase und normalem Gaumen mehr essen. Menschen, die übermäßig viel Fleisch oder alkoholische Getränke zu sich nehmen, mögen diese üblen Käsesorten oft. Eine Perversion führt zur nächsten.

Käse von guter Qualität, in Maßen genossen, ist ein nahrhaftes und leicht verdauliches Lebensmittel. Gauthier sagt über Käse: „Tatsächlich produziert dieses Kasein, das die Zusammensetzung von Muskelgewebe hat, bei der Verdauung kaum Rückstände oder Giftstoffe.“

Da guter Käse konzentriert ist und einen angenehmen Geschmack hat, ist es notwendig, sich vor übermäßigem Essen zu hüten. Ein Überschuss an reichhaltigem Käse führt schnell zu Leberproblemen, Verstopfung oder beidem.

Käse sollte nicht in derselben Mahlzeit mit Fisch, Fleisch, Eiern, Nüssen oder Hülsenfrüchten gegessen werden, da eine solche Kombination die Proteinaufnahme zu hoch macht. An solchen Kombinationen ist nichts Unvereinbares, aber am sichersten ist es, sie nicht zu machen. Die Gängemenüs, die mit herzhaftem Käse, Crackern und Kaffee enden, sind eine Abscheulichkeit. Sie zerstören die Gesundheit. Sie führen zu übermäßigem Essen. Da fast jeder zu viel isst und übermäßiges Essen der größte Einzelfaktor für die Entstehung von Krankheiten und vorzeitigem Tod ist, ist es ratsam, in derselben Mahlzeit keinen Käse und andere proteinreiche Lebensmittel zu sich zu nehmen. Je größer die Auswahl an Speisen, desto wahrscheinlicher ist es, dass der Gast zu viel isst.

Der Begriff „Vollrahmkäse" ist irreführend, da Käse nicht aus Vollrahm hergestellt wird. Der Rahm enthält zu wenig Eiweiß (Kasein) für die Käseherstellung. Einige Käsesorten werden aus Magermilch hergestellt. Andere werden aus Milch hergestellt, die einen Teil oder sogar den gesamten Rahm enthält. Einige haben Sahne hinzugefügt. Am besten eignen sich Käsesorten, die nur wenig Fett enthalten .

Der beliebte Roquefort-Käse wird aus einer Mischung aus Ziegenmilch und Schafsmilch hergestellt. Der Geschmack entsteht durch bakterielle Wirkung und Fettverseifung, wodurch Ammoniak, Glycerin , Alkohol, Fettsäuren und andere Chemikalien in sehr geringen Mengen entstehen.

Die eigentümlichen Färbungen, die bei einigen gut gereiften Käsesorten streifenweise verlaufen, sind auf Schimmelpilze, Bakterien und Hefen zurückzuführen. Herren, die den Koch entlassen würden, wenn ein schimmeliges Stück Brot auf dem Tisch läge, essen mit Genuss faulenden, schimmeligen Käse.

Der beste Käse von allen ist Hüttenkäse. Menschen mit normalem Geschmack werden der häufige Verzehr von starkem Käse schnell überdrüssig sein, aber sie können Hüttenkäse jeden zweiten Tag mit Genuss zu sich nehmen. Geben Sie gelegentlich ein paar Kümmelsamen hinein, wenn dieser Geschmack angenehm ist.

Hüttenkäse kann pur oder mit Brot, Obst oder Gemüse gegessen werden. Es kann als Dressing für Obst- und Gemüsesalate verwendet werden.

Käse sollte bei der Ernährung von Kranken keine Rolle spielen, mit Ausnahme von Hüttenkäse, der fast jedem gegeben werden kann, der in der Lage ist, etwas zu essen. Die anderen Käsesorten sind für Kranke zu konzentriert. Im akuten Krankheitsfall darf nichts gefüttert werden.

Magermilch hat in ihrer Zusammensetzung in etwa die gleiche Zusammensetzung wie Buttermilch. Der Geschmack ist minderwertig, aber ein gutes Essen. Es wird häufig beim Kochen verwendet. Beim Kochen sollte nicht viel Milch verwendet werden. Beim Kochen ist es nicht sehr leicht verdaulich und neigt dazu, andere Nahrungsmittel unverdaulich zu machen.

Sauerrahm oder Sauerrahm, wenn er aus Sauermilch zubereitet wird. Es kann als Dressing für Obst und Salate verwendet werden. Süße Sahne zerfällt, ist aber nicht so lecker wie wenn sie in der Milch zerfällt.

Clotted Cream wird hergestellt, indem die Milch in Töpfen an einem kühlen Ort beiseite gestellt wird, bis die Sahne aufgeht. Dann, ohne die Sahne zu stören, die Milch überbrühen. Stellen Sie die Pfanne beiseite, bis der Inhalt abgekühlt ist, und entfernen Sie die Sahne, die einen reichen, angenehmen Geschmack hat. Dies kann als Dressing verwendet werden.

Schlagsahne und Eiscreme sind so vertraut, dass es kaum eines Kommentars bedarf. Sahne ist ein so reichhaltiges Lebensmittel, dass sie in Maßen gegessen werden muss. Andernfalls kann es zu Unwohlsein und Krankheiten kommen. Eis wird aus Milch und Sahne in unterschiedlichen Anteilen hergestellt, nach Geschmack aromatisiert und eingefroren. Es ist nicht notwendig, Eier und Maisstärke hinzuzufügen. Bei langsamem Verzehr ist es ein gutes Nahrungsmittel, in zu großen Mengen und zu schnell eingenommen kann es jedoch zu Verdauungsbeschwerden kommen. Es ist nicht am besten, den Magen zu kühlen. Menschen mit einer schwachen Verdauung sollten sehr vorsichtig sein, dies nicht zu tun.

Buttermilch wird manchmal aromatisiert und eingefroren. Dieses Eis ist leicht verdaulich. Einige Ärzte empfehlen dieses Gericht ihren Rekonvaleszenten. Es ist eine angenehme Abwechslung und kann von vielen gegessen werden, die nicht in der Lage sind, sich um das reichhaltige Eis zu kümmern.

KAPITEL XIX.

MENÜS.

Für eine ausgewogene Ernährung benötigen wir aufbauende Nahrung, Eiweiß; manche erzwingen Nahrung, Stärke, Zucker und Fett; einige der Mineralsalze in organischer Form, am besten aus rohem Obst und Gemüse gewonnen; und ein Medium, in dem die Lebensmittel gelöst werden können, Wasser.

Wir müssen diese Nahrungsmittel in regelmäßigen Abständen auffüllen, aber es ist nicht notwendig, sie alle gleichzeitig mit einer Mahlzeit oder sogar am selben Tag einzunehmen. Wer glaubt, dass alle Ernährungsprinzipien in jede Mahlzeit einfließen müssen, muss sich zwangsläufig durch zu komplexes Essen schaden. Wenn von diesen Ernährungsgrundsätzen die Rede ist, wird nur dann auf sie Bezug genommen, wenn sie in nennenswerten Mengen vorhanden sind.

Um das Thema besser im Griff zu haben, klassifizieren wir noch einmal die wichtigsten Lebensmittel:

Fleischhaltige Lebensmittel, die reich an Eiweiß sind.

Nüsse, die viel Eiweiß und Fett enthalten.

Milch und Käse, die viel Eiweiß enthalten.

Eier werden hauptsächlich wegen ihres Proteins eingenommen.

Getreide, der wichtigste Inhaltsstoff ist Stärke.

Knollen, die viel Stärke enthalten.

Hülsenfrüchte, reich an Eiweiß und Stärke.

Frische Früchte, gut gewürzt und reich an Salz.

Süße Früchte mit viel Fruchtzucker.

Saftiges Gemüse, vor allem wegen seiner Salze und Säfte wertvoll.

Fette und Öle, unabhängig von ihrer Herkunft, sind konzentrierte Lebensmittel, die bei der Verbrennung im Körper Wärme und Energie liefern.

Wenn Menschen frei und aktiv an der frischen Luft sind , können sie sich auf eine Weise ernähren, die die Verdauungskräfte derjenigen, die ein künstlicheres Leben führen, schnell ruinieren würde. Es ist eine wohlbekannte Tatsache, dass wir auf die Jagd, zum Angeln, zum Wandern oder Picknicken gehen und Mischungen und Mengen an Lebensmitteln zu uns nehmen können, die uns normalerweise Unbehagen bereiten würden. Die Freiheit und Aktivität, die Veränderung und der bessere Geisteszustand sorgen für eine größere Verdauungskraft.

Wer sein Bestes geben möchte, muss auf die Kombination der Lebensmittel achten. Es ist wahr, dass sehr gemäßigte Menschen, die nicht mehr Nahrung zu sich nehmen, als der Körper benötigt, nach Belieben kombinieren können. Diese gemäßigten Menschen legen nicht viel Wert darauf, ihre Lebensmittel zu vermischen. Sie geben sich mit sehr einfacher Kost zufrieden. So sehr wir es auch ungern wahrhaben wollen, essen fast alle von uns zu viel, selbst diejenigen, die Mäßigung am meisten predigen. Durch die richtige Kombination kann ein Großteil der schädlichen Auswirkungen übermäßigen Essens überwunden werden.

FRUCHTARIERER.

Zu den Fruitarianern zähle ich diejenigen, die nur Getreide, Früchte und Nüsse essen. Dies ist vielleicht keine korrekte Definition, aber nachdem ich viel Literatur über Diätetik gelesen habe, ist es das Beste, was ich tun kann. Ihre Kombinationen sollten keine Schwierigkeiten bereiten.

Sie sollten ein- bis zweimal täglich Müsli zu sich nehmen; ein- bis zweimal täglich Nüsse; Obst einmal täglich im Winter und ein- bis zweimal täglich im Sommer. Die Winterfrüchte sollten zeitweise süß sein. Im Sommer kann es jederzeit saftige Früchte und Beeren geben.

Obstliebhaber sollten darauf achten, die übliche Kombination von sauren Früchten mit ihrem Getreide zu vermeiden.

Eine Mahlzeit am Tag kann aus einer oder zwei Obstsorten und sonst nichts bestehen. Den Früchten können gelegentlich Nüsse zugesetzt werden.

Eine andere Mahlzeit kann aus einem Getreideprodukt mit Nussbutter oder einer Art Pflanzenöl bestehen.

Eine dritte Mahlzeit kann aus süßen Früchten bestehen, zu denen entweder Brot oder Nüsse gegessen werden können, oder besser noch, eine süße Frucht mit einer sauren Frucht zu kombinieren.

Die meisten Menschen würden eine solche Diät als sehr eingeschränkt bezeichnen, aber es ist einfach, damit erfolgreich zu sein, und sie ist nicht ermüdend. Es gibt so viele Obst-, Nuss- und Getreidesorten, dass es einfach ist, für Abwechslung zu sorgen. Diese Lebensmittel werden nicht eintönig, wenn sie in der richtigen Menge eingenommen werden. Bei einer solchen Diät macht es keinen großen Unterschied, welche Mahlzeit Frühstück, Mittag- oder Abendessen ist. Die Regel sollte sein, die herzhafteste Mahlzeit nach getaner schwerer Arbeit einzunehmen, denn herzhafte Mahlzeiten werden nicht gut verdaut, wenn entweder der Geist oder der Körper hart arbeiten.

Es ist nicht schwer, alle notwendigen Lebensmittel in zwei Mahlzeiten zu sich zu nehmen, aber da der Plan mit drei Mahlzeiten am Tag vorherrscht, umfassen die hier aufgeführten Menüs diese Anzahl an Mahlzeiten.

Frühstück: Äpfel, gebacken oder roh.

Mittagessen: Brauner Reis und Rosinen.

Abendessen: Vollkorn-Zwieback mit Nussbutter.

Frühstück: Orangen oder Grapefruit.

Mittagessen: Pekannüsse und Feigen.

Abendessen: Brot aus Roggen- oder Vollkornmehl, mit Nussbutter oder Olivenöl.

Frühstück: Beeren aller Art.

Mittagessen: Datteln.

Abendessen: Vollkornbrot, mit oder ohne Öl, Paranüsse.

Diese Kombinationen sind zwar einfach, aber diese Lebensmittel sind sehr nahrhaft und die meisten davon konzentriert, daher ist es am besten, nicht zu viel zu mischen. Es handelt sich um natürliche Lebensmittel, die bei maßvoller Einnahme leicht verdaulich sind, bei übermäßigem Verzehr jedoch schnell zu Beschwerden führen.

Es ist kein Problem, von einfachen Kombinationen zu leben. Wir haben so viel zu essen, dass wir die schlechte Angewohnheit haben, bei einer Mahlzeit zu viel Abwechslung zu sich zu nehmen. Tatsache ist, dass diejenigen, die kombinieren, ihre Speisen einfach mehr genießen als diejenigen, die ihren Appetit mit zu großer Vielfalt anregen. Mit einfachem Essen sind keine körperlichen Belastungen verbunden, und sobald man sich dazu entschlossen hat, gibt es auch keine geistigen Belastungen.

Vegetarier.

Es ist schwierig, eine akzeptable Definition für Vegetarismus zu geben. Als Arbeitsgrundlage gehen wir davon aus, dass es sich um Vegetarier handelt, die Fleischgerichte ablehnen. Wer möchte, kann auch auf Milchprodukte und Eier verzichten. Es geht vor allem darum, den Geist zu befriedigen.

Das Hauptproblem der Vegetarier besteht darin, dass sie glauben, dass der Verzicht auf Fleisch ihnen Gesundheit bringt. Sie kombinieren also alle Arten von Nahrungsmitteln und nehmen mehrere Sorten Stärke und Früchte in einer Mahlzeit zu sich. Die Folge ist, dass sie bald einen sauren Zustand der

Verdauungsorgane und eine starke Gärung bekommen. Bei Vegetariern kommt es recht häufig zu Magen- und Darmvorfällen, die auf den Gasdruck zurückzuführen sind, der die Organe verdrängt.

Ihre Lebensmittel sind in Ordnung, aber ihre Kombinationen sind in der Regel schlecht. Die verschiedenen vegetarischen Braten, bestehend aus Nüssen, Getreide, Hülsenfrüchten und saftigem Gemüse, sind schwer verdaulich. Es wäre viel besser für sie, solche Gerichte nicht zuzubereiten.

Nachfolgend ein paar Vorschläge zur vegetarischen Kombination:

Frühstück: Beeren und ein Glas Milch.

Mittagessen: Ofenkartoffeln und Salat mit Öl.

Abendessen: Nüsse, gekochtes saftiges Gemüse, eine oder zwei Sorten, geschnittene Tomaten.

Frühstück: Hüttenkäse und Orangen.

Mittagessen: Nüsse und Rosinen.

Abendessen: Vollkornbrot, gedünstete Zwiebeln, Butter, Salat und Sellerie.

Frühstück: Cantaloupe.

Mittagessen: Buttermilch, Brot und Butter.

Abendessen: Nüsse, gedünstetes saftiges Gemüse, Salat und Tomatenscheiben, mit oder ohne Öl.

Frühstück: Gekochter brauner Reis mit Rosinen und Milch.

Mittagessen: Trauben.

Abendessen: Gekochte Linsen oder gebackene Bohnen, Salat und Sellerie.

Allesfresser.

Hierzulande sind die meisten Menschen Allesfresser. Das Essen ist reichlich vorhanden und die Menschen glauben an ein großzügiges Leben. Sie stellen zu jeder Mahlzeit genug Abwechslung für den ganzen Tag auf den Tisch und es ist Brauch, von jeder Mahlzeit etwas zu essen. Manche Frühstücke sind schwer genug für das Abendessen. Drei schwere Mahlzeiten am Tag sind üblich. Manche können sich jahrelang auf diese Weise ernähren und sind die meiste Zeit arbeitsfähig, aber sie sind nie bei 100 Prozent. effizient. Sie sind nie so fähig, wie sie sein könnten. Außerdem haben sie ihre Krankheitszeiten und werden alt, während sie jung sein sollten. Sie sterben im Allgemeinen, während sie in ihrer Blütezeit sein sollten, und lassen ihre Freunde und Familien zurück, die um sie trauern, wenn sie in Höchstform sein sollten. Sie werden durch ihre Nahrungszufuhr und andere herkömmliche schlechte Gewohnheiten erschöpft.

Einer der besten Pläne, die für Allesfresser vorgeschlagen wurden, ist der von Dr. JH Tilden ausgearbeitete. Sein Skelett besteht aus einmal täglich Obst, einmal täglich stärkehaltiger Nahrung, einmal täglich Fleisch oder anderem Eiweiß und saftigem Gemüse. Nach diesem Plan werde ich für ein paar Tage Menüs zusammenstellen:

Frühstück: Bratäpfel, ein Glas Milch.

Mittagessen: Gekochter Reis mit Butter.

Abendessen: Gebratenes Hammelfleisch, Spinat und Karotten, Salat aus rohem Gemüse.

Frühstück: Cantaloupe.

Mittagessen: Kekse oder Toast mit Butter, Buttermilch.

Abendessen: Pekannüsse, zwei gedünstete saftige Gemüsesorten, Salat aus Salat, Tomaten und Gurken, Dressing.

Frühstück: Pfirsiche, Hüttenkäse.

Mittagessen: Ofenkartoffeln, Butter, Salat.

Abendessen: Frischer Fisch gebacken, großzügige Portionen von einem, zwei oder drei rohen Salatgemüsen.

Frühstück: Geschredderter Weizen oder gepuffter Weizen, bestreut mit zerlassener Butter, ein Glas Milch.

Mittagessen: Wassermelone.

Abendessen: Roastbeef, gekochter Kohl, gedünstete Zwiebeln, Butterdressing, Tomatenscheiben mit Salz und Öl.

Der Arzt erlaubt einen beträchtlichen Nachtisch. Das passt in der Regel zum Abendessen.

Es ist Unsinn zu schreiben: „So und so sollst du essen und nicht anders." Die hier aufgeführten Menüs dienen lediglich als Vorschläge. Wenn ein saftiges Gemüse erwähnt wird, kann es durch ein anderes ersetzt werden. Ein Getreide kann durch ein anderes ersetzt werden. Eine saftige Frucht nach der anderen. Eine süße Frucht nach der anderen. Eine Hülsenfrucht für die andere. Ein proteinreiches Lebensmittel nach dem anderen.

Bei der Kombination von Lebensmitteln sollten Sie vor allem Folgendes beachten:

Verwenden Sie pro Mahlzeit nur wenige Nahrungsmittel; Verwenden Sie in der Regel nur ein herzhaftes, konzentriertes Lebensmittel in einer Mahlzeit, mit der Ausnahme, dass verschiedene Fette und Öle in Maßen als Dressing für Obst, Gemüse und Stärke zulässig sind. so viel Fett oder Öl verzögert die Verdauung der restlichen Nahrung; dass die gewohnheitsmäßige Kombination von säurehaltigen Nahrungsmitteln mit stärkehaltigen Nahrungsmitteln ein Ärgernis ist; dass konzentrierte stärkehaltige Lebensmittel nicht mehr als zweimal täglich eingenommen werden sollten; dass die wärmenden, anregenden und proteinreichen Lebensmittel, zu denen fast alle Fleischsorten gehören, im Winter nur einmal täglich und im Sommer weniger eingenommen werden sollten; dass entweder rohes Obst oder rohes Gemüse Teil der täglichen Nahrungsaufnahme sein sollte, da die darin enthaltenen Salze für die Gesundheit unerlässlich sind; dass Fette im Sommer sparsam, im Winter jedoch großzügiger verwendet werden sollten; dass saftige Früchte im Sommer reichlich und im Winter sparsam verwendet werden sollten, wenn die süßen Früchte zeitweise ihren Platz einnehmen sollen.

Die getrockneten süßen Früchte unterscheiden sich deutlich von den frischen saftigen. Erstere erfüllen eher den Zweck der Stärke als den der Früchte. Sie sind reich an Zucker, der Wärme und Energie erzeugt. Das Gleiche gilt für die Banane, die etwa ein Fünftel Zucker enthält. Es ist nicht so süß, wie man aufgrund dieser Tatsache erwarten würde. Manche Zuckerarten sind süßer als andere. Dies können Sie leicht überprüfen, indem Sie etwas Milchzucker probieren und dann die gleiche Menge handelsüblichen Zucker aus Rohr oder Rüben zu sich nehmen.

Der Nahrungsbedarf im Sommer ist überraschend gering, so gering, dass der Durchschnittsmensch es kaum glauben kann. Einige Diätetiker raten dazu, im Sommer genauso viel zu essen wie im Winter. Wie sie das tun können, ist schwer zu verstehen, denn die Vernunft sagt uns, dass im Sommer praktisch keine Lebensmittel zum Heizen benötigt werden und der Großteil der Lebensmittel dafür verwendet wird. Ein wenig Erfahrung und Experiment zeigen, dass die Vernunft richtig ist. Die Natur selbst bestätigt diese Tatsache, denn in den Tropen hat sie es dem Menschen leicht gemacht, sich von Früchten zu ernähren, während sie ihm in den Polarregionen die wärmste aller Nahrungsmittel, nämlich Fette, liefert.

Da Fette so konzentriert sind, kann es sehr leicht passieren, dass man zu viel davon zu sich nimmt. Eine Unze Butter enthält so viele Nährstoffe wie etwa 25 Unzen Wassermelone. Wer das Kochen und Kombinieren vereinfacht und Speisen in Maßen zu sich nimmt, wird mit einer um ein Vielfaches verbesserten Gesundheit belohnt. Für unsere Gesundheit ist es notwendig, gutes Baumaterial in geeigneter Form bereitzustellen.

KAPITEL XX.

TRINKEN.

Es gibt nur ein echtes Getränk und das ist Wasser. Bei den anderen sogenannten Getränken handelt es sich um Nahrungsmittel, Genussmittel oder Beruhigungsmittel. Milch ist ein reichhaltiges Lebensmittel, ein Glas hat den gleichen Nährwert wie zwei Eier. Kaffee, Tee, Schokolade und Kakao sind Stimulanzien mit beruhigender Nachwirkung. Ihr Nährwert hängt weitgehend von der Menge an Milch, Sahne und Zucker ab, die ihnen zugesetzt wird. Schokolade und Kakao sind sowohl Drogen als auch Lebensmittel. Alkohol ist zunächst ein Stimulans, dann ein Beruhigungsmittel und immer ein Anästhetikum.

Wenn wir an Trinken denken, um den Körperbedarf an Flüssigkeit zu decken, sollten wir an Wasser und an nichts anderes denken. Wenn andere Flüssigkeiten eingenommen werden, sollten diese als Lebensmittel oder Arzneimittel eingenommen werden.

Wasser ist das beste bekannte Lösungsmittel. Die alten Alchemisten verbrachten viel Zeit und Energie damit, das universelle Lösungsmittel zu finden, weil sie glaubten, dass es danach leicht sein würde, eine Methode zu finden, unedle Metalle edel zu machen. Aber sie haben nie etwas Besseres als Wasser gefunden. Wasser ist die Verbindung, die in ihren verschiedenen Formen die Erde, auf der wir leben, am meisten verändert, und sie ist für den Fortbestand des Lebens notwendiger als alles andere außer Luft.

Reines Wasser kommt in der Natur nicht vor, das heißt, wir haben noch nie eine Verbindung der Zusammensetzung H_2O gefunden. Wasser enthält immer andere Stoffe. Darin werden die verschiedenen Salze gelöst und es nimmt Gase auf. Das reinste Wasser, das wir am nächsten kommen, ist destilliertes Wasser. Reines Wasser ist eine unbefriedigende Verbindung, und sobald es freigelegt wird, beginnt es Gase zu absorbieren und Salze und organische Stoffe aufzunehmen.

Reines Wasser unterscheidet sich von sauberem Wasser. Sauberes oder Trinkwasser ist eine Verbindung, die eine mäßige Menge an Salzen, aber sehr wenig organische Stoffe enthält. Bakterien sollten praktisch nicht vorhanden sein. Wasser, das viele stickstoffhaltige Substanzen enthält, ist für den Gebrauch ungeeignet.

Wenn das Wasser sehr hart und stark salzhaltig ist, sollte es nicht übermäßig als Getränk verwendet werden, denn wenn zu viele erdige und mineralische Stoffe in den Körper aufgenommen werden, ist der Körper nicht in der Lage, diese vollständig auszuscheiden. Die Folge ist die Tendenz zur Bildung von

Ablagerungen im Körper. An Stellen, an denen das Wasser übermäßig mit Kalk belastet ist, wurde festgestellt, dass die Knochen zu früh verhärten, was die volle Entwicklung des Körpers verhindert. Wenn die Schädelknochen betroffen sind, bedeutet dies, dass nicht genügend Platz für das Gehirn vorhanden ist. Solche Erkrankungen sind hierzulande selten, in Teilen Europas jedoch keine Seltenheit. Wenn das Wasser sehr hart ist, empfiehlt es sich, es zu destillieren und dann etwas hartes Wasser zum destillierten Wasser hinzuzufügen.

Menschen, die eine übermäßige Menge verschiedener Salze zu sich nehmen, können möglicherweise von Vorteil destilliertes Wasser trinken, aber diejenigen, die nur eine normale Menge der Salze in ihrer Nahrung zu sich nehmen, sollten natürliches Wasser zu sich nehmen.

Wasser macht mehr oder weniger drei Viertel des menschlichen Körpers aus. Es wird in jedem Prozess benötigt, der im Körper abläuft. „Trocken sein heißt sterben." Wasser hält die verschiedenen lebenswichtigen Flüssigkeiten in Lösung, damit sie ihre Funktion erfüllen können. Ohne Wasser gäbe es keinen Geschmackssinn, keine Verdauung, keine Nahrungsaufnahme, keine Ausscheidung von Abfallstoffen und daher kein Leben. Das Wasser ist das Vehikel, durch das die Nährstoffe an die Milliarden Zellen des Körpers verteilt werden, und es ist auch das Vehikel, das die Abfallstoffe zu den verschiedenen Ausscheidungsorganen transportiert.

Ohne Nahrung können wir mehrere Wochen auskommen, ohne Wasser jedoch nur wenige Tage.

Sowohl heißes als auch eiskaltes Wasser sind reizend. Wasser kann entweder warm oder kalt getrunken werden. Es ist am besten, die Extreme zu vermeiden.

Die alle vierundzwanzig Stunden benötigte Wassermenge variiert je nach den Umständen. Zwei Liter sind ein beliebtes Rezept. Wer sich reichlich von saftigem Obst und Gemüse ernährt, braucht nicht so viel wie jemand, der sich mehr von Trockenkost ernährt. Zu viel Salz erfordert eine ungewöhnliche Menge Wasser, da Salz ein Diuretikum ist, das dem Gewebe Flüssigkeit entzieht und daher mehr Wasser zu sich nehmen muss, um das Gleichgewicht aufrechtzuerhalten.

Naturgemäß wird bei heißem Wetter mehr Wasser benötigt als bei kühlem Wetter. An heißen Tagen ist warmes Wasser sättigender und löscht den Durst schneller als Eiswasser. Warmes Wasser regt zudem die Nierenfunktion an, die im Sommer oft träge ist. Eiswasser ist am wenigsten zufriedenstellend, denn je mehr man trinkt, desto mehr will man.

Ein normaler Körper verlangt nach dem Wasser, das er benötigt, und nicht nach mehr. Ein anormaler Körper ist kein Anhaltspunkt für die Menge der notwendigen Nahrung oder Getränke. Viele Menschen mögen den Geschmack von Wasser nicht, besonders morgens. Das bedeutet, dass der Körper erkrankt ist. Für einen normalen Menschen ist kühles Wasser immer dann angenehm, wenn es benötigt wird, und zwar am Morgen. Menschen mit natürlichem Geschmack mögen Eiswasser nicht, aber anderes Wasser genießt es.

Die übliche Angewohnheit, zu den Mahlzeiten zu trinken, ist ein Fehler. Der Mensch ist das einzige Tier, das dies tut, und er muss für solche Fehler teuer bezahlen. Die Aufnahme eines Bissens und das Abspülen mit Flüssigkeit führt zu Untermastikation und Überernährung, und der Körper leidet dann unter einer Autointoxikation. Ein Bissen Nahrung, gefolgt von einem Schluck Flüssigkeit, drückt den Mundinhalt in den Magen, bevor der Speichel seine Wirkung entfalten kann.

Am besten trinkt man morgens vor dem Frühstück ein bis zwei Gläser Wasser. Nehmen Sie das Frühstück und alle anderen Mahlzeiten ohne Flüssigkeit zu sich. Manchmal besteht direkt nach dem Essen der Wunsch nach einem Getränk. Wenn ja, trinken Sie langsam etwas Wasser. Wenn man es langsam einnimmt, wird man mit ein wenig zufrieden sein. Wenn es heruntergeschluckt wird, kann es notwendig sein, ein oder zwei Gläser Wasser zu trinken, bevor man satt wird.

Wer bei warmem Wetter dazu neigt, zu viel zu trinken, kann durch langsames Trinken Abhilfe schaffen. Bei einer Verdauungsschwäche sollte die Flüssigkeit, die unmittelbar nach einer Mahlzeit eingenommen wird, warm sein und eine Tasse nicht überschreiten. Wer eine starke Verdauung hat, kann kühles Wasser zu sich nehmen.

Kaltes Wasser kühlt den Magen. Die Verdauung findet erst dann statt, wenn der Magen wieder eine Temperatur von etwa 40 Grad Celsius erreicht hat, und wenn der Mageninhalt wiederholt gekühlt wird, besteht eine starke Tendenz, dass die Nahrung pathologisch gärt, anstatt richtig verdaut zu werden. Aus diesem Grund ist es nicht ratsam, etwas zu trinken, solange im Magen noch etwas zu verdauen ist. Da die Magenverdauung im Allgemeinen mindestens zwei bis drei Stunden dauert, empfiehlt es sich, mit der Einnahme von Wasser nach einer Mahlzeit so lange zu warten und dann bis 30 Minuten nach der nächsten Mahlzeit so viel zu trinken, wie man möchte. Wenn der Durst vor Ablauf von zwei bis drei Stunden nach dem Essen sehr stark ansteigt, trinken Sie warmes Wasser. Wer einfach zubereitete und mäßig gewürzte Speisen zu sich nimmt, hat kaum mit übermäßigem Durst zu kämpfen.

Unter normalen Bedingungen sollten für Erwachsene zwei Liter Wasser täglich ausreichen. Hier, wie auch beim Essen, gibt es keine exakte Menge, die für jeden geeignet ist. Machen Sie es sich zur Gewohnheit, vor dem

Frühstück mindestens ein Glas Wasser zu trinken, die Zähne zu putzen und den Mund auszuspülen, bevor Sie etwas schlucken, und nehmen Sie dann während des restlichen Tages so viel Wasser zu sich, wie Ihr Körper verlangt. Zu viel Wasser zu trinken ist nicht so schädlich wie übermäßiges Essen, aber Staunässe wirkt sich schwächend auf den Körper aus.

Zu den Mahlzeiten zu trinken ist üblich, nicht weil es notwendig ist, sondern weil wir eine Reihe von Getränken haben, die viele Menschen ansprechen. Wasser ist das Getränk schlechthin.

Ein von vielen konsumiertes Nahrungsmittel und Getränk ist Kambrium-Tee, der aus heißem Wasser, einem Drittel oder einem Viertel Milch und etwas Süße besteht. Kinder mögen dies im Allgemeinen wegen der Süße. Es kann zu jeder Mahlzeit eingenommen werden, wenn Flüssigkeit benötigt wird, die Menge sollte jedoch auf eine Tasse begrenzt sein. Es ist nicht ratsam, die Verdauungssäfte zu stark zu verdünnen.

Das morgens eingenommene Wasser hilft dem Körper, sich selbst zu reinigen. Wassertrinken ist eine große Hilfe bei der Überwindung von Verstopfung. Menschen mit Verstopfung essen im Allgemeinen zu viel. Weniger Nahrung und mehr Wasser helfen bei der Überwindung der Erkrankung.

Unglücklicherweise für das Rennen haben wir uns daran gewöhnt, Getränke zu sich zu nehmen, die schädliche, giftige Substanzen enthalten. Da es hier an der Stelle ist, über die in Kaffee und Tee enthaltenen Drogen zu sprechen, erlaube ich mir, im selben Kapitel auf andere gewohnheitsbildende Substanzen einzugehen. Sie alle sind Teil der Drogenabhängigkeit der Rasse. Für die wissenschaftliche Diskussion dieser verschiedenen Substanzen verweise ich Sie auf technische Arbeiten. In diesem Kapitel wird lediglich ihre Beziehung zum Wohlergehen der Menschen, also zu Gesundheit und Leistungsfähigkeit, erörtert.

Kaffee, Tee und Schokolade enthalten ein giftiges Alkaloid, das allgemein als Koffein bezeichnet wird. Das Thein im Tee und das Theobromin im Kakao sind dem Koffein so ähnlich, dass Chemiker sie nicht unterscheiden können. Wenn diese Getränke zum ersten Mal eingenommen werden, lösen sie eine sanfte Stimulation aus, bei der mehr Arbeit verrichtet werden kann als gewöhnlich, aber es folgt eine Reaktion, und dann lassen die Kräfte von Körper und Geist so stark nach, dass die durchschnittliche Arbeitsleistung geringer ist als bei der Arbeit des Körpers wird nicht angeregt. Die vorübergehende scheinbar wohltuende Wirkung wird durch die Reaktion mehr als ausgeglichen und daher macht der Genuss dieser Getränke die Menschen ineffizient. Kaffee ist sehr nervenaufreibend und führt zu Reizungen, die immer mit vorzeitiger körperlicher Degeneration einhergehen.

Neuere Experimente zeigen, dass Kinder, die Kaffee trinken, körperlich und geistig nicht mit denen mithalten können, die auf Kaffee verzichten. Bei Erwachsenen ist die Wirkung nicht so ausgeprägt, da Erwachsene stabiler sind als Kinder.

Wer nicht an Kaffee gewöhnt ist, kann nach dem Genuss einer Tasse mehrere Stunden lang nicht schlafen. Manche Menschen trinken so viel davon, dass sie sich daran gewöhnen.

Kaffee wird im Allgemeinen nicht als eine der süchtig machenden Drogen angesehen, ist es aber. Von allen Medikamenten, die im Körper ein Verlangen nach einer Wiederholung der Einnahme hervorrufen, stellt Kaffee jedoch die leichtesten Fesseln dar. Es ist überraschend, wie oft Gesundheitssuchende dem Berater mitteilen, dass sie „ ohne Kaffee nicht auskommen". Wenn sie ein paar Mal im Jahr eine Tasse trinken würden, würde das nicht schaden, aber die tägliche Einnahme ist für alle schädlich, auch wenn sie keine negativen Auswirkungen verspüren und sie „sehr schwach" machen, was eine Lieblingsaussage der Frauen ist .

Rauchen, Biertrinken und Kaffeetrinken können bei Menschen, die nicht daran gewöhnt sind, die Verstopfung überwinden, aber auf ihre Wirkung kann man sich nicht über einen längeren Zeitraum verlassen, und die Heilung ist schlimmer als die Krankheit.

Das Trinken von Tee hat fast die gleiche Wirkung wie das Trinken von Kaffee, außer dass es eindeutig verstopfend ist. Vielleicht liegt das daran, dass in den Teeblättern ein beträchtlicher Teil des adstringierenden Tannins enthalten ist.

Schokolade ist ein wertvolles Lebensmittel. Wer andere Nahrungsmittel in Maßen isst, kann ohne Schaden Schokolade zu sich nehmen, aber wenn Schokolade zusätzlich zu einem Übermaß an anderen Nahrungsmitteln verwendet wird, sind die Ergebnisse schlecht. Die Schokolade ist so reichhaltig, dass sie einige Verdauungsorgane, insbesondere die Leber, bald überlastet. Die Schweizer verzehren viel von diesem Nahrungsmittel und es ist wertvoll, wenn konzentrierte Rationen mitgeführt werden müssen.

Alkohol scheint in irgendeiner Form bereits seit jeher von sehr primitiven Menschen konsumiert worden zu sein. Die Bibel berichtet über einen frühen Fall einer Weinvergiftung, und die alten Ägypter brauten Bier. Es wurde so viel konsumiert, dass manche Menschen ein unbewusstes Verlangen danach verspüren. Es sind Fälle bekannt, in denen das allererste Getränk eine unkontrollierbare Nachfrage nach der Droge auslöste. Glücklicherweise sind diese Fälle sehr selten.

Alkohol ist eigentlich kein Stimulans, obwohl er zunächst ein Gefühl von Glanz, Wärme und Wohlbefinden hervorruft, worauf jedoch eine starke

Verminderung der körperlichen Leistungsfähigkeit folgt, die unangenehme Empfindungen hervorruft. Dann braucht der Trinker mehr Alkohol, um ihn wieder anzuregen. Dann kommt es zu einer erneuten Depression mit erneutem Verlangen: Das Verlangen nach der Droge nimmt kein Ende, wenn der Einzelne erst einmal davon Besitz ergriffen hat. Die Lunge, das Herz, die Verdauungsorgane, die Muskeln – eigentlich jede Struktur im Körper – verliert ihre Leistungsfähigkeit. Alkohol scheint eine besondere Affinität zum Nervengewebe zu haben.

Ein täglich getrunkenes Glas Bier oder Wein ist nicht schädlicher als eine Tasse Kaffee am Tag, aber der Kaffeetrinker macht sich nicht so zu einer öffentlichen Belästigung und Bedrohung wie der Mann, der zu viel Alkohol trinkt.

Früher war es anständig zu trinken. Einige unserer bekanntesten Persönlichkeiten im öffentlichen Leben waren Trunkenbolde. Nun konnte sich ein Trunkenbold nicht lange in einer prominenten öffentlichen Position behaupten. Wie ein Gentleman zu trinken war keine Schande. Jetzt betrinken sich echte Gentlemen nicht.

Im rückständigen Russland sind sie über das Vordringen des Wodkas besorgt und versuchen, seinen Konsum einzudämmen. Frankreich versucht, seinen jungen Männern völlige Abstinenz beizubringen, weil es so viele von ihnen wegen Alkoholkonsums vom Militärdienst ausschließt. Skandinavien ist ein Gebiet der Mäßigkeit. Der deutsche Kaiser hat kürzlich vor dem Trinken gewarnt. Die Vereinigten Staaten raten vom Alkoholkonsum in der Armee und der Marine ab. Feldarmeen werden nicht mit Alkoholikern versorgt. Trinken wird in Verruf gebracht.

Es ist sehr schwierig, den Schaden zu beweisen, der durch übermäßiges Trinken von Tee und Kaffee sowie durch den Konsum von viel Tabak verursacht wird, selbst wenn wir wissen, dass dies der Fall ist. Jeder weiß etwas über die schädliche Wirkung von Alkohol auf den Verbraucher. Salomo schrieb: „Wein ist ein Spott, starkes Getränk tobt, und wer sich dadurch täuschen lässt, ist nicht weise. Wer hat Wunden ohne Ursache? Wer hat rote Augen?"

Alkohol beeinträchtigt Körper und Geist nachhaltig. Abhängig von der eingenommenen Menge kann es zu verschiedenen Beschwerden kommen, die von einer Magenentzündung bis hin zu Wahnsinn reichen. Es verringert die Konzentrationsfähigkeit des Geistes und verringert die Leistungsfähigkeit der Muskeln. Es reduziert den Widerstand des Körpers und verkürzt das Leben. Seine erste Wirkung besteht darin, die höheren Fähigkeiten in den Schlaf zu wiegen.

Die meisten Trunkenbolde erholen sich nicht von ihrer Krankheit, denn Trunkenheit ist eine Krankheit. Die verschiedenen Medikamente, die zur Heilung der Beschwerden verabreicht werden, sind Wahnvorstellungen. Die besten Heilungsmethoden sind die Stärkung des Körpers, des Geistes und des Willens sowie die Vermittlung höherer Ideale. Suggestive Therapeutika und das Erwachen einer starken Entschlossenheit für ein besseres Leben sind wirksame Hilfsmittel. Die richtige Ernährung sollte nicht vernachlässigt werden, denn schlechte Gewohnheiten gedeihen nicht in einem gesunden Körper.

Die Zivilisation erfordert Selbstbeherrschung und erhebliche Selbstverleugnung. Wer den geringsten Widerstand wählt, ist auf dem Weg zur Zerstörung. Es ist oft notwendig, Gewohnheiten zu überwinden, die eine vorübergehende Befriedigung der Sinne bewirken.

Laut Aufseher Tynan vom Colorado Penitentiary sind es 96 Prozent. der Gefangenen werden dorthin gebracht, weil sie Alkohol trinken. Es ist auch bekannt, dass moralische Verfehlungen am häufigsten auftreten, wenn der Wille durch den Konsum von Alkohol geschwächt wird. Diejenigen, denen das Wohlergehen der Rasse am Herzen liegt, sind daher gezwungen, sich intensiv mit diesem Thema zu befassen. Erfahrungsgemäß wird es nicht helfen, den Menschen per Gesetz Nüchternheit einzuflößen. Bildung und Industrialisierung sind meiner Meinung nach die Faktoren, die bei der Lösung des Alkoholproblems am wirksamsten sind. Die Moral, die letzten Endes eine Form des Egoismus ist, wird viele lehren, dass es eine schlechte Politik ist, die eigene Leistungsfähigkeit zu verringern und dadurch die Erwerbsfähigkeit und die Lebensfreude zu verringern.

Die Arbeitgeber werden zunehmend erkennen, dass der Konsum von Alkohol die Zuverlässigkeit und den Wert des Arbeitnehmers beeinträchtigt. Viele werden Schritte wie die folgenden unternehmen:

„In formeller Anerkennung der Tatsache, die durch die Tests der neuen Psychologie unbestritten bestätigt wurde, dass die industrielle Effizienz mit dem Genuss von Alkohol abnimmt und mit Abstinenz davon zunimmt, haben die Manager einer Produktionsstätte in Chester, Pennsylvania, die ... angegriffen Mäßigkeitsproblem aus einem neuen Blickwinkel.

„Im Gegensatz zu vielen Eisenbahnen und einigen anderen Unternehmen verbieten sie ihren Mitarbeitern nicht das Trinken, sondern bieten allen, die das Versprechen des Abstinenzlers annehmen und einhalten wollen, einen Lohnvorschuss von 10 Prozent. Im Übrigen bedeutet ein Bruch des Versprechens eine ... dauerhafte Trennung der Beziehungen, aber dieser Punkt wird nicht betont, da zuversichtlich erwartet wird, dass der Vorteil vollkommener Nüchternheit sowohl auf der einen als auch auf der anderen Seite zum Tragen kommt.

Die Wirtschaft war in den letzten zwei Jahrhunderten der große Zivilisator, der große moralische Lehrer. Sie hat herausgefunden, dass sich Ehrlichkeit und Rechtschaffenheit auszahlen und dass Ungerechtigkeit Torheit ist. Die Wirtschaft hat den Weg zur Akzeptanz einer neuen Ethik und einer neuen Moral geebnet.

Was über Alkohol gesagt wurde, gilt in viel geringerem Maße auch für Tabak. Der Konsum von Tabak scheint zum Konsum von Alkohol zu führen. Es verzögert die Entwicklung von Kindern. Es ist sicherlich eine der Ursachen verschiedener Krankheiten. Tabakherz, Halsschmerzen und Verdauungsbeschwerden sind Ärzten wohlbekannt.

Tabak enthält eines der tödlichsten bekannten Gifte. Ein Sechzehntelkorn Nikotin kann tödlich sein. Der Grund dafür, dass es so wenige Todesfälle aufgrund einer akuten Tabakvergiftung gibt, liegt darin, dass nur sehr wenig Nikotin absorbiert wird.

Männer, die Tabak kauen, machen sich bei anderen unangenehm. Das Rauchen von Zigaretten ist nicht nur deshalb zu verurteilen, weil es den Körper vergiftet, sondern auch, weil es beim Raucher zu Unaufmerksamkeit und Konzentrationsschwäche führt. Von Zeit zu Zeit verspürt er das Verlangen, eine Zigarette zu nehmen, und wenn das Rauchen verboten ist , überlegt er sich Mittel, um davonzukommen. Er raubt seinem Arbeitgeber die Zeit, für die er bezahlt wird, und verletzt sich selbst.

Die Arbeitsfähigkeit wird durch den Genuss des Rauchens beeinträchtigt. Aktuelle Experimente zeigen, dass es nach dem Rauchen kurzzeitig zu einer erhöhten Aktivität kommt, die darauf folgende Depression jedoch größer ist als die Stimulation, es also zu einem tatsächlichen Verlust kommt.

Vor ein paar Jahren gab es laut Herrn Wilson, dem damaligen Landwirtschaftsminister, in den Vereinigten Staaten etwa 4.000.000 Drogenabhängige oder „Dope-Unholde". Zweifellos war diese Schätzung zu hoch, da der Anteil der Süchtigen auf dem Land nicht so hoch ist wie in den Großstädten. Die hauptsächlich verwendeten Drogen sind Kokain, Opium, Laudanum, Morphin und Heroin. Diese Drogen sind viel zerstörerischer als Alkohol. Am schlimmsten sind Kokain und Heroin. Es ist sehr schwierig, mit der Anwendung aufzuhören, wenn man sich erst einmal daran gewöhnt hat. Fast jeder „Unhold" stirbt direkt oder indirekt an der Wirkung seiner jeweiligen Droge. Alle schwächen den Körper, so dass er akuten Krankheiten kaum noch Widerstand entgegensetzen kann. Jeder einzelne zerstört die Willenskraft, so dass eine Heilung äußerst schwierig ist.

Man sollte bedenken, dass nicht alle über eine starke Willenskraft verfügen, um ihrem Verlangen zu widerstehen, und dass einige zu Kokain greifen, wenn sie keinen Alkohol bekommen. Kokain ist weitaus schlimmer als Alkohol.

Menschen sollten bei der Einnahme von Patentarzneimitteln sehr vorsichtig sein. Es gibt keine Entschuldigung dafür, sie einzunehmen. Die beliebtesten basieren auf einem der süchtig machenden Medikamente.

Die meisten beruhigenden Sirupe enthalten in irgendeiner Form Opium. Babys Opiate zu geben, ist gelinde gesagt ein schwerwiegender Fehler. Es schwächt das Kind, kann den Grundstein für eine tödliche Angewohnheit im späteren Leben legen und oft führt eine Überdosis zum vollständigen Tod. Gut informierte Mütter meiden solche Medikamente und sorgen durch entsprechende Pflege dafür, dass ihre Kinder einigermaßen ruhig bleiben.

Viele Mittel gegen Nasenkatarrh und Heuschnupfen enthalten viel Kokain. Kokain wirkt adstringierend und schmerzstillend, und die vorübergehende Verringerung des Ausflusses aus der Nase und das Verschwinden der Schmerzen werden oft mit einer heilenden Wirkung verwechselt. Aber es hat nichts Heilendes daran. Nach kurzer Zeit entspannt sich die Schleimhaut wieder und der Ausfluss stellt sich dann wieder ein. Die außer Funktion gesetzten Nerven nehmen ihre Funktion wieder auf und dann treten die Schmerzen wieder auf.

Opium oder eines seiner Derivate ist im Allgemeinen in den Patentarzneimitteln gegen Husten enthalten. Opium wirkt auch adstringierend und unterdrückt die Sekretion, ist jedoch kein Heilmittel. Übermäßige Sekretion ist ein Hinweis darauf, dass der Körper mit Gift und Nahrung überladen ist. Lassen Sie sie entkommen und leben Sie dann so, dass innere Sauberkeit herrscht und es dann keinen Husten und keine Erkältung mehr gibt.

Die unglücklichen Menschen, die sich an den Konsum dieser Drogen gewöhnen, degenerieren körperlich, geistig und moralisch. Sie benötigen immer mehr von ihrem Medikament, um die gewünschte Wirkung zu erzielen, bis sie schließlich täglich genug einnehmen, um mehrere normale Männer zu töten. Manchmal gelingt es ihnen, jahrelang jeden darüber im Unklaren zu lassen, was sie tun. Sie entwickeln Schlauheit und Geheimniskrämerei. Sie werden sehr misstrauisch. Sie sind fast immer unwahr, und diejenigen, die mit ihnen zu tun haben, sind überrascht und fragen sich, warum diejenigen, die früher offen und ehrlich waren, jetzt verstohlen und unehrlich sind. Sie lügen oft, wenn es nicht die geringste Entschuldigung dafür gibt. Der moralische Zerfall ist oft das erste Anzeichen, das bemerkt wird.

Nach der gewohnheitsmäßigen Einnahme eines dieser Medikamente für eine Weile verlangt der Körper nach der Fortsetzung, und wenn dem Opfer der gewohnte Anteil entzogen wird, kommt es zu einem Zusammenbruch mit starkem Leiden. Jeder gequälte Nerv im Körper scheint nach der Droge zu rufen. Das Opfer wird alles tun, um an seine Droge zu kommen. Er wird lügen, stehlen und möglicherweise sogar diejenigen angreifen, die sich um ihn kümmern. Vorerst ist er verrückt.

Viele berufstätige Männer konsumieren Kokain. Es ist ein Favorit unter Schriftstellern. Das zeigt sich oft in ihrer Arbeit. Wer unter der Inspiration dieser Droge schreibt, leistet oft gute Arbeit, schafft es aber nicht, beim Thema zu bleiben. Ihren Schriften mangelt es an Ordnung. Wir verfügen über genügend solcher Schriften, um sie als „Kokainliteratur" einzustufen.

Wenn es in unserem Land 4.000.000 oder noch weniger dieser Menschen gibt, ist das ein ernstes Problem, denn jeder von ihnen ist bis zu einem gewissen Grad degeneriert. Wenn die Ärzteschaft und die Drogisten zusammenarbeiten würden, wäre es leicht genug, das Wachstum einer neuen Schar von Drogenfeinden zu verhindern. Natürlich müssten die Menschen mit der Einnahme patentierter Medikamente aufhören, die die Opfer oft auf den Weg zur Degeneration bringen. Dann sollten die Ärzte aufhören, gewohnheitsbildende Medikamente sowie alle anderen Medikamente zu verschreiben, und den Menschen beibringen, dass körperliche, geistige und moralische Erlösung durch richtiges Leben und richtiges Denken erreicht wird.

Leider ist die Ärzteschaft nachlässig und für die Existenz vieler Drogenabhängiger verantwortlich. Ein Patient hat starke Schmerzen. Was ist der einfachste Weg, ihn zufrieden zu stellen? Eine subkutane Injektion eines Opiats verabreichen. Der Patient ist sich der Gefahr nicht bewusst und verlangt jedes Mal, wenn er leidet, ein Schmerzmittel. Bald erfährt er, was er bekommt, und dann geht er in die Apotheke, rüstet sich mit einer Injektionsspritze und Drogen aus und das erste, was ihm klar wird, ist, dass er ein lebenslanger Sklave ist. Das ist keine Übertreibung. Es gibt Hunderttausende Opfer der Drogenabhängigkeit, die ihren Untergang auf die Behandlung durch angesehene Ärzte zurückführen, die ihre Praxis nicht mit dem Grauen betrachten, das sie hervorrufen sollte, weil sie so verbreitet ist. Ärzte begraben ihre Fehler nicht immer. Manche von ihnen laufen jahrelang umher.

Trotz der Gesetze, die den Verkauf verschiedener Medikamente verbieten, sind sie erhältlich. Es gibt Ärzte und Apotheker mit gutem Gewissen, die für ihren Preis sehr entgegenkommend sind.

Es besteht keine legitime Notwendigkeit, ein Hundertstel der derzeit konsumierten Menge dieser Medikamente zu verwenden. Eine lokale Injektion von Kokain für eine kleinere Operation ist gerechtfertigt, aber keines der süchtig machenden Medikamente sollte in der normalen Praxis zur

Schmerzlinderung eingesetzt werden, denn die richtige Anwendung von Wasser in Verbindung mit einer richtigen Lebensführung wird es besser machen und es gibt keine Übel Nachwirkungen. Oft reicht eine Massage aus.

Um etwas deutlicher zu zeigen, wie manche Menschen drogenabhängig werden, betrachten wir eine der neuesten Entwicklungen, Heroin: Vor einigen Jahren war diese Droge, ein Opiumderivat, praktisch unbekannt. Es ist viel stärker als Morphin und daher kann die Wirkung mit einer geringeren Dosis schneller erzielt werden. Die Ärzte dachten zunächst, es handele sich nicht um eine gewohnheitsbildende Droge, denn sie könnten es über einen längeren Zeitraum einnehmen als Morphin, ohne ein Verlangen und eine Gewohnheit zu entwickeln. Also begannen sie, Heroin anstelle von Morphin zu verschreiben, und vielen Morphinabhängigen wurde geraten, Heroin zu ersetzen. Für kurze Zeit ging alles gut, bis die Opfer herausfanden, dass sie von einer Droge versklavt waren, die noch schlimmer als Morphium war. Heute gibt es in unserem Land schätzungsweise mehrere Hunderttausend Heroinabhängige, was vor allem der Ärzteschaft zu verdanken ist. Mit blassem Gesicht und hagerer Figur blicken sie durch ihre stecknadelkopfgroßen Pupillen auf die Welt, ohne jegliche Schönheit, Hoffnung und Freude des Lebens marschieren sie dem vorzeitigen Tod entgegen.

Die Ärzteschaft stellt mehr als ihren Anteil an Drogenabhängigen. Sie kennen die Gefahr der Drogen, aber Vertrautheit erzeugt Verachtung. Wenn die Öffentlichkeit wüsste, wie viele ihrer medizinischen Berater, die immer einen klaren Kopf haben sollten, von Medikamenten verwirrt sind, gäbe es ein großes Erwachen. Ein angesehener Arzt, der mittlerweile seit etwa 45 Jahren in der Praxis tätig ist und viel Erfahrung mit Drogenabhängigen hat, sagte, dass seinen Beobachtungen zufolge etwa jeder vierte Arzt mit der Drogenabhängigkeit infiziert sei. Ich halte das für übertrieben, aber ich kenne eine Reihe drogenabhängiger Ärzte.

Ärzte, die rauchen, verurteilen diese Praxis nicht. Wer Alkohol trinkt, verschreibt seinen Patienten wahrscheinlich Bier und Wein. Wer drogenabhängig ist, verwendet sie in seiner Praxis zu großzügig.

Wer die Wirkung der verschiedenen Drogen, vom Kaffee bis zum Heroin, beobachtet hat, muss deren Konsum verurteilen. Zwar schadet eine gelegentliche Tasse Kaffee oder Tee, ein Glas Wein oder Bier nicht. Eine Zigarette pro Woche würde einem Jungen nicht schaden, und auch eine gelegentliche Zigarre würde einem Mann nicht schaden. Aber wie viele Menschen sind bereit, sich gelegentlich etwas zu gönnen? Die Regel ist, dass sie sich nicht nur täglich, sondern mehrmals täglich etwas gönnen, und die Ergebnisse sind schlecht. Eine schlechte Angewohnheit führt zur nächsten, und es kommt immer die Zeit, in der man sich zwischen Krankheit und frühem Tod einerseits und dem Aufgeben der schlechten Gewohnheiten andererseits entscheiden muss, und wenn diese Zeit kommt, sind es oft die Bindungen der Gewohnheiten so stark, dass das Opfer nicht in der Lage ist, sie zu brechen.

Ich bin mir darüber im Klaren, dass Wissen die Menschen nicht immer vor Versuchungen bewahren wird und dass manche Menschen trotz allem, was gesagt wird, den breiten Weg einschlagen werden, der zur Zerstörung führt. Die Jugend ist ungeduldig gegenüber Zurückhaltung und stets auf der Suche nach neuen Erfahrungen. Im Hinblick auf diese ernste Angelegenheit des destruktiven Drogenkonsums könnte viel getan werden, wenn man den Menschen ihren Platz in der Gesellschaft beibringt: Das heißt, was sie sich selbst, ihren Familien und der Öffentlichkeit im Allgemeinen schulden. Mit anderen Worten: Bringen Sie den jungen Menschen den höheren Egoismus bei, der zum Teil aus beträchtlicher Selbstbeherrschung, Selbstverleugnung und Selbstachtung besteht.

Medikamente sind heutzutage zu leicht zu bekommen. Eines Tages werden die Menschen so aufgeklärt sein, dass sie sich keine Medikamente mehr geben lassen. Das ist der Trend der Zeit. Bis es so weit ist, sollte sich die Gesellschaft schützen, indem sie es sehr schwierig macht, an süchtig machende Drogen zu kommen. Gegebenenfalls sollte die freie Hand des Arztes gesperrt werden. Ein Großteil des ihm blind entgegengebrachten Vertrauens ist fehl am Platz.

KAPITEL XXI.

PFLEGE DER HAUT.

Die Haut wird vernachlässigt und missbraucht. Nur wenige wissen, wie wichtig es ist, diesem Organ die nötige Aufmerksamkeit zu schenken. Wenn wir heute so leben würden, wie unsere Vorfahren zweifellos gelebt haben, könnten wir die Haut vernachlässigen, wie sie es taten. Sie trugen wenig oder gar keine Kleidung. Als Schutz diente die früher stark behaarte Haut. Es war den Elementen ausgesetzt, die es härter machten und aktiv hielten.

Heutzutage schützen die meisten Menschen die Haut zu stark und schwächen sie dadurch. Die Folge ist, dass es degeneriert und teilweise seine Funktion verliert, was sich nachteilig auf die Gesundheit des Einzelnen auswirkt.

Eine normale Haut fühlt sich sehr weich an und vermittelt den Fingern ein angenehmes, vitales Gefühl. Es hat entweder Farbe oder suggeriert Farbe. Eine abnormale Haut erfreut weder das Sehen noch das Fühlen. Es kann sich träge anfühlen oder entzündet sein.

Die Haut ist eine schöne und komplexe Struktur. Sie besteht aus einer äußeren Schicht, die Epidermis genannt wird, und einer inneren Schicht, der echten Haut oder Korium, die auf einer subkutanen Schicht ruht, die hauptsächlich aus Fett und Bindegewebe besteht.

Die Epidermis ist in vier Schichten unterteilt. Es hat keine Blutgefäße und keine Nerven, sondern wird durch Lymphe ernährt, die aus den Gefäßen tiefer in der Haut austritt. Es hat lediglich einen schützenden Charakter.

Die eigentliche Haut besteht aus zwei undeutlichen Schichten, die eine Vielzahl von Nerven, Blutgefäßen und Lymphgefäßen beherbergen.

In der Haut gibt es zwei Arten von Drüsen, die Talgdrüsen und die Schweißdrüsen. Die Talgdrüsen sind in der Regel am stärksten an den behaarten Körperstellen zu finden und fehlen an den Handflächen und Fußsohlen. Sie scheiden ein Sekret namens Talg aus, das hauptsächlich aus abgestorbenen Zellen, die einem Fettabbau unterzogen wurden, und anderen Ablagerungen besteht. Der Talg dient als Gleitmittel. Die Abgabe erfolgt im Allgemeinen in der Nähe oder am Haarschaft.

Die Schweißdrüsen geben durchschnittlich eineinhalb bis zwei Pfund Schweiß pro Tag ab, bei heißem Wetter mehr und bei kühlem Wetter deutlich weniger. Sie sind über die gesamte äußere Oberfläche des Körpers verteilt. Knapp 2.400.000 davon gibt es laut Krause. Sie transportieren hauptsächlich Wasser und Kohlensäuregas ab.

Die Funktionen der Haut sind: Die darunter liegenden Strukturen zu schützen; um die Hitze zu regulieren; als Atmungsorgan dienen; als Organ der Berührung und thermischen Empfindung zu dienen; verschiedene Substanzen aus dem Körper abzusondern und auszuscheiden; absorbieren.

Die Wärmeregulierung erfolgt ganz automatisch. Bei hohen Außentemperaturen kommt es zu einer Entspannung der Haut. Die Poren öffnen sich, der Schweiß gelangt an die Oberfläche und verdunstet, wodurch der Körper gekühlt wird. Wenn die Oberfläche abgekühlt ist, zieht sich die Haut zusammen, wodurch die Poren geschlossen und die Wärme gespeichert wird. Strahlung findet immer statt, außer wenn die Temperatur sehr hoch ist.

Das Tastgefühl und die Fähigkeit, Hitze und Kälte zu spüren, schützen uns vor unzähligen Gefahren. Sie sind Teil der Ausrüstung, die es uns ermöglicht, uns an unsere Umwelt anzupassen.

Bei den Sekreten und Ausscheidungen handelt es sich um Schweiß und Talg. Diese enthalten Wasser, Kohlensäure, Harnstoff, Buttersäure , Ameisensäure, Essigsäure, Salze, vor allem Natriumchlorid, und viele andere Stoffe.

Die Atmungsfunktion besteht in der Aufnahme einer geringen Menge Sauerstoff und der Abgabe von etwas Kohlensäure.

Eine kleine Menge Wasser kann von der Haut aufgenommen werden. Auch Öle können absorbiert werden. Bei Unterernährung bei Kindern sind Einreibungen mit Olivenöl oft hilfreich. Diese absorbierende Funktion machen sich Ärzte zunutze, indem sie verschiedene Medikamente in die Haut einreiben. Auf diese Weise kann genügend Quecksilber absorbiert werden, um Speichelfluss zu erzeugen.

Aus dem oben Gesagten ist ersichtlich, dass die Haut nicht nur eine komplexe Struktur aufweist, sondern auch viele Funktionen hat. Ohne eine gute Haut ist eine perfekte Gesundheit nicht möglich. Unter zivilisierten Bedingungen ist eine gesunde Haut ohne Pflege nicht möglich. Der durchschnittliche Mensch hat eine Haut, die einen Mangel an Pflege erkennen lässt. Zum Glück ist aber wenig Pflege nötig.

Ein Bad sollte oft genug genommen werden, um Sauberkeit zu gewährleisten. Unter normalen Bedingungen müssen warmes Wasser und Seife nicht öfter als ein- oder zweimal pro Woche verwendet werden. Wenn die Seife Juckreiz verursacht, empfiehlt es sich, anschließend eine kleine Menge Olivenöl auf den Körper aufzutragen, es gründlich einzureiben und nach der Öleinreibung mit einem weichen Tuch über den Körper zu streichen, um so das Öl zu entfernen, das sonst verschmutzen würde Kleidung. Wenn die Haut nicht sauber gehalten wird, besteht die Gefahr, dass die Millionen von Poren teilweise verstopft werden, was dazu führt, dass ein Teil der

Ausscheidungsstoffe in der Haut zurückbleibt, wo es zu Reizungen kommen kann, die zu einer Hauterkrankung führen können. oder die Haut kann durch Inaktivität so inaktiv werden, dass zu viel Arbeit auf die anderen Ausscheidungsorgane abgewälzt wird, die ebenfalls durch Überlastung und übermäßige Reizung erkranken können.

Seifen sind reizend. Talgseifen und Olivenölseifen sind weniger reizend als andere Sorten. Welche Seife auch immer verwendet wird, sie sollte gründlich abgespült werden , denn wenn etwas davon in den Poren der Haut zurückbleibt, kann es zu Rauheit oder sogar leichten Entzündungen kommen. Seien Sie besonders vorsichtig bei der Verwendung von Seife für Babys und vermeiden Sie alle stark gefärbten und billig parfümierten Seifen.

Ob man täglich ein Schwammbad nimmt oder nicht, spielt keine große Rolle, und jeder kann es getrost für sich selbst entscheiden. Wenn nach einem kalten Schwamm eine schnelle Reaktion und ein Gefühl von Wärme und Wohlbefinden eintreten, ist das in Ordnung. Bleibt die Haut blau und reagiert über längere Zeit nicht, ist das kalte Schwammbad schädlich. Der kalte Sprung ist immer ein Schock, und egal wie stark eine Person auch sein mag, eine häufige Wiederholung ist nicht zu empfehlen. Menschen, die kalte Tauchgänge wagen, sagen, dass sie keinen Schaden anrichten, aber es ist gut, sich daran zu erinnern, dass das Leben nicht nur eine Frage von heute und morgen ist, sondern vom nächsten Jahr, oder vielleicht von heute in vierzig, fünfzig oder sechzig Jahren. Ein täglicher Schock kann im Laufe von zwanzig oder dreißig Jahren zu Herzerkrankungen führen.

Eine gute Möglichkeit, ein kaltes Bad zu nehmen, besteht darin, unter eine warme Dusche zu gehen und das warme Wasser nach und nach abzustellen. Stehen Sie dann lange genug unter der kalten Dusche, um die gesamte Körperoberfläche gut abzuspülen.

Wer im Winter kalte Schwammbäder nimmt und diese als schwerwiegend empfindet, sollte vor dem Waschen mit kaltem Wasser ein schnelles Abwaschen mit lauwarmem Wasser durchführen und diese Bäder immer in einem warmen Raum nehmen.

Nach jedem Bad wird der Körper mit zügigen Bewegungen gut trocken gerieben. Zum Trockenreiben können Badetücher, Fleischbürsten oder die offenen Hände verwendet werden.

Als Reinigungsmittel hat das Schwammbad praktisch keinen Wert. Seine Hauptwirkung besteht darin, die Blut- und Lymphzirkulation in der Haut anzuregen. Im Sommer ist es kühl. Eine gute Oberflächenzirkulation ist wichtig, kann aber auch durch Trockenreiben erreicht werden. Das Reiben ist wichtiger als das Benetzen der Haut. Eine ausreichend geriebene Haut wird so aktiv, dass sie sich praktisch selbst reinigt und vor Erkältungen und anderen Krankheiten schützt. Manche plädieren dafür, ganz auf das Bad zu verzichten, aber das geht ins Extreme. Sauberkeit lohnt sich wegen der Selbstachtung, die sie dem Einzelnen verleiht.

Heiße Bäder wirken schwächend und entspannend, daher sollten schwache Menschen nicht lange im heißen Bad bleiben. Kalte Bäder sind für starke Menschen anregend und deprimierend für diejenigen, die darauf nicht gut reagieren. Schwimmen ist etwas ganz anderes als ein kaltes Bad zu nehmen. Eine Person, die zwanzig Minuten lang wohltuend und bequem schwimmen kann, würde vielleicht eine Erkältung bekommen, wenn sie fünf Minuten lang in der Badewanne in Wasser gleicher Temperatur bleiben würde. Schwimmen ist eine so aktive Übung, dass sie die Durchblutung fördert und das Blut trotz der kühlenden Wirkung des Wassers ziemlich gut an der Oberfläche hält.

Wenn Sie ein sehr warmes Bad nehmen, sollte viel frische Luft im Badezimmer vorhanden sein und es ist ratsam, während des Badens kaltes Wasser zu trinken und ein mit kaltem Wasser ausgewrungenes Tuch auf die Stirn zu legen. Menschen, denen eine schwere Erkältung oder eine Lungenentzündung droht, können sich nicht besser behandeln lassen, als ein heißes Bad zu nehmen, so heiß, wie sie es ertragen können, eine halbe bis eine Stunde lang und so viel warmes Wasser zu trinken, wie möglich ist mit Komfort sowohl vor als auch nach dem Einsteigen in die Wanne. Dieses Bad muss in sehr warmem Wasser eingenommen werden, sonst nützt es nichts. Es ist schwächend und entspannend, aber durch seine entspannende Wirkung gleicht es die Blutzirkulation aus und bringt viele Dinge an die Oberfläche, die die Lunge und andere innere Organe verstopften und so die gefährliche Stauung verursachten, die so oft in einer Lungenentzündung endet. Nach dem Bad gut einpacken, damit die Schweißbildung noch einige Zeit anhält. Wenn das Schwitzen vorbei ist, ziehen Sie trockene Kleidung an und bleiben Sie sechs bis acht Stunden im Bett. Um die Sicherheit doppelt sicherzustellen, reinigen Sie den Darm gründlich mit Einläufen, Abführmitteln oder beidem. Dann essen Sie nichts, bis Sie sich wohl fühlen. Eine solche Behandlung würde viele Lungenentzündungen und viele Todesfälle verhindern. Die beste Vorbeugung besteht darin, so zu leben, dass eine plötzliche Abkühlung keine Lungenentzündung oder andere Krankheiten hervorruft, was bei guter Gesundheit nicht der Fall ist.

Menschen mit schwerwiegenden Erkrankungen des Herzens, der Arterien oder der Nieren sollten keine langwierigen oder starken Bäder nehmen.

Um die Verwendung von Wasser auf der Haut zusammenzufassen: Verwenden Sie genug, um sauber zu sein. Mehr ist nicht nötig. Nach dem Auftragen von Wasser sollte eine gründliche Trocknung und Trockenreibung erfolgen. Wenn die Reaktion schlecht ist, bleiben Sie nicht lange genug in kaltem Wasser, um eine Abkühlung zu bewirken. Schlanke Menschen sollten in der Regel nur wenig kaltes Wasser verwenden und sich nie lange in kaltem Wasser aufhalten.

Wasser, das bei Krankheiten intelligent auf die Haut aufgetragen wird, ist eine hervorragende Hilfe bei der Reinigung des Systems. Es ist überraschend, wie viel Unreinheit dem Körper durch Nasspackungen entzogen werden kann. Allerdings handelt es sich hier um eine Abhandlung über die Gesundheit, weshalb wir hier nicht näher auf die Hydrotherapie eingehen.

Ganz gleich, welche Vorstellungen man zum Thema Baden hat, über die Anwendung von Trockenreibung auf der Haut kann es kaum mehr als eine Meinung geben. Diejenigen, die die hervorragenden Ergebnisse bemerkt haben, sind der Meinung, dass es eine tägliche Routine sein sollte. Es sollte entweder morgens oder abends oder beides geübt werden. Fünf bis zehn Minuten pro Tag zahlen sich positiv auf die Gesundheit aus. Ein kräftiges Reiben ist nicht nur eine Übung für die Haut, sondern für nahezu jeden Muskel im Körper.

Durch das Trockenreiben bleibt die Oberflächenzirkulation kräftig. Die oberflächliche Durchblutung, insbesondere die Durchblutung der Hände und Füße, ist der erste Teil, der zu stagnieren beginnt. Blutstagnation bedeutet den Beginn des Prozesses, der zum Alter führt. Mit anderen Worten: Trockene Reibung auf der Haut trägt zur Erhaltung von Gesundheit und Jugend bei. Wenn die Haut nicht beansprucht wird, wird sie oft sehr hart und schuppt Mineralpartikel ab.

Wenn Frauen weniger auf künstliche Schönheitsmittel und mehr auf wissenschaftliche Massage angewiesen wären, würden sie viel bessere Ergebnisse erzielen. Sie würden so manche Fältchen vermeiden und ihren Teint retten. Der Hals und das Gesicht sollten niemals nach unten massiert werden. Die Striche sollten entweder nach oben oder von einer Seite zur anderen erfolgen, wobei die seitlichen Striche im Allgemeinen in Richtung der Mittellinie erfolgen. Eine solche Massage verhindert über Jahre hinweg das Erschlaffen der Gesichtsmuskulatur und trägt dazu bei, dass das Gesicht faltenfrei und jung aussieht. Die Massage sollte eher sanft sein, denn wenn sie zu kräftig ist, besteht die Tendenz, dass die normale Menge an Fett, das das Gesicht aufpolstert und rundet, entfernt wird. Männer können das Gleiche tun, aber die meisten Männer haben nichts gegen Falten.

Allerdings haben die meisten Männer Einwände gegen eine Glatze, die in fast allen Fällen verhindert werden kann. Haare auf einer polierten Platte zu erzeugen, ist eine andere Sache. Es ist in der Tat schwierig. Wenn Sie sich ein Bild der Blutzirkulation in der Kopfhaut ansehen, werden Sie feststellen, dass die Arterien, die das Blut versorgen, von oberhalb der Augenhöhlen vorn, von vor und hinter den Ohren an den Seiten und vom Nacken ausgehen Hals hinten. Sie breiten sich aus und werden immer kleiner, je weiter sie sich zur Oberseite des Kopfes und insbesondere zum Hinterkopf hin bewegen. Die Kopfhaut ist zwar gut durchblutet, bekommt aber wenig Bewegung. Die Tendenz besteht darin, dass der Blutstrom träge wird und sich nach und nach Ablagerungen in den Wänden der Blutgefäße bilden, die diese weniger elastisch machen und das Lumen verkleinern. Das Ergebnis ist weniger Nahrung für die Haarwurzeln und eine schlechtere Qualität der Nahrung.

Dieser Prozess der Unterbrechung der Durchblutung der Kopfhaut wird größtenteils durch die engen Hüte und Mützen der Männer unterstützt, die die Blutgefäße komprimieren. Es fällt deutlich auf, dass Menschen mit rundem Kopf eher dazu neigen, eine Glatze zu bekommen als Menschen mit unregelmäßigeren Köpfen. Der Grund liegt wahrscheinlich darin, dass die Hüte bei Menschen mit runden Köpfen besser sitzen. Es gibt viele Ausnahmen. Frauen sind nicht so anfällig für Kahlheit wie Männer, da sie Hüte tragen, die weder die Luft aus den Haaren ausschließen noch die Blutgefäße verengen.

Lassen Sie Männer, die nicht gerne ihre Haare verlieren, die Kopfhaut täglich für kurze Zeit massieren, beginnend über den Augen, vor den Ohren und im Nacken bis zum Scheitel. Lassen Sie sie dann möglichst vernünftige Hüte tragen und vermeiden Sie solche, die großen Druck auf die Blutgefäße ausüben, die die Kopfhaut versorgen. Dadurch können sie ihre Haare nicht nur viel länger behalten als sonst, sondern die Haare, die gut ernährt werden, verblassen auch nicht so früh wie die, die von halben Rationen leben.

Wenn es um die Erhaltung der Haare geht, ist eine Unze Vorbeugung mehr wert als eine Tonne Heilung. Der Mann, der ein zufriedenstellendes Haarwuchsmittel herstellen kann, das ohne jeglichen Aufwand seitens der Männer Ergebnisse liefert, kann in kurzer Zeit Millionär werden.

Das Haar ist eine veränderte Form der Haut. Jedes Haar wird mit Blut versorgt, und der Grund dafür, dass das Haar bei großer Angst aufsteht, ist, dass am unteren Teil des Schafts ein kleiner Muskel befestigt ist. Bei Angst zieht sich dieser zusammen , ebenso wie andere unwillkürliche Muskeln, und dann stehen die Haare gerade statt schräg.

In der Regel schützt man die Haut zu stark. Der beste Schutz gegen Kälte ist eine gute Durchblutung. Bei schlechter Durchblutung ist es trotz viel Kleidung schwierig, sich warm zu halten. Kälte ist größtenteils auch ein Geisteszustand. Den Menschen kommt die Vorstellung von Kälte in den Kopf, und dann ist es für sie fast unmöglich, sich warm zu halten. An demselben Wintertag sehen wir vielleicht einen Mann in einem dicken Mantel, der zitternd versucht, in sich selbst zu schrumpfen, während eine Dame fröhlich vorbeigeht, deren Busen dem Wind entblößt ist.

Das Gesicht verträgt die Kälte, weil es daran gewöhnt ist, der Hals und der obere Teil der Brust ebenso, und so verhält es sich auch mit der Haut des gesamten Körpers, wenn wir sie daran gewöhnen würden, ihr ausgesetzt zu sein. Wir tragen zu schwere Kleidung. Es ist ein Fehler, bei kaltem Wetter den Rücken hochzuziehen und die Schultern einzuziehen, da dies die Lungenkapazität verringert und so dem Körper die ausreichende Menge an Sauerstoff entzieht. Die Folge ist, dass die Verbrennung nicht ausreicht, um die erforderliche Wärmemenge zu erzeugen.

Wolle ist eine warme Decke, die beste, die wir haben. Allerdings ist es sehr hautreizend und neigt dazu, dem Träger zu warm zu werden. Es trocknet nicht so schnell aus. Dadurch bleibt der Träger auch nach dem Schwitzen noch lange feucht. Das Ergebnis ist eine feuchte, feuchte Haut. Eine so mit feuchter Wärme verwöhnte Haut wird empfindlich und kann, wie andere Treibhausprodukte auch, schlechtem Wetter nicht standhalten. Eine gute Möglichkeit, sich leicht zu erkälten, ist das Tragen von Wolle direkt auf der Haut. Das beste Rezept gegen kalte Füße ist das Tragen von Wollstrümpfen. Tragen Sie Baumwolle, Leinen oder Seide direkt auf der Haut. Baumwolle ist zufriedenstellend und günstig. Leinen ist ausgezeichnet, aber ein guter Anzug aus Leinenunterwäsche ist für den durchschnittlichen Geldbeutel zu teuer. Remie , das als das Leinen der Bibel gilt, wird von einigen wärmstens empfohlen.

Wer in Innenräumen arbeitet, sollte im Sommer wie im Winter die gleiche Art von Unterwäsche tragen und diese sollte sehr leicht sein. Wenn Menschen in beheizten Räumen schwere Unterwäsche tragen, wird es ihnen zu warm. Die Folge ist, dass sie frieren, wenn sie nach draußen gehen , und wenn sie nicht in guter körperlicher Verfassung sind, kommt es in der Regel zu Erkältungen und anderen Krankheiten. Durch das Tragen von Oberbekleidung entsprechend den klimatischen Bedingungen kann man leicht den nötigen Schutz erhalten. Wer sich richtig ernährt, sich ausreichend bewegt und die Haut trocken reibt, wird weder übermäßig viel Kleidung benötigen noch wünschen. Das Gefühl der winterlichen Kälte auf der Haut ist nicht unangenehm.

Wenn wir der Haut nur mehr Bewegung durch Reiben und mehr frische Luft gönnen würden, würden wir bald einen Großteil unserer Kleidung ablegen und nur so viel tragen, dass wir in der Öffentlichkeit ein angemessenes und bescheidenes Erscheinungsbild abgeben könnten, mit zusätzlicher Bedeckung an kalten Tagen. Nichts kann lächerlicher und unbequemer sein als ein Mann in konventioneller Kleidung an einem heißen Sommertag.

Natürlich sollten sich dünne, nervöse Menschen nicht zu sehr der Kälte aussetzen.

Bei den meisten Krankheiten, die unter dem Namen Hautkrankheiten bekannt sind, handelt es sich um Verdauungsbeschwerden und Bluterkrankungen, die sich in der Haut manifestieren. Sobald die systemische Erkrankung, von der sie abhängig sind, verschwindet, erholen sich diese sogenannten Hauterkrankungen. Erysipel gehört zu den sogenannten Keimkrankheiten, lässt sich aber durch die richtige Ernährung sehr schnell in den Griff bekommen. Es kann bei Menschen erst dann auftreten, wenn sie ihre Gesundheit durch unsachgemäße Lebensweise ruiniert haben. Reines Blut lässt nicht zu, dass sich der Streptococcus erysipelatis in ausreichender Zahl entwickelt, um Probleme zu verursachen. Zuerst entwickelt sich die Krankheit und dann kommt der Keim und vermehrt sich in großer Zahl, wodurch er entsteht.

Akne, die einige Jahre nach der Pubertät sehr häufig auftritt, zeigt einen schlechten Zustand des Blutes an. Selbst während der Veränderungen in der Pubertät kommt es bei gesunden Jungen und Mädchen nicht zu einer Erkrankung. Ungefähr zu dieser Zeit essen die Jugendlichen übermäßig viel, was zu Verdauungsstörungen und unreinem Blut führt. Die Veränderungen, die in der Haut auftreten, machen sie zu einem günstigen Ort für die Manifestation von Reizungen. Lassen Sie die Jungen und Mädchen so essen, dass sie leuchtende Augen und saubere Zungen haben und es kaum Probleme durch entstellende Pickel gibt.

Ekzeme sind im Allgemeinen durch die richtige Ernährung heilbar, und das Gleiche gilt für fast alle Hautkrankheiten, die bei Säuglingen auftreten.

Es gibt Hautkrankheiten, die auf lokale Reizstoffe zurückzuführen sind, wie z. B. die verschiedenen Formen des Handelsekzems, Krätze (Juckreiz) und Pedikulose (Lausigkeit), aber es bleibt die Tatsache, dass sich fast alle Hautkrankheiten nicht entwickeln, wenn der Einzelne sich richtig ernährt Die meisten von ihnen können, nachdem sie sich entwickelt haben, durch richtige Ernährung und allgemeine Hygiene geheilt werden. Wenn die Ernährung so ist, dass Reizstoffe im Verdauungstrakt produziert und ins Blut aufgenommen und dann über die Haut ausgeschieden werden, wo so viele Reizungen entstehen, dass Krankheiten entstehen, ist eine Behandlung mit Pulvern und Salben sinnlos.

Korrigieren Sie die Ernährungsfehler und die Haut heilt sich von selbst. Spezialisten für Hautkrankheiten scheitern oft daran, dass sie dieses Organ als eigenständige Einheit behandeln, anstatt es als einen Teil des Körpers zu betrachten, dessen Gesundheit hauptsächlich von der allgemeinen Gesundheit abhängt.

KAPITEL XXII.

ÜBUNG.

Die Natur verlangt von uns, dass wir unsere geistigen und körperlichen Kräfte einsetzen, um die besten Ergebnisse zu erzielen. Der Mensch wurde geschaffen, um aktiv zu sein. Früher musste er sein Brot im Schweiße seines Gesichts verdienen oder verhungern. Jetzt haben wir uns in einen Zustand entwickelt, in dem ein scharfer Verstand viel mehr über die Nahrung verfügt als über körperliche Anstrengung, oder ist es eine teilweise Degeneration ? Die Folge ist, dass es vielen Menschen mit dem klügsten Verstand nicht gelingt, ihren Körper aktiv zu halten. Dies trägt dazu bei, ihren Widerstand zu verringern und führt zu einem frühen Tod.

Etwas Übung ist nötig und die Frage ist, wie viel ist nötig und wie soll man es einnehmen, damit es nicht zur Plackerei ausartet? Es gibt nur sehr wenige, die genug Ausdauer haben, um bestimmte Übungen fortzusetzen, egal wie nützlich sie sind, wenn sie zur Belastung werden.

Der erforderliche Betrag hängt von den Umständen ab. Normalerweise reichen ein paar Minuten Bewegung pro Tag, ergänzt durch etwas Gehen und tiefes Atmen, aus. Etwa fünf Minuten intensive körperliche Betätigung am Abend und am Morgen reichen im Allgemeinen aus, um eine Person in guter körperlicher Verfassung zu halten, sofern sie ansonsten umsichtig ist.

Viele streben danach, eine tolle Muskulatur aufzubauen. Dies ist ein Fehler, es sei denn, man möchte zur Ausstellung werden, um seinen Lebensunterhalt zu verdienen. Große Muskeln bedeuten nicht Gesundheit, Leistungsfähigkeit und Ausdauer. Sogar ein Dyspeptiker kann möglicherweise große Muskeln aufbauen. Für das Lebenswerk braucht es nicht einen Kraftschub, der nur wenige Augenblicke anhält und den Einzelnen dann für den Tag erschöpft zurücklässt, sondern die Ausdauer, die es einem ermöglicht, Tag für Tag voranzukommen.

Es ist im Allgemeinen gefährlich, große Muskeln aufzubauen, denn wenn die Übungen, durch die sie entstanden sind, gestoppt werden, beginnen sie so schnell zu degenerieren, dass das System die Gifte nur mit Mühe ausscheiden kann. Dann achten Sie auf eine der Degenerationskrankheiten, wie zum Beispiel eine Nierenentzündung oder Typhus.

Die großen Muskeln, die von Zeit zu Zeit auf der Varietébühne und im Zirkus zur Schau gestellt werden, sind nicht normal. Der Mensch ist das einzige Tier, das sie entwickelt, und sie werden nicht durch gewöhnliche Umstände hervorgerufen. Einmal erworben, erweisen sie sich als Belastung, denn es erfordert viel tägliche Arbeit, um in gutem Zustand zu bleiben.

Gute Muskeln sind nützlicher als außergewöhnliche. Kräftiges Training ist besser als heftiges Training. Es ist bekannt, dass viele unserer ausgewählten Sportler, Männer mit großer ursprünglicher körperlicher Begabung, jung sterben. Der Grund dafür ist, dass sie entweder überentwickelt waren oder irgendwann ihren Körper in ihrem überheblichen Bemühen, ihre Gegner zu besiegen, so überfordert haben, dass ein Teil des lebenswichtigen Mechanismus ernsthaft beeinträchtigt wurde. Wenn sie sich dann im Geschäftsleben niederlassen, kümmern sie sich nicht gut um sich selbst und degenerieren schnell.

Sport zu treiben sollte keine Aufgabe sein, denn dann ist es Arbeit. Es sollte von einer Art sein, die den Einzelnen interessiert und erfreut, denn dann geht es mit einem angenehmen Geisteszustand einher, der dem Körper große Wohltaten bringen wird. Wir müssen ausreichend an unseren Körper denken, um ihn mit der für sein Wohlergehen erforderlichen Aktivität zu versorgen, und wir sollten dies mit gutem Gewissen tun.

Trainieren Sie ausreichend, um die verschiedenen Muskeln in Schwung zu bringen und das Herz in Schwung zu bringen. Büroangestellte sollten Übungen für den Körperteil oberhalb der Taille machen und zusätzlich jeden Tag etwas spazieren gehen. Alle sollten sich ausreichend bewegen, um die Wirbelsäule gerade und geschmeidig zu halten. Hierzu eignen sich Beugeübungen, bei denen die Knie gestreckt bleiben und mit den Fingern der Boden berührt wird. Dann beugen Sie sich so weit wie möglich nach hinten. Drehen Sie dann mit den Händen auf den Hüften den Körper von der Taille aus.

Es ist sehr wünschenswert, den Körper aufrecht zu halten, da dies den größtmöglichen Platz für die Lunge bietet und dem Menschen ein edles, mutiges Aussehen und Gefühl verleiht. Die Vorwärtsbeuge ist die Position des Affen. Es ist nicht nötig, auf die Schultern zu achten, wenn die Wirbelsäule in der richtigen Position gehalten wird, denn dann fallen die Schultern an die richtige Stelle. Hetero zu sein ist eine Frage der Gewohnheit. Niemand kann diese Position ohne Anstrengung halten. Zumindest muss man sich die Mühe machen, die Gewohnheit zu erlangen und beizubehalten. Die meisten rundschultrigen Menschen könnten sich in zwei oder drei Monaten dazu erziehen, gerade zu sein.

Wer sich mäßig ernährt, braucht weniger Bewegung als andere. Eine zu große Nahrungsaufnahme erfordert viel Arbeit, um sie wieder abzubauen. Wenn die Nahrung nur ausreicht, um Reparaturmaterial, Wärme und Energie zu liefern, ist kein großer Aufwand nötig, um den Überschuss zu verbrennen. Viel und lange Sport zu treiben und dann genug zu essen, um mehr Sport zu treiben, ist eine Verschwendung von gutem Essen, Zeit und Energie. Seien

Sie in allen Dingen maßvoll, wenn Sie das Beste haben möchten, was das Leben Ihnen geben kann.

Machen Sie tiefes Atmen immer zu einem Teil der Übung. Egal welche körperlichen Probleme man hat, tiefes Atmen hilft, sie zu überwinden. Es hilft, kalte Füße zu heilen, indem es mehr Sauerstoff ins Blut bringt. Es hilft, Verstopfung zu beseitigen, indem es den Darm von innen massiert. Es wird helfen, die träge Leber durch die Ausübung dieses Organs zu überwinden. Es hilft bei der Heilung von Rheuma, indem es genügend Sauerstoff produziert, um einige der Fremdablagerungen in verschiedenen Körperteilen zu verbrennen. Als Augenöffner hat tiefes Atmen Alkohol distanziert. Es kostet nichts und hat nur gute Nachwirkungen. Darüber hinaus nimmt tiefes Atmen keine Zeit in Anspruch. Ein Dutzend oder mehr tiefe Atemzüge können morgens und abends gemacht werden, und jedes Mal, wenn man an die frische Luft geht, ohne eine Sekunde von der Arbeitszeit zu nehmen. Um gesund zu sein, ist gutes Blut notwendig, und dieses kann nicht erreicht werden, ohne ausreichend frische Luft in die Lunge zu bringen.

Auch bei Atmung und Bewegung ist auf die richtige Kleidung zu achten. Die Kleidung muss locker genug sein, um Gliedmaßen, Brust und Bauch freien Spielraum zu lassen. Männer und Frauen waren nicht dafür geschaffen, zwei oder drei Zoll hohe Absätze zu tragen. Wer auf dieser Torheit beharrt, muss den Preis dafür zahlen: Unwohlsein und einen unausgeglichenen Körper.

Die Zeit, um Sport zu treiben, hängt von den Umständen ab. Am besten ist es, sich nach einer herzhaften Mahlzeit mindestens ein bis zwei Stunden lang nichts zu gönnen, denn Sport beeinträchtigt die Verdauung. Ein sehr guter Plan besteht darin, je nach Bedarf vor dem Anziehen am Morgen und nach dem Ausziehen am Abend fünf bis fünfundzwanzig Minuten Sport zu treiben. Wer in einer Turnhalle trainiert oder Zeit für Spiele im Freien hat , wird keine Schwierigkeiten haben, die richtige Zeit auszuwählen.

Kurzhanteln, Indianerschläger, Gewichte, Patenttrainer und Gymnastik-Stunts sind für diejenigen, die Spaß daran haben, in Ordnung. Bedenken Sie, dass kurze, abgehackte Bewegungen nicht so gut sind wie größere Bewegungen, die die großen Muskeln beanspruchen.

Es ist gut, so lange zu trainieren, bis ein angenehmes Müdigkeitsgefühl auftritt. Wenn dies geschieht, arbeitet das Herz kräftig und sendet das Blut schnell in alle Teile des Körpers, und auch die Lunge kommt voll zum Einsatz, um den benötigten Sauerstoff zu liefern. Dies wirkt als Stärkungsmittel für das gesamte System.

Der Körper muss genutzt werden, um seine Degeneration zu verhindern. Ein gesunder Körper verleiht Mut und eine optimistische Lebenseinstellung. Eine träge Leber kann den schönsten Sonnenaufgang verbergen, aber ein gesunder Körper gibt dem Auge die Kraft, auch am trostlosesten Tag Schönheit zu sehen.

Wer es nicht gewohnt ist, Sport zu treiben, wird zunächst sehr wund sein, wenn er zu kräftig anfängt. Der Schmerz kann vermieden werden, indem man zunächst nur zwei bis drei Minuten am Stück einnimmt und dann steigert, bis die gewünschte Menge täglich eingenommen wird.

Wenn die Muskeln anfangs etwas schmerzen und steif werden, geben Sie nicht auf, denn wenn Sie mit den Übungen fortfahren, verschwindet der Muskelkater bald. Viele beginnen mit großer Begeisterung, die aber bald versiegt. Übermäßige Begeisterung ist wie die brennende Liebe derer, die ohne den Gegenstand ihrer Zuneigung „nicht leben können". Es brennt so hell, dass es sich bald selbst verzehrt. Gehen Sie in einem Tempo zur Arbeit, das eingehalten werden kann. Ein paar Wochen oder ein paar Monate hart zu trainieren und dann damit aufzuhören, wird am Ende nichts nützen. Allerdings kann es gelegentlich vorkommen, dass jemand ein oder zwei Tage verstreicht, ohne dass er sinnvoll Sport treibt. Vermeiden Sie es, in eintöniges Treiben zu verfallen.

Ich glaube, dass die besten Übungen diejenigen sind, die spielerisch durchgeführt werden. Ganz gleich, um wen es sich handelt: Wenn er oder sie sich die Mühe macht, kann er oder sie hin und wieder genug Zeit finden, um mindestens einen halben Tag im Freien zu verbringen, und das ist sehr wichtig. Wir können nicht lange gedeihen, ohne mit Mutter Natur in Kontakt zu kommen, und wir brauchen jede Woche ein paar Stunden ohne Sorgen und Sorgen in ihrer Gesellschaft. Viele sagen sofort: „Das kann ich nicht." Befreien Sie sich von dieser negativen Einstellung und sagen Sie: „Ich kann und ich werde." Sehen Sie, wie schnell die Hindernisse verschwinden. Es gibt viele, die Sklaven der Pflicht sind. Sie glauben, dass sie sich abschleifen müssen. Sie halten sie für unverzichtbar. Vor ihrer Geburt kam die Welt sehr gut zurecht, und auch nach der Wiedervereinigung mit ihren Vätern wird es auf die gleiche Weise weitergehen. Das Wichtigste ist, die Fesseln der falschen Geisteshaltung zu durchbrechen, und dann ergeben sich sowohl Zeit als auch Gelegenheiten.

Ich werde nur einige der hervorragenden Outdoor-Übungen kommentieren.

Schwimmen ist eines der schönsten. Zwischen Schwimmen und einem Wannenbad besteht ein großer Unterschied. Manche Menschen können nicht lange im Wasser bleiben, aber wenn sie überhaupt Widerstand leisten und aktiv sind, wird es keine schlechten Ergebnisse geben. Beim Schwimmen ist es sinnvoll, verschiedene Schwimmzüge zu machen: Rücken-, Seiten- und Gesichtsschwimmen. Dadurch werden fast alle Muskeln des Körpers beansprucht, und wenn der Schwimmer nicht zu lange darin bleibt, fühlt er sich wohl. Wenn Sie ein Gefühl von Frösteln oder Müdigkeit verspüren, ist es an der Zeit, das Wasser zu verlassen, sich gut abzutrocknen und eine kräftige Trockenmassage durchzuführen. Nach dem Schwimmen sollte immer kräftig gerieben werden. Die Anwendung von etwas Olivenöl am Körper und insbesondere an den Füßen ist sehr dankbar. Für die Dauer des Schwimmens kann keine besondere Regel festgelegt werden, sehr dünne Menschen sollten jedoch generell nicht länger als fünfzehn Minuten im Wasser bleiben, korpulente, kräftige Personen nicht länger als eine Stunde. Am besten gehen Sie erst dann schwimmen, wenn seit der letzten Mahlzeit zwei Stunden vergangen sind.

Jedem Jungen und jedem Mädchen sollte das Schwimmen beigebracht werden, denn es kann ihr Leben retten. Es ist nicht schwer. Für diejenigen, die Anfänger mit dem eher mühsamen und ermüdenden Brustschwimmen beginnen, möchte ich sagen, dass der einfachste Weg, Schwimmen beizubringen, darin besteht, den Lernenden dazu zu bringen, auf dem Rücken zu schweben. Ich habe Jungen das Schweben in nur drei Minuten beigebracht, und danach ist alles andere einfach. Wenn der Anfänger schwimmen kann, kann er problemlos ein wenig paddeln und Fortschritte machen. Dann kann er sich auf die Seite drehen und den Seitenschlag lernen, der zu den besten gehört. Dann kann er das Gesicht drehen und verschiedene Striche lernen. Dies ist zwar nicht die anerkannte Methode, Schwimmen zu lernen, aber die einfachste und schnellste.

Schweben bedeutet einfach, im Wasser ins Gleichgewicht zu kommen. Es ist notwendig, den Körper zu krümmen, die Wirbelsäule nach hinten zu konkav zu machen und den Hals zunächst gut nach hinten zu beugen. Am Anfang ist es eine große Hilfe, die Lungen gut zu füllen und eher flach zu atmen. Dadurch liegt der Körper leicht im Wasser. Sagen Sie dem Anfänger, dass es keinen Unterschied macht, ob die Füße sinken oder oben bleiben. Beim Schwimmen ist es lediglich erforderlich, das Gesicht über Wasser zu halten. Besteht die geringste Tendenz zum Absinken, beugen Sie den Hals etwas mehr und legen Sie den Kopf weiter nach hinten ins Wasser, anstatt ihn anzuheben, wie es die meisten Lernenden tun möchten. Denken Sie daran, dass Rumpf und Hals gut gewölbt sein müssen und der Kopf tief im Wasser liegen muss. In dem Moment, in dem der Anfänger seine Taille oder Hüfte krümmt oder den Hals nach vorne beugt und den Kopf hebt, sinkt er.

Für schnelles und anspruchsvolles Schwimmen sollte professioneller Unterricht eingeholt werden. Schwimmen ist einer der besten Allrounder und zugleich eine der angenehmsten Übungen.

Golf ist kein Spiel für reiche Männer mehr. Die großen Städte verfügen über öffentliche Anschlüsse. Für einen Büroangestellten ist es ein großartiges Spiel. Frauen können es mit gleichem Nutzen spielen. Die vollen kräftigen Schläge, gefolgt von einem Schritt hinter dem Ball und weiteren Schlägen, trainieren den gesamten Körper. Es ist gut für Jung und Alt und für Menschen in allen Gesellschaftsschichten.

Tennis ist für manche Menschen großartig. Wer sehr nervös und aufgeregt ist, sollte etwas anderes spielen, denn er neigt dazu, zu hart zu spielen und zu viel Energie zu verbrauchen. Übermäßiges Training ist genauso schädlich wie Exzesse in anderen Bereichen. Tennis erfordert Schnelligkeit und ist ein gutes Spiel für diejenigen, die zur Trägheit neigen, denn es macht sie wach.

Auch Reiten ist eine schöne Übung. Die Gesellschaft mit einem intelligenten Tier, die Freiheit, die frische Luft, die Landschaft – all das verleiht Lebensfreude, und die ständige Bewegung wirkt wie ein köstliches Stärkungsmittel. Für beide Geschlechter gibt es nur eine richtige Art zu reiten, und zwar rittlings. Durch die seitliche Sattelposition bleibt die Wirbelsäule verdreht, so dass ein Großteil der Vorteile, die das Reiten mit sich bringt, zunichte gemacht wird. Im Westen ist die anerkannte Art des Reitens für Frauen der Rittritt. Die Frauen des Westens machen zu Pferd einen schönen Auftritt.

Trampeln ist für alle möglich. Wenn es Hügel oder Berge zu erklimmen gibt, umso besser. Ziehen Sie alte Kleidung und alte Schuhe an und verbringen Sie eine schöne Zeit. Edle Kleidung verdirbt unter diesen Umständen mehr als die Hälfte des Vergnügens.

Ballspielen oder Fahrradfahren kann mit Vorteil betrieben werden. Fahrradfahren ist heutzutage nicht mehr in Mode, dennoch ist es eine angenehme Art der Bodenbewältigung, und wenn der Rumpf aufrecht gehalten wird, ist es eine gute Übung. Seilspringen, Handball spielen, Medizinball werfen und Holz sägen sind gute Übungen und machen großen Spaß. Der Geist des Spiels und des Guten wird den Wert jeder Übung leicht verdoppeln.

Tanzen ist auch gut, wenn die Belüftung ausreichend ist und die Stunden angemessen sind.

Unter verschiedenen Bedingungen sind stellvertretende Übungen wertvoll, und damit meine ich solche Übungsformen wie Massage, osteopathische Behandlung oder Vibrationsbehandlung. Wenn etwas mit der Wirbelsäule nicht stimmt, wenden Sie sich an einen Osteopathen oder Chiropraktiker. Sie können helfen, solche Mängel schneller zu beheben als alle anderen. Sie sind Experten für Anpassungen und Stöße.

Manche Menschen machen Übungen, während sie im Bett oder auf dem Boden liegen. Eine gute Übung für die Rückenlage besteht darin, die Bewegungen des Fahrradfahrens nachzuahmen. Eine andere besteht darin, sich hinzulegen, dann den Körper an den Hüften zu beugen und in eine sitzende Position zu gelangen; ein paar Mal wiederholen. Eine andere besteht darin, mit dem Gesicht zum Boden zu blicken und den Körper steif zu halten und sich auf die Zehen und Handflächen zu stützen. Heben Sie den Körper langsam an, bis die Arme gerade sind, und senken Sie ihn langsam wieder ab, bis der Bauch den Boden berührt. mehrmals wiederholen.

Auf die verschiedenen Übungen kann hier nicht näher eingegangen werden. Wer auf sich selbst aufpassen möchte, kann sich leicht eine Reihe guter Vorschläge ausdenken oder einen Sportlehrer engagieren, der ihm Hinweise gibt. Auch hier siegt der gesunde Menschenverstand. Es ist nicht notwendig, viel Zeit für das Training aufzuwenden, aber ein wenig Zeit ist wertvoll. Wer mit den Händen arbeitet, beansprucht oft nur wenige Muskeln und es wäre gut, wenn er korrigierende Übungen macht, damit der Körper in gutem Zustand bleibt.

Es gibt keine Entschuldigung für runde Schultern und eingefallene Brüste. Bei jungen Menschen wird dies in einigen Wochen oder höchstens in einigen Monaten korrigiert. Je älter die Person ist, desto länger dauert es. Bei knöchernem Zusammenwachsen der Wirbel ist keine Korrektur möglich.

Entspannung ist ebenso notwendig wie Bewegung. Wenn Sie müde sind, nehmen Sie sich ein paar Minuten Zeit und lassen Sie körperlich und geistig los. Mit ein wenig Training können Sie alles fallen lassen, und selbst wenn es nur fünf Minuten dauert, verleiht die Leichtigkeit neue Kraft. Es spielt keine Rolle, welche Position eingenommen wird, wenn sie bequem ist und es den Muskeln ermöglicht, jegliche Spannung zu verlieren. In solchen Momenten ist es gut, die Augenlider sanft schließen zu lassen und den Augen eine Pause zu gönnen. Die Überanstrengung der Augen ist für den gesamten Körper sehr anstrengend und führt oft zu ernsthaften Beschwerden.

Viele wissen nicht, wie sie sich entspannen können. Sie denken, sie seien entspannt, doch ihr Körper befindet sich in einem Spannungszustand. Beim Entspannen fällt jeder Teil des Körpers, der angehoben werden kann, wieder nach unten, als wäre er tot. Menschen, die viel geistige Arbeit leisten, werden manchmal so erregt von Ideen, die sich erst dann lösen lassen, wenn sie ausgearbeitet oder zum Ausdruck gebracht wurden, dass sie vorerst nicht schlafen können . Ein paar Minuten Entspannung sorgen dann für Ruhe. Wenn das Problem gelöst ist, wird der Arbeiter mit süßem Schlaf belohnt. Eine gelegentliche Nacht dieser Art von Wachheit schadet nicht, sofern keine Medikamente wie Kaffee, Alkohol, Strychnin und Morphium eingenommen werden.

Wir sollen zweifellos nützlich sein. Normale Männer und Frauen sind nicht zufrieden, wenn sie nicht hilfreich sind. Daher haben wir unsere Arbeit oder Berufung. Allerdings verlieren Menschen, die in Schwierigkeiten geraten und dazu neigen, wenn sie die ganze Zeit an einer Sache arbeiten, an Effizienz.

Deshalb ist es gut, einem Beruf oder Hobby nachzugehen, um Geist und Körper zu schärfen.

Es macht keinen großen Unterschied, um welches Hobby es sich handelt, sofern es interessant ist. Wir verschwenden viel Zeit, die uns mehr Freude bereiten könnte, wenn wir sie intelligent nutzen würden. Eine Stunde am Tag, die man ein paar Jahre lang im Geiste des Spielens einem Thema widmet, wird einen riesigen Fundus an Informationen liefern und kann mit der Zeit von unschätzbarem Nutzen sein.

Wer viel mit den Händen arbeitet, tut gut daran, sich jeden Tag etwas Zeit für geistige Erholung zu nehmen, und wer geistig arbeitet, sollte Freude haben und von körperlicher Anstrengung profitieren. Einige Hobbys können je nach den Umständen sein: Fotografie, Musik, eine Fremdsprache, Theater, Literatur, Geschichte, Philosophie, Malerei, Gartenarbeit, Hühner-, Hunde- oder Bienenzucht, Blumenzucht und Botanik. Manche Menschen sind durch ihre Hobbys berühmt geworden. Sie eignen sich hervorragend, um den Geist flüssig zu halten und so die körperliche Jugend zu bewahren.

Es hat etwas besonders Wohltuendes, Dinge zu pflegen und zu beobachten, wie sie wachsen und sich entfalten. Es ist bekannt, dass Frauen länger jung bleiben als Männer. Wir haben guten Grund zu der Annahme, dass eine der Ursachen in ihrer engen Beziehung zu Kindern liegt. Der Anbau von Blumen, Gemüse, Hühnern und Jungtieren hat den gleichen Einfluss, wenn auch in geringerem Maße. Zarte, hilflose Dinge bringen die besten Eigenschaften unserer Natur zum Vorschein. Wir können nicht zu eng mit der Natur umgehen, wählen Sie daher nach Möglichkeit ein Hobby, das Sie in engen Kontakt mit ihr und ihren Produkten bringt.

KAPITEL XXIII.

ATMUNG UND BELÜFTUNG.

Der Atemapparat ist wirklich wunderbar an Schönheit und Effizienz. Mediziner beschweren sich über die natürliche Art und Weise, den Verdauungskanal zu konstruieren, und sagen, dass dieser teilweise überflüssig sei. Eine solche Beschwerde wird jedoch nicht gegen die Lunge und ihre Zubehörteile erhoben.

Das Atmungssystem kann in seiner Form mit einem gut verzweigten Baum mit hohlem Stamm, hohlen Ästen und Blättern verglichen werden: Die Luftröhre ist der Stamm; Die beiden Bronchien, von denen einer zur rechten und der andere zur linken Seite geht, sind die Hauptzweige; die Bronchiolen und ihre Unterteilungen sind die kleineren Äste und Zweige; Die Luftzellen sind die Blätter.

Die Luftröhre und die Bronchien sind Röhren, die mit Knorpelringen versehen sind, um ein Kollabieren zu verhindern. Sie sind mit Schleimhaut ausgekleidet. Die Bronchien geben Äste ab, die sich wiederum teilen und unterteilen, bis sie sehr fein werden. In den letzten Unterteilungen gruppieren sich viele Zellen oder Vesikel. Dies sind die Luftzellen und hier findet der Austausch statt, wobei das Blut Kohlensäuregas abgibt und von der eingeatmeten Luft Sauerstoff erhält. Dieser Austausch erfolgt über eine sehr dünne Schleimhautschicht, wobei sich auf der einen Seite die Luft und auf der anderen Seite die Blutkapillaren befinden.

Der gesamte Atemtrakt ist mit Schleimhaut ausgekleidet. Diese Membran ist bewimpert, das heißt, sie ist mit winzigen haarähnlichen Vorsprüngen übersät, die bis in die Luftwege reichen. Diese sind ständig in Bewegung, ähnlich wie das Getreide auf einem Feld, wenn der Wind sanft weht. Ihre Funktion besteht darin, das Eindringen von Fremdpartikeln in die Luftzellen zu verhindern, da ihre Vortriebsbewegung von der Lunge weg in Richtung der äußeren Luftwege erfolgt.

In einigen Großstädten, in denen die atmosphärischen Bedingungen ungünstig sind und die Luft mit Staub und Rauch belastet ist, können die Flimmerhärchen das Eindringen aller feinen Fremdpartikel in die Luft nicht verhindern. Dann reizen diese Partikel die Schleimhaut, die genügend Schleim absondert, um die Eindringlinge einzusperren. Folglich kommt es gelegentlich zum Ausstoß von grauem oder schwarzem Schleim, was unter den gegebenen Umständen niemanden beunruhigen sollte, wenn man sich wohl fühlt. Normalerweise sondert die Schleimhaut nur so viel Schleim ab, dass sie sich selbst schmiert, und wenn viel Schleim ausgestoßen wird, bedeutet das, dass entweder die Atemwege oder das Verdauungssystem oder beides missbraucht werden. In solchen Zeiten sollte der Betroffene eine Bestandsaufnahme seiner Gewohnheiten machen und diese korrigieren.

Die Luftzellen bestehen aus sehr dünnen Membranen. Ihre Oberfläche ist so groß, dass sie, wenn man sie flach drücken könnte, eine Fläche von etwa 2.000 Quadratfuß ergeben würden. Wir können nicht zufriedenstellend erklären, warum durch ihre Wände ein Gasaustausch stattfindet, und auch nicht, wie das Atmungssystem so effektiv sowohl als Abtransport schädlicher Stoffe als auch als Zufuhr notwendiger Elemente fungieren kann. Die Verteilung der Blutkapillaren, die so winzig sind, dass man sie mit bloßem Auge nicht erkennen kann, ist wunderbar. Unter dem Mikroskop sehen sie aus wie Muster aus zarter, komplexer und wunderschöner Spitze.

Die Lunge wird mit mehr Blut versorgt als jeder andere Teil des Körpers. Ein kleiner Teil davon dient der Ernährung der Lungenstruktur, der größte Teil wird jedoch gereinigt. Nachdem das Blut zu verschiedenen Teilen des Körpers gereist ist, um dort seine Aufgabe als Nahrungs-, Sauerstoff- und Abfallsammler zu erfüllen, kehrt es zum Herzen zurück und wird vom Herzen zur Lunge weitergeleitet. Dort gibt es sein Kohlensäuregas ab und erhält Sauerstoff. Dann kehrt es wieder zum Herzen zurück und wird erneut in alle Teile des Körpers geschickt, um das lebenswichtige Element Sauerstoff zu verteilen.

Die Lunge gibt Wasserdampf, etwas tierisches Material und beträchtliche Wärme ab, aber ihre Hauptfunktion besteht darin, das Kohlensäuregas des Blutes gegen den Sauerstoff der Luft auszutauschen. Wenn die Fette, Zucker und Stärke in ihrer modifizierten Form im Körper verbrannt werden, um Wärme und Energie zu erzeugen, entstehen Kohlensäuregas und Wasser. Das Gas wird vom Blutkreislauf aufgenommen, dem gleichzeitig der Sauerstoff entzogen wird. Durch diesen Austausch wird das Blut von rot zu einem bläulichen Farbton. Die rote Farbe entsteht durch die Verbindung von Sauerstoff mit dem Eisen in den Blutkörperchen, wodurch grob gesagt Rost entsteht.

Die Feinregulierung in der Natur lässt sich erkennen, wenn man berücksichtigt, dass Tiere Kohlendioxid abgeben und Sauerstoff einatmen, während die Vegetation Sauerstoff ausatmet und Kohlendioxid einatmet. Mit anderen Worten: Das Tierleben schafft günstige Bedingungen für das Pflanzenwachstum und die Vegetation ermöglicht die Existenz von Tieren.

Ein Tier der höheren Klasse kann mehrere Tage ohne Wasser, mehrere Wochen ohne Nahrung, aber nur wenige Minuten ohne Sauerstoff leben. Wenn sich das Blut mit Kohlensäuregas anreichert und der Sauerstoff nicht in die Lunge gelangt, erlischt das Leben nach etwa fünf bis sechs Minuten. Daraus lässt sich gut erkennen, wie wichtig eine ausreichende Sauerstoffversorgung ist. Ein akuter Mangel an diesem Element ist sofort tödlich, und ein chronischer Mangel an ausreichender Versorgung trägt zu einer frühen Verschlechterung und einem vorzeitigen Tod bei. Die Lunge kann leicht in gutem Zustand gehalten werden, und wenn wir darüber nachdenken, wie schön und effektiv die Natur uns mit einem Atemapparat und einem unerschöpflichen Sauerstoffvorrat ausgestattet hat, müssen wir sicherlich die Torheit verstehen, uns nicht mit dem zu versorgen, was ist so wichtig und doch absolut kostenlos.

Falsche Ernährung und unreine Luft sind maßgeblich für alle Arten von Atemwegsbeschwerden verantwortlich, von einer einfachen Erkältung bis hin zur schwersten Form der Lungentuberkulose. Bewegung und tiefes Atmen helfen weitgehend gegen übermäßiges Essen, aber es gibt eine Grenze, jenseits derer die Lunge diese Form des Missbrauchs nicht mehr toleriert.

Experimente haben gezeigt, dass, wenn das Kohlensäuregas, das ein erwachsener Mann täglich ausstößt, verfestigt würde, es etwa sieben Unzen festen Kohlenstoff ausmachen würde, der aus Fetten, Zucker und Stärke stammt, die im Körper verbrannt werden. Man sollte bedenken, dass es verschiedene Formen der Verbrennung gibt. Ein Beispiel für eine schnelle Verbrennung sind Öfen und Öfen, wo sich der Kohlenstoff von Kohle oder Holz schnell und heftig mit Sauerstoff verbindet. Eine langsame Verbrennung findet bei der Verrottung von Holz, dem Rosten von Eisen und Stahl und der Verbindung von Sauerstoff mit organischer Substanz in Tierkörpern statt. Beide Prozesse sind gleich und unterscheiden sich lediglich in der Geschwindigkeit und Intensität.

Menschen, die täglich sieben Unzen Kohlenstoff ausstoßen, überanstrengen ihren Körper. Sie nehmen zu viel Nahrung auf und erzwingen dadurch eine zu starke Verbrennung. Dieser Antrieb hat schädliche Auswirkungen auf das System, da der Körper bei erzwungener Verbrennung nicht in der Lage ist, sich gründlich zu reinigen. Ein Teil des Rußes verbleibt in den Abgasen (den Blutgefäßen) und lagert sich in den verschiedenen Teilen des Motors (der Karosserie) ab. Folge: Verhärtung, das heißt Elastizitätsverlust und Alterung des Körpers. Die Alterung des Körpers führt zu einer Verschlechterung des Geistes. Richtiges Atmen ist in Ordnung, aber wenn es nicht auch mit der richtigen Ernährung einhergeht, bringt es nicht die besten Ergebnisse.

Die atmosphärische Luft enthält etwa vier Teile Kohlensäuregas auf 10.000 Teile Luft. Die ausgeatmete Luft wird mit diesem Gas recht stark angereichert, etwa 400 bis 500 Teile pro 10.000. Es dauert nicht lange, bis die Luft in einem geschlossenen, bewohnten Raum so stark mit diesem Gas belastet und so sauerstoffarm ist, dass die ständige Rückatmung schädlich ist. Der Blutkreislauf wird vergiftet, was die körperliche und geistige Leistungsfähigkeit sofort schwächt. Warnungen geben oft ein Gefühl der

Mattigkeit und möglicherweise leichte Kopfschmerzen. Der Mensch gewöhnt sich an unreine Luft, sodass er scheinbar keine negativen Auswirkungen verspürt, allerdings geht dies immer auf Kosten der Gesundheit. Die Sinne mögen abgestumpft sein, aber die bösen Folgen sind immer die Folge. Ein Haus so dicht wie möglich abzudichten, um es warm zu halten, spart Treibstoffkosten, aber der daraus resultierende körperliche Verfall und Krankheiten verursachen genug Unannehmlichkeiten und führen zu Arztrechnungen, die diese Ersparnis mehr als ausgleichen. Es ist eine schlechte Wirtschaft.

Die Lunge muss ständig mit der reinsten Luft versorgt werden, die es gibt. Andernfalls wird das Blut so stark mit Gift belastet, dass eine Gesundheit im besten und wahrsten Sinne unmöglich ist.

Die Luft sollte durch die Nase eingeatmet werden. Es spielt keine große Rolle, wie es ausgeatmet wird. Die Nase ist so konstruiert, dass sie die Luft für die Lunge fasst. Die eingeatmete Luft ist oft zu trocken, staubig und kalt. Die normale Nase behebt alle diese Mängel. Die Schleimhaut in den Nasengängen enthält Flimmerhärchen, die den Staub auffangen. Die Nasengänge sind sehr gewunden, so dass sich die Luft auf ihrem Weg durch sie erwärmt und Feuchtigkeit aufnimmt.

Gewohnheitsmäßiges Atmen durch den Mund ist eine der Ursachen für die Verhärtung und Zähigkeit der Schleimhaut der Atemwege, da der Mund weder die in der Luft schwebenden reizenden Substanzen aufhält, noch die eingeatmete Luft ausreichend erwärmt und befeuchtet. Reizungen führen zu Entzündungen, die wiederum zu einer Verdickung der Schleimhäute führen. Dann ist es sehr leicht, eine lästige Krankheit wie Asthma zu bekommen. Sehr kalte Luft ist zwar irritierend, wird aber durch den Durchgang durch die Nase ausreichend erwärmt.

Die schlimmen Folgen der Mundatmung sind bei Kindern deutlich zu erkennen, da sie den Gaumen anheben und die Seitenzähne zu nahe aneinander bringen. Dann müssen die Zahnärzte die Fehlstellung korrigieren und die Kinder sind mit langwierigen Unannehmlichkeiten konfrontiert. Diese Mundatmung ist meist auf falsches Füttern, insbesondere Überfütterung, zurückzuführen, das zu einer Schwellung der Schleimhaut führt und so die Aufnahme der Luft durch die Nase erschwert und sie durch den Mund drückt. Die wichtigste Heilmaßnahme liegt auf der Hand. Reduzieren Sie die Nahrungszufuhr des Kindes und geben Sie ihm Nahrung von besserer Qualität. Denken Sie daran, dass Kinder nicht dick sein sollten.

Die normale Atmung ist rhythmisch, mit einem leichten Anheben von Bauch und Brust beim Einatmen und einem leichten Absenken beim Ausatmen. Beobachten Sie ein schlafendes Baby und Sie werden verstehen, was gemeint ist. Das Verhältnis von Atmung zu Herzschlag beträgt etwa eins zu vier oder fünf. Was auch immer das Herz beschleunigt, führt zu einer schnelleren Atmung und umgekehrt. Die Atmung erfolgt praktisch automatisch, und wenn wir unter natürlichen Bedingungen leben würden, müssten wir ihr keine Aufmerksamkeit schenken. Da jedoch unsere Lebensweise die volle Nutzung der Lunge verhindert, ist ein wenig intelligente Überlegung erforderlich, um die volle Leistungsfähigkeit zu erreichen.

Der Körper sollte durch die Kleidung möglichst frei bleiben, insbesondere die Brust- und Taillenlinie. Frauen sündigen in dieser Hinsicht viel gegen sich selbst. Die meisten von ihnen halten es für ihr geistiges Wohlbefinden für absolut notwendig, den unteren Teil der Brust und die Taille die meiste Zeit einzuschnüren, denn eigentlich wäre es nicht gut, aus der Mode zu kommen. Die Statue der Venus von Milo gilt allgemein als die höchste Form weiblicher Schönheit und Perfektion in der Bildhauerkunst. Wenn lebende Frauen bereit wären, schön zu bleiben, anstatt Sklavinnen der Mode zu sein, wäre das für sie selbst und für die Rasse viel besser. Eine korsettierte Frau kann nicht richtig atmen, selbst wenn sie ihre Hand zwischen Körper und Korsett einführen kann, um zu beweisen, dass sie nicht eingeengt ist. Die natürlichen Kurven der Frau sind anmutiger als die, die das Korsett hervorbringt. Es wäre eine einfache Sache, den Brüsten genügend Halt zu geben, wenn sie Unterstützung brauchen, ohne den Körper einzuengen, und dann genügend Bewegung zu machen, um die Taille und den Bauch fest und in Form zu halten, um einem normalen Sinn für Schönheit und Anstand zu entsprechen
.

Die Frau hat Recht, so gut wie möglich auszusehen, und es würde dem Mann nicht schaden, sie darin nachzuahmen, denn wahrlich: „Schönheit ist ihre eigene Entschuldigung für das Sein." Doch Schönheit und Mode gehen selten Hand in Hand. Schauen Sie sich die Mode an, die in Mode war, und Sie werden gezwungen sein zu sagen, dass viele davon für Menschen mit gutem Geschmack anstößig sind. Amerikanische Frauen sollten aufhören, die Launen der Frauen der Unterwelt von Paris nachzuahmen. Es gibt Anzeichen dafür, dass Frauen sich ein wenig von den Fesseln der Mode und anderen lächerlichen Dingen befreien. Hoffen wir also, dass sie bald den Mut haben, so schön auszusehen, wie es die Natur zulässt, sowohl im Gesicht als auch in der Figur .

Die Lunge wird wie jeder andere Teil des Körpers geschwächt, wenn sie nicht genutzt wird. Der Brustraum vergrößert sich beim Einatmen, diese Vergrößerung wird jedoch durch eine Einschnürung der unteren Rippen und der Taille verhindert. Die normale Atmung ist die Bauchatmung. Eine solche Atmung ist gesundheitsfördernd. Es massiert sanft die Leber bei jedem Atemzug und wirkt leicht tonisierend auf Magen und Darm. Es sorgt wirklich für innere Bewegung. Es hilft, Verstopfung vorzubeugen.

Flaches Atmen führt zur Degeneration des Lungengewebes und indirekt zur Degeneration aller Gewebe im Körper, da es dem Blut genügend Sauerstoff entzieht, um die Gesundheit aufrechtzuerhalten. Es verhindert auch die innere Bewegung der Bauchorgane, die eine notwendige Aktivität des normalen Organismus darstellt. Bei flachen Atemzügen werden nur die oberen Teile der Lunge beansprucht. Es ist nicht verwunderlich, dass die unteren Teile leicht degenerieren. Bei einer Lungenentzündung zum Beispiel ist normalerweise zuerst der untere Teil der Lunge betroffen, und bei Tuberkulose kann man die körperlichen Anzeichen oft im hinteren Teil der Lunge erkennen, bevor sie an einer anderen Stelle gefunden werden können. Die oberen Teile müssen beansprucht werden und bekommen dadurch mehr Bewegung und mehr Blut und werden dadurch widerstandsfähiger. Es ist bekannt, dass die Erkrankung sehr schwerwiegend ist, wenn der obere Teil der Lunge betroffen ist.

Sowohl Männer als auch Frauen sind der flachen Atmung schuldig. Viele Männer sind sehr inaktiv und ihre Atmung wird träge. Abhilfe können Sie durch kräftigen Sport und einige Atemübungen schaffen. Da die Bauchatmung der richtige Weg ist, plädieren einige Körperkulturexperten, die das sogenannte Neue Denken mit ihrem System vermischen, dafür, den Bauch gleichzeitig zu trainieren und den Geist auf ihn zu konzentrieren. Dies ist unnötig, denn die richtigen Übungen und die richtige Haltung führen zu einer Bauchatmung, ohne dass man sich besondere Gedanken über den Bauch macht.

Der Mensch sollte offenbar seine Nahrung durch körperliche Anstrengung und Bewegung verdienen, und solange er dies tat, war die Lunge gezwungen, sich auszudehnen. Ein paar Laufübungen oder Berg- oder Bergbesteigungen werden genügen, um die Richtigkeit dieser Aussage zu beweisen. Da der Mensch nun jedoch in der Straßenbahn fahren und im Büro sein tägliches Brot verdienen oder zumindest bekommen kann, ist es notwendig, ein wenig Sport zu treiben, um gute Ergebnisse zu erzielen. Auch der Bauer, der geduckt auf einem Pflug, Mähwerk oder Bindemittel sitzt, nutzt seine Lunge nicht, aber wenn er aussteigt und Heu oder Getreidebündel aufwirft, bekommt er mit Sicherheit den Sauerstoff, den er braucht.

Jeder sollte sich angewöhnen, mehrmals täglich tief durchzuatmen. Wenn Sie morgens aufstehen, gehen Sie zum offenen Fenster oder ins Freie und atmen Sie mindestens ein Dutzend Mal langsam und tief ein, atmen Sie langsam ein, halten Sie die Luft einige Augenblicke in der Lunge und atmen Sie dann langsam aus. Dies sollte mittags und abends wiederholt werden. Jedes Mal, wenn man sich an der frischen Luft aufhält, ist es gut, ein paar Mal tief durchzuatmen. Nach und nach wird die richtige Atmung zur Gewohnheit, was sich positiv auf die Gesundheit auswirkt.

Es gibt viele Atemübungen, aber jedes intelligente Wesen kann seine eigenen Übungen machen, deshalb werde ich nur eine beschreiben. Lassen Sie die Hände seitlich hängen, die Handflächen einander zugewandt . Atmen Sie langsam ein und führen Sie gleichzeitig die Arme, die gerade gehalten werden sollen, nach vorne und oben oder nach außen und oben und tragen Sie sie so weit wie möglich nach oben und hinten über den Kopf. Auch die Armbewegung soll langsam sein. Ungefähr zu dem Zeitpunkt, an dem sich die Arme in der letzten Position befinden, ist eine vollständige Inspiration erfolgt. Halten Sie die Position der Arme und des Atems einige Sekunden lang gedrückt, atmen Sie dann langsam aus und bringen Sie die Arme langsam in die erste Position zurück. Wiederholen Sie dies zehn oder zwölf Mal. Wenn man sich beim Einatmen und Heben der Arme gleichzeitig langsam auf die Zehenspitzen erhebt und beim Ausatmen langsam wieder eine natürliche Fußstellung einnimmt, wird die Übung noch besser.

Junge Menschen mit hohlem Brustkorb können in sehr angemessener Zeit eine gute Lungenkapazität und eine gute Brustkontur erreichen. Wenn Sie beharrlich auf die richtige Atmung und die richtigen Übungen achten, werden Sie bereits nach zwei oder drei Monaten bemerkenswerte Ergebnisse erzielen, und gleichzeitig wird die Natur Rosen auf blasse Wangen malen. Es ist einfach, die Brustausdehnung um mehrere Zentimeter zu erhöhen. Wer sich um weniger als 8 cm ausdehnt, sollte erst dann zufrieden sein, wenn er diese Marke überschritten hat. Auch ältere Menschen können ihre Brustdehnung und Atemkapazität steigern, allerdings dauert es länger, denn mit den Jahren neigen die Brustknorpel dazu, sich zu verhärten und sogar zu verknöchern. Je weniger geatmet wird, desto eher kommt es zur Verknöcherung.

Viele Menschen haben Angst vor der Nachtluft, wofür es keinen Grund gibt. Das Fehlen der Sonne in der Nacht schadet nicht mehr als an bewölkten Tagen. Ausgerechnet in der Nacht wird frische Luft benötigt, denn es wird weniger verbraucht, und das Wenige, das eingeatmet wird, sollte von so guter Qualität sein, wie es die Umstände erlauben. Öffnen Sie die Fenster weit genug, damit die Luft im Schlafzimmer ständig wechselt. Im Winter ist es notwendig, zusätzliche Kleidung auf das Bett zu legen, denn im gekühlten Zustand kann niemand optimal schlafen. Manche halten es möglicherweise für eine bessere Lösung, künstliche Wärme am Fußende des Bettes zu verwenden. Auf jeden Fall ist bei kaltem Wetter eine bessere Bedeckung der Beine und Füße erforderlich als für jeden anderen Körperteil. Menschen mit gutem Widerstand können bei Zugluft ohne den geringsten Schaden schlafen, normale Menschen sollten jedoch nicht bei Zugluft schlafen. Es ist einfach, Bildschirme zu verwenden, damit der Wind nicht ins Gesicht weht. Wenn die Luft in der Kammer ständig gerührt wird, bekommt der Schläfer genug davon, ohne sich in einer Strömung zu befinden.

Manche haben die Angewohnheit, die Fenster und Türen ihres Schlafzimmers nachts zu schließen und tagsüber zum gründlichen Lüften zu öffnen. Wenn die Schlafzimmer geschlossen sein müssen, schließen Sie sie tagsüber und öffnen Sie sie nachts weit, denn dann ist die reine Luft erforderlich. Es macht keinen großen Unterschied, ob sie im unbewohnten Zustand geöffnet oder geschlossen sind. Es ist wirklich widerlich, manche Schlafzimmer zu betreten und gezwungen zu sein, die üble Luft einzuatmen.

Im Krankheitsfall sollte jederzeit Frischluftzufuhr in die Räume gewährleistet sein. Kranke Menschen geben mehr Gifte ab als Gesunde und benötigen den Sauerstoff, um die Ablagerungen im Körper zu verbrennen.

Ein Spaziergang am frühen Morgen, während die meisten Menschen im Bett liegen, ist sehr lehrreich. Man wird feststellen, dass einige Häuser so dicht wie möglich verschlossen sind und nur wenige ausreichend belüftet sind. Wer im Winter darauf besteht, das Fenster offen zu halten, wird oft als Freak abgestempelt. Was ist das Ergebnis dieser engen Unterbringung? Die erste Folge ist, dass das Blut nicht die erforderliche Menge an Sauerstoff aufnehmen kann und durch die Rückatmung der Raumluft vergiftet wird. Am Morgen wacht der Schläfer mit dem Gefühl auf, nur halb ausgeruht zu sein, und es bedarf einer Tasse Kaffee oder etwas anderem, um vollständig aufzuwachen. Die schlimmen Folgen sind kumulativ, und nach einer Weile wird die schlechte Angewohnheit, nachts unreine Luft einzuatmen, ein wichtiger Faktor bei der Entstehung von Krankheiten sein.

Ein Grund dafür, dass manche besonders nachts große Angst vor frischer Luft haben, ist, dass sie durch schlechte Angewohnheiten, insbesondere falsche Essgewohnheiten, so stark autotoxisch werden, dass sie bei leichtem Luftzug niesen und sich oft erkälten, und sie glauben, dass die frische Luft verursacht die Irritation. Das ist nicht so. Die Gereiztheit kommt von innen, nicht von außen.

Wenn man sich an eine gute nächtliche Belüftung gewöhnt hat, ist es fast unmöglich, in einem stickigen Raum in einen erholsamen Schlaf zu verfallen.

Wilde sind einzigartig frei von Atemwegserkrankungen, und der Grund liegt zweifellos darin, dass sie sich nicht in der Nähe aufhalten. In manchen Teilen der Welt fürchten sie sich davor, zivilisierte Menschen in ihre Behausungen zu lassen, weil sie Atemwegserkrankungen mit sich bringen könnten.

Nicht nur die Häuser, sondern auch öffentliche Orte wie Straßenbahnen, Theater, Schulen und Kirchen sind zu oft schlecht belüftet. Das Schlafen bzw. Dösen in der Kirche ist so üblich, dass es sich nur um einen Scherz handelt. Ich habe die Erfahrung gemacht, dass Schläfrigkeit nicht auf die Langeweile der Predigten zurückzuführen ist, sondern auf die Unmöglichkeit, in vielen Kirchen gute Luft zu schnappen.

Bitte denken Sie daran, dass es sich bei der ausgeatmeten Luft um Ausscheidungsstoffe handelt und dass es sowohl unrein als auch ungesund ist, sie immer wieder zu konsumieren.

Zugluft verursacht keine Erkältung. Kalte Luft verursacht keine Erkältungen. Nasse Kleidung verursacht keine Erkältung: Diese Faktoren mögen zwar geringfügige Auslöser sein, aber der Körper muss in einem schlechten Zustand sein, bevor man sich erkälten kann. Erkältungen fängt man sich meist am Tisch ein. Auch ein Mangel an frischer Luft begünstigt die Entstehung von Erkältungen und anderen Krankheiten.

In unserem Land besteht die Tendenz, Gebäude zu stark zu heizen. Die Europäer sind sowohl überrascht als auch unbehaglich, wenn sie zum ersten Mal unsere Wohnungen oder öffentlichen Versammlungsorte betreten. Die Temperatur in einer Wohnung sollte nicht durch künstliche Heizung auf über 25 Grad Celsius gebracht werden. Die erforderliche Temperatur hängt stark von der geistigen Einstellung und den Gewohnheiten ab. Wer sich ausreichend bewegt, hat eine gute Durchblutung der Extremitäten und benötigt daher nicht so viel künstliche Wärme. Die beste Wärme kommt von innen.

KAPITEL XXIV.

SCHLAFEN.

Ein kleines Baby sollte fast die ganze Zeit schlafen, und das wird es auch, wenn es intelligent versorgt wird. Überfütterung ist der Fluch im Leben des Babys und die Ursache für den Großteil seiner Unruhe. In den ersten Monaten sollte das Baby wach genug sein, um seine Nahrung zu sich zu nehmen, und dann wieder schlafen gehen. Mit zunehmendem Alter schläft es immer weniger.

Für einen Erwachsenen gibt es keine feste Schlafenszeit. Die Menge variiert je nach Person. Weit verbreitet ist die Vorstellung, dass jede Nacht acht Stunden notwendig seien. Das mag für einige zutreffen. Viele kommen mit sieben Stunden Schlaf sehr gut zurecht, und sogar noch weniger. Der große Erfinder Thomas Edison soll viele Jahre lang nur sehr wenig geschlafen haben, und es wird berichtet, dass er, wenn er sich für ein Problem interessierte, ein oder zwei Nächte verpasste. Dennoch hat er länger gelebt als der Durchschnittsmensch und ist jetzt bei guter Gesundheit. Nur wenige haben so viel konstruktive Arbeit geleistet wie er. Viele andere prominente Menschen hatten einen leichten Schlaf.

Mit zunehmendem Alter benötigen Menschen weniger Schlaf als in der Jugend. Es ist nicht ungewöhnlich, dass Siebzigjährige nur fünf Stunden pro Nacht schlafen.

Auch wenn wir nicht sagen können, wie viel Schlaf jeder Einzelne benötigt, kann das jeder selbst herausfinden, und das ist viel besser, als zu versuchen, nach Regeln zu leben, die oft falsch sind.

Wer so lebt, wie er sonst sollte, eine bestimmte Zeit für den Ruhestand wählt und diese einhält, außer zu besonderen Anlässen, bekommt den nötigen Schlaf. Sie wachen morgens erfrischt auf und sind bereit, die Arbeit eines guten Tages zu erledigen.

Während des Tiefschlafs hören alle bewussten Bemühungen auf. Die lebenswichtigen Organe leisten nur so viel Arbeit, dass der Körper am Leben bleibt. Die Atmung ist leichter, der Kreislauf langsamer und im Tiefschlaf wird nicht nachgedacht. Dieses Nachlassen der großen Aktivität von Körper und Geist gibt den Millionen von Zellen, aus denen der Körper besteht, die Möglichkeit, dem Blut das zu entnehmen, was sie brauchen, um ihren Normalzustand wiederherzustellen . Im Laufe des Tages werden viele dieser Zellen abgenutzt und erschöpft. Nachts erholen sie sich. Daher ist ungestörter Schlaf sehr wichtig.

Viele glauben, dass „früh zu Bett gehen und früh aufstehen" der richtige Weg ist und dass die Schlafstunden vor Mitternacht erfrischender und belebender sind als die danach. Das ist nur ein Glaube, vielleicht ein guter. Eine vorzeitige Pensionierung führt zu einer Regelmäßigkeit, die sehr wünschenswert ist. Ein später Ruhestand bedeutet oft eine Lockerung geistiger und körperlicher Gewohnheiten. Wer regelmäßig in den Ruhestand geht und ansonsten gut lebt, fühlt sich erfrischt, egal ob er früh oder spät zu Bett geht. Kinder sollten immer früh in den Ruhestand gehen, sonst bekommen sie nicht genug Schlaf. Die Nacht ist für die meisten Lebewesen und auch für den Menschen die natürliche Schlafzeit. Dies ist ein Erbe von Jahrhunderten. Während der Steinzeit gab es keine künstliche Beleuchtung. Während der Dunkelheit konnte der Mensch nichts tun, also ruhte er sich aus. Wer jedoch nachts arbeiten muss, kann tagsüber problemlos schlafen. Die Tendenz bei Menschen ist die gleiche wie bei Tieren, im Winter mehr zu schlafen als im Sommer, nicht weil mehr Schlaf nötig wäre, sondern weil die Winternächte länger sind.

Kinder sollten früh zu Bett gehen. Aufgrund der höheren Zellaktivität benötigen sie mehr Schlaf als Erwachsene. Außerdem werden Kinder, die lange wach bleiben, im Allgemeinen gereizt und nervös.

Es ist nicht gut, unmittelbar vor dem Schlafengehen zu essen. Der Schlaf nach einer späten Mahlzeit ist im Allgemeinen unterbrochen, und es gibt nicht das Gefühl von Helligkeit und Klarheit des Geistes, mit dem man am nächsten Morgen aufwachen sollte.

Vor dem Schlafengehen zu Mittag zu essen ist eine schlechte Angewohnheit. Manche glauben, dass sie vor dem Schlafengehen unbedingt einen Apfel oder vielleicht ein Glas Milch trinken müssen, weil sie glauben, dass dies den Schlaf fördert. Der Körper sollte während der Schlafstunden nicht mit zusätzlicher Nahrung zur Verdauung belastet werden. Diese Zeit sollte der Wiederherstellung des Körpers gewidmet werden, und das Blut enthält reichlich Material.

Träumen ist größtenteils eine schlechte Angewohnheit. Ein normaler Mensch träumt selten und folgt dann im Allgemeinen einer Unvorsichtigkeit. Träume beginnen im Kindesalter und sind dann vor allem auf eine übermäßige Nahrungsaufnahme zurückzuführen. Überfütterung ist ein Albtraumproduzent, der seinesgleichen sucht. Im Erwachsenenalter wird das Träumen durch schlechtes körperliches und geistiges Verhalten sowie durch eine in der Kindheit entwickelte Gewohnheit verursacht. Angst, Wut, Sorgen, Genussmittel, zu viel Essen, unreine Luft und zu warme Kleidung sind einige der Ursachen, die Träume hervorrufen. Wie andere schlechte Gewohnheiten ist es auch beim Träumen schwer, sie zu überwinden, wenn man sie erst einmal fest verankert hat. Die Heilung besteht darin, andere schlechte Gewohnheiten aufzugeben und nicht mehr an die Träume zu denken. Ein durch Träume gestörter Schlaf ist nicht so gesund, wie er sein sollte und daher auch nicht so erfrischend wie normaler Schlaf. Das Bewusstsein kommt nicht völlig zur Ruhe und das Unterbewusstsein gerät in Aufruhr. Normaler Schlaf ist völlige Bewusstlosigkeit. Dies ist der Schlaf der Gerechten und muss verdient werden.

Vor dem Zubettgehen sollten alle tagsüber getragenen Kleidungsstücke ausgezogen werden. Die Nachtkleidung sollte leicht sein – Baumwolle, Leinen oder Seide. Das Bett sollte bequem, aber nicht zu weich sein. Es sollte genügend Schutz vorhanden sein, um den Schläfer angenehm warm, aber nicht heiß zu halten. Wer sich mit so vielen Steppdecken oder Decken zudeckt, dass er nachts schwitzt, ist nicht richtig erfrischt. Es verhindert gesunden Schlaf und macht die Haut zu empfindlich. Es verringert den Widerstand einer Person gegenüber klimatischen Veränderungen. Die Füße sollten warm gehalten werden, ggf. auch durch künstliche Wärme am Fußende des Bettes. Bei kaltem Wetter sollten die Füße und Beine besser bedeckt sein als der Rest des Körpers. Von der Taille aufwärts sollte die Bedeckung eher leicht sein.

Gesunder Schlaf hängt von der Entspannung von Geist und Körper ab. Wer den Tag nach dem Zubettgehen noch überlebt, schläft nicht schnell und problemlos ein. Diese Gewohnheit sollte überwunden werden. Erledigen Sie Ihre Geschäfte während der Geschäftszeiten am Firmensitz, wenn Sie einen frischen Kopf haben möchten. Es gibt Tage, die so voller Sorgen sind, dass die Nacht keine mentale Entspannung bringt, aber diejenigen, die schon früh im Leben damit begonnen haben, Selbstbeherrschung zu üben, werden feststellen, dass diese Tage im Laufe der Jahre immer weniger werden. Wenn sie ihre wahre Beziehung zum Rest der Menschheit, zum Universum und zur Ewigkeit erfahren, sind sie im Allgemeinen bereit und in der Lage, die Erde für ein paar Stunden ohne ihre persönliche Aufmerksamkeit rotieren und drehen zu lassen. Sie erkennen, dass Sorgen und Ängste Zeit und Energie verschwenden.

Viele beschweren sich darüber, dass sie nicht schlafen können. Dies wiederholen sie mehrmals täglich für sich selbst und für andere. Nachts fragen sie sich, warum sie nicht schlafen können. Sie tun es so oft, dass es zu einer starken negativen Suggestion wird, die oft stark genug ist, um sie am Einschlafen zu hindern. Es ist eine Obsession. Echte Schlaflosigkeit existiert nur im Kopf des Betroffenen. Jeder Arzt hat früher oder später Erfahrung mit Menschen, die sagen, dass sie nicht schlafen können. Die Ärzte, die solchen Patienten Schlafpulver oder Tränke verabreichen, machen einen schweren Fehler. Die Einnahme dieser Medikamente geht auf Kosten einiger körperlicher Strukturen, und der Tag der Besserung kommt immer. Vielleicht findet es den Patienten mit geschädigten Nerven oder einem versagenden

Herzen. Um wirksam zu sein, muss die Dosis von Zeit zu Zeit erhöht werden. Letztendlich wird das Ergebnis eine körperliche oder geistige Krankheit sein .

Wer darauf besteht, dass er „überhaupt nicht schläft" oder dass er jede Nacht „nur ein paar Minuten" schläft, schläft ein paar Stunden, redet sich aber ein, dass er nicht schläft. Wir sind gezwungen zu schlafen, und selbst wer „überhaupt nicht schläft", kann nicht ewig wach bleiben.

Wer unter der Obsession, nicht zu schlafen, leidet, wird bald merken, dass er genauso gut schläft wie andere, wenn er aufhört, so viel über das Thema nachzudenken und zu reden. Ich habe gesehen, wie sich Menschen, die unter dieser schlechten Angewohnheit litten, innerhalb einer Woche erholten. Diejenigen, die Schlafmittel eingenommen haben, haben nach dem Absetzen in der Regel ein paar schlechte Nächte, danach lässt der Nervensturm nach und der Schlaf normalisiert sich. Alle Medikamente sollten entsorgt werden. Der Arzt, der mehr über die Wirkungsweise der Natur als über die Gabe von Medikamenten weiß, wird in diesen Fällen den größten Erfolg haben. Menschen mit einem kontrollierten Geist und einem gesunden Körper erhalten immer einen erholsamen Schlaf.

Wenn der Tag anstrengend war und die Nerven so überlastet und angespannt sind, dass Sie nicht einschlafen können, lassen Sie Ihren Geist nicht in Gedanken versinken. Sagen Sie sich nicht: „Ich wünschte, ich könnte schlafen. Warum kann ich nicht schlafen?" Solch ein ärgerliches Denken führt zu geistiger Anspannung, die den Schlaf vertreibt. Sagen Sie sich stattdessen: „Ich fühle mich sehr wohl. Ich ruhe mich gut aus. Es spielt keine Rolle, ob ich schlafe oder nicht." Entspannen Sie auf jeden Fall den Körper. Wählen Sie eine bequeme Position und bleiben Sie ruhig, sodass die Muskeln entspannt sind. Es ist bemerkenswert, wie schnell ein entspannter Körper einem gestörten Geist Ruhe bringt. Lassen Sie einen Mann in kämpferischer Stimmung sein Gesicht und seine Fäuste entspannen, und in kürzester Zeit verschwindet seine Wut. Es macht keinen Unterschied, ob ein Mensch in einer bestimmten Nacht acht Stunden schläft. Wenn er einigermaßen regelmäßig ins Bett geht, wird er genug Schlaf bekommen. Wer diese Wahrheit erkennt, klagt nicht über Schlaflosigkeit.

Die meisten Menschen, die viel denken, haben gelegentlich Nächte, in denen eine Idee das Gehirn so stark in Besitz nimmt und so gewaltsam danach verlangt, in die richtige Form gebracht zu werden, dass sie nicht schlafen können . Unter solchen Umständen ist es besser, aufzustehen und die Idee auszuarbeiten. Drei oder vier solcher Nächte im Laufe eines Jahres können nicht schaden.

In der Rückenlage schläft man selten gut. Wenn die Evolutionstheorie richtig ist, sollten wir im Schlaf nicht auf dem Rücken liegen. Eine gute Position besteht darin, auf der rechten Seite zu liegen, wobei das rechte Bein vor dem linken liegt und beide gebeugt sind. Eine andere Position, die für viele erholsam ist, besteht darin, auf dem Bauch zu liegen und die Arme vom Körper wegzustrecken.

Die Atmung sollte vollständig nasal erfolgen. Bei einer Verstopfung der Nase kommt es nicht zu einer nasalen Behandlung. Ein gesunder Mensch, der nachts durch den Mund atmet, muss Autosuggestion anwenden, um diese Gewohnheit zu überwinden. Er sollte sich selbst vorschlagen: „Ich werde durch die Nase atmen; ich werde meine Lippen zusammenhalten." Wenn er darauf beharrt und beim Einschlafen den Mund schließt, wird mit der Zeit die Mundatmung aufhören und damit auch die unangenehme Angewohnheit des Schnarchens. Die Schädlichkeit der Mundatmung wird in einem anderen Kapitel erläutert.

Das Schlafzimmer sollte jederzeit gut belüftet sein. Manche Menschen haben die Angewohnheit, in unbelüfteten Schlafzimmern zu schlafen, aber wenn sie morgens aufstehen, öffnen sie die Fenster und sorgen dafür, dass der Raum gut gelüftet wird. Die Belüftung nützt nicht viel, außer wenn jemand im Raum ist. Tagsüber kann das Schlafzimmer ohne großen Schaden geschlossen bleiben, es ist jedoch am besten, es so viel wie möglich in der Sonne zu lassen und zu lüften.

Die Schlafveranda ist ausgezeichnet. Schlafen im Freien ist in Ordnung und keine moderne Modeerscheinung. Woher Benjamin Franklin seine Informationen hat , weiß ich nicht, aber er hat folgendes über das Schlafen im Freien zu sagen: „Es ist überliefert, dass Methusaleh , der die längste Leber hat, vermutlich seine Gesundheit am besten bewahrt hat, indem er immer darin schlief." im Freien; denn als er fünfhundert Jahre gelebt hatte, sagte ein Engel zu ihm: „Steh auf, Methusalem , und baue dir ein Haus, denn du wirst noch fünfhundert Jahre leben." Aber Methusaleh antwortete und sagte: ‚Wenn ich nur fünfhundert Jahre länger leben soll, lohnt es sich nicht, mir ein Haus zu bauen ; ich werde in der Luft schlafen, wie ich es gewohnt bin.'" Dies mag zum Teil eine Erklärung sein für einige seiner vielen Jahre. Sein angebliches Gespräch mit dem Engel weist darauf hin, dass er ein Mann des Gleichmuts war.

Unter normalen Umständen sollten diejenigen, die drinnen schlafen, für jede oder mehrere Personen in der Kammer einen vollständig geöffneten Fensterflügel haben. Es ist gut, viel frische Luft zu haben, aber es ist nicht das Beste, bei Zugluft zu schlafen. Wenn der Wind durch die Fenster bläst, ist es nicht notwendig, sie weit zu öffnen, denn eine Öffnung von 10 cm sorgt dann für genauso viel frische Luft wie ein geöffneter Schiebefenster bei ruhigerem Wetter.

Am besten ist es, morgens direkt nach dem Aufwachen aufzustehen. Im Halbschlaf im Bett zu bleiben führt zu Trägheit. Zu viel Schlafen und Dösen machen müde.

Wer zu viel isst, braucht mehr Schlaf als gemäßigte Menschen. Die Trägheit und Schläfrigkeit nach einer zu schweren Mahlzeit sind jedem bekannt. Tiere, die nicht regelmäßig Futter bekommen, sondern für ihre Ernährung auf die Wechselfälle der Beute angewiesen sind , fressen sich oft so voll, dass sie nicht wach bleiben können, sondern in eine Benommenheit verfallen, die tagelang anhalten kann. Der Mensch, dem in der Regel drei Mahlzeiten am Tag zugesichert sind, hat keine Entschuldigung für diese Form des Selbstmissbrauchs, aber leider praktiziert er sie zu oft. Es ist eine eklige Angewohnheit, der sich gebildete Menschen nicht weiterhin hingeben werden.

Kleine Kinder sollten jeden Tag ein Nickerchen machen. Sie sind so aktiv, dass sie diese Ruhe brauchen. Erwachsene können nach dem Mittagessen gewinnbringend ein kurzes Nickerchen machen, das nicht länger als 30 Minuten dauern darf. Wer nervös ist, ist es sich selbst schuldig, ein Nickerchen zu machen. Wer sein Gehirn viel beansprucht, wird den Mittagsschlaf als große Stärkung empfinden. Wenn der Schlaf ausbleibt, sollten sie zumindest die Augen schließen und für kurze Zeit entspannt bleiben. Ein langes Nickerchen macht einen dumm.

Diese unglücklichen Menschen, die von verschiedenen versklavenden Drogen wie Kokain und Morphium abhängig sind, haben oft einen sehr leichten Schlaf. Sie verschlechtern sich körperlich, geistig und moralisch. Solche Menschen sind krank und kein Ratgeber für die Bedürfnisse gesunder Menschen.

Kaffeetrinken zerstört den gesunden Schlaf. Der Kaffee scheint zunächst die Nerven zu beruhigen, doch nach ein paar Stunden hat er den gegenteiligen Effekt. Der gewohnheitsmäßige Kaffeekonsum trägt dazu bei, eine vorzeitige nervöse Instabilität und körperliche Degeneration herbeizuführen.

Der Schlaf reguliert sich selbst. Wenn wir ansonsten normal sind, brauchen wir uns über das Thema keine Gedanken zu machen, außer eine regelmäßige Zeit zum Schlafengehen zu wählen und morgens nach dem Aufwachen pünktlich aufzustehen.

Es ist leicht, den Schlaf zu vertreiben. Wer dieses süße Restaurationsmittel in vollen Zügen genießen möchte, muss regelmäßig sein.

KAPITEL XXV.

Fasten.

Fasten ist eine der ältesten Heilmaßnahmen der Menschheit, nicht nur bei körperlichen, sondern auch bei seelischen Beschwerden. In orientalischen Überlieferungen und in der Literatur wird häufig auf das Fasten Bezug genommen. Aus der Bibel erfahren wir, dass Moses, Elia und Christus jeweils vierzig Tage fasteten, und es sind keine negativen Auswirkungen bekannt.

Addison kannte den Wert von Fasten und Mäßigung. Er schrieb: „Eine rechtzeitige Abstinenz tötet oft eine Krankheit im Embryo ab und zerstört die Keime einer Krankheit." Leider lebte er nicht so gut, wie er es kannte. Daher hatte sein brillanter Geist nur kurze Zeit zum Arbeiten und die Welt ist der Verlierer.

Unser großer Philosoph Benjamin Franklin hatte das gleiche Wissen, denn er schrieb: „Gegen bekannte Krankheiten ist die Abwehrtugend Abstinenz der stärkste Schutz."

Es gibt viele Vorurteile gegen das Fasten, weil die Menschen nicht verstehen, was Fasten ist und was es bewirkt. Fasten bedeutet nicht hungern. Fasten bedeutet, auf Nahrung zu verzichten, wenn sich der Körper in einem solchen Zustand befindet, dass die Nahrung nicht richtig verdaut und aufgenommen werden kann. Unter Hungern versteht man den Verzicht auf Nahrung, wenn der Körper in der Lage ist, Nahrung zu verdauen und aufzunehmen und Nahrung benötigt.

Man geht allgemein davon aus, dass die Nahrungsenthaltung für sechs oder sieben Tage tödlich ist. Unter geeigneten Bedingungen kann man zwei bis drei Monate ohne Nahrung auskommen. Vielleicht könnten die meisten Menschen in dieser letzten Zeit nicht auf Essen verzichten, aber Fasten dieser Dauer sind aktenkundig. Dicke Menschen können lange Zeit von ihrem Gewebe leben, bevor sie wieder auf Normalgewicht zurückgehen, und schlanke Menschen können längere Zeit von Wasser leben.

Längeres Fasten sollte nicht durchgeführt werden, es sei denn, es ist notwendig, und dann sollte es unter der Anleitung einer Person erfolgen, die Erfahrung hat und über gesunden Menschenverstand verfügt. Wenn eine Person Angst hat oder von anderen umgeben ist, die ihr Angst einflößen, sollte sie nicht über einen längeren Zeitraum fasten. Die größte Gefahr beim Fasten ist die Angst. Es dauert viele Wochen, bis man an Nahrungsmangel stirbt, aber Angst kann in wenigen Tagen oder sogar in wenigen Stunden zum Tod führen. Der Heiler, der es unternimmt, das Fasten gegen den Willen der Freunde und Verwandten des Patienten zu richten, die mehr Einfluss haben als er, schadet sich selbst beruflich und wirft Zweifel an der wertvollen therapeutischen Maßnahme auf, die er befürwortet.

Anzeichen dafür, dass ein Fasten erforderlich ist, sind Schmerzen und Fieber sowie akute Anfälle aller Arten von Krankheiten. Zu den häufigeren Krankheiten, die einen vollständigen Verzicht auf das Essen erfordern, gehören: Das akute Stadium einer Lungenentzündung, Blinddarmentzündung, Typhus, Neuralgie, Ischias, Bauchfellentzündung, Erkältung, Mandelentzündung, Keuchhusten, Kruppe, Scharlach, Pocken und alle anderen Eruptiverkrankungen Krankheiten; Koliken der Nieren, der Leber oder des Darms; alle akuten Störungen des Verdauungstraktes, sei es des Magens oder des Darms.

Manchmal ist es notwendig, bei chronischen Krankheiten zu fasten, insbesondere wenn Schmerzen auftreten. In der Regel ist eine ordnungsgemäße hygienische und diätetische Behandlung chronischer Krankheiten jedoch ohne Fasten erforderlich, sofern sie heilbar sind. Hier greifen viele Befürworter des Fastens bis zum Äußersten. Ein Fasten ist der schnellste Ausweg aus der Not, aber manchmal ist es auch sehr unangenehm. Wenn man sich eine längere Zeit nimmt, kann das Ergebnis durch eine angemessene Lebensführung erreicht werden und der Patient wird während seiner Genesung aufgeklärt. In chronischen Fällen ist es besonders wichtig, sich richtig zu ernähren.

Die einzige mir bekannte Krankheit, die durch das Fasten ungünstig beeinflusst zu werden scheint, ist die Lungentuberkulose in weit fortgeschrittenen Stadien. Solche Patienten verlieren beim Fasten schnell an Gewicht und Kraft und haben auch große Schwierigkeiten, wieder zuzunehmen. Vielleicht haben andere andere Erfahrungen gemacht und Beobachtungen gemacht, die damit nicht übereinstimmen, denn es wurde berichtet, dass Tuberkulosefälle durch Fasten geheilt wurden. Man sollte bedenken, dass es sich bei jedem Fall, bei dem eine Lungentuberkulose diagnostiziert wird, nicht um eine Tuberkulose handelt. Viele angebliche Fälle von Tuberkulose, von denen einige von renommierten Spezialisten so diagnostiziert werden, sind nichts anderes als eine Lungenreizung aufgrund der Aufnahme von Gas und Säure aus dem Verdauungstrakt. Wenn die Verdauungsstörung geheilt ist, verschwindet die sogenannte Tuberkulose. Dies sind die einzigen Tuberkulosefälle, bei denen ich gesehen habe, dass sie durch Fasten geheilt wurden, und die Besserung erfolgt sowohl schnell als auch sicher.

Zweifellos könnte Tuberkulose im Anfangsstadium durch Fasten geheilt werden, gefolgt von angemessener hygienischer und diätetischer Pflege, denn zunächst ist Tuberkulose ein lokalisiertes Symptom einer gestörten Ernährung. In diesem Stadium ist die Krankheit nicht gefährlicher als viele andere Krankheiten, die nicht als tödlich gelten. Die an den Seziertisch gebrachten Probanden zeigen deutlich, dass ein großer Teil von ihnen irgendwann einmal an Lungentuberkulose erkrankt war, deren Läsionen geheilt waren, und dass sie später an einem anderen Leiden starben. Wenn jedoch ein Patient nach der Manifestation von starkem Nachtschweiß, starker Rötung der Wangen, täglichem hohem Fieber, Abmagerung, Ausstoß von viel Schleim aus der Lunge und dem Vorliegen großer Mattigkeit und Schwäche aufgenommen wird, gilt die Regel, dass die Ernährung ist so stark beeinträchtigt, dass nichts den Patienten wieder normalisieren kann. Unter solchen Umständen beschleunigt das Fasten den Tod. Familie und Freunde zögern nicht, dem Heiler die Schuld zuzuschieben. Eine mäßige Ernährung verlängert das Leben und trägt zum Wohlbefinden des Betroffenen bei. Die übliche Überfütterung beschleunigt das Ende.

Krebs soll durch Fasten geheilt werden, doch das ist sehr, sehr zweifelhaft. Oft ist es zunächst schwierig, zwischen Krebs und gutartigen Tumoren zu unterscheiden. Gutartige Tumore verschwinden häufig bei eingeschränkter Ernährung. Ich habe gesehen, wie viele Tumore unter rationaler Behandlung, ohne zum Messer zu greifen, verschwanden, aber ich habe noch nie einen zweifelsfreien Fall von Krebs gesehen, bei dem dies zweifelsfrei der Fall war, obwohl bei einigen der betreffenden Tumoren Krebs diagnostiziert worden war. Krebserkrankungen enden im fortgeschrittenen Stadium trotz jeglicher Behandlung mit dem Tod des Patienten. Durch eine sorgfältige Ernährung können Krebspatienten nahezu alle Schmerzen und Beschwerden vermeiden, die diese Krankheit im Allgemeinen begleiten. Mäßigung würde fast jeden Krebsfall verhindern, insbesondere Mäßigung beim Fleischessen. Es ist eine Krankheit, die verhindert werden sollte, da ihre Heilung sehr zweifelhaft ist.

Erkältungen verschwinden in wenigen Tagen ohne schlimme Nachwirkungen, wenn keine Nahrung eingenommen wird.

Typhus, der von Anfang an rational behandelt wird, verschwindet in der Regel nach einer Woche bis zwölf Tagen, wenn nichts anderes als Wasser gegeben wird, und entwickelt nicht die Schwere, die er unter der Gabe von Nahrungsmitteln und Medikamenten erreicht. Es gibt keine Komplikationen.

Eine Blinddarmentzündung ist von längerer Dauer, wenn es sich um einen schweren Anfall handelt und dauert zwei bis vier Wochen, aber nach den ersten Tagen fühlt sich der Patient wohl, wenn er keine Nahrung zu sich nimmt, ganz zu schweigen von der Behandlung. Eine Operation ist nicht erforderlich.

Bei Gallensteinen, begleitet von Gelbsucht und Koliken, ist eine Operation nicht erforderlich. Durch Fasten und Baden wird der Körper in kurzer Zeit wieder normal. In solchen Fällen ist es notwendig, die Bäder so heiß wie möglich zu machen und sie so lange zu verlängern, bis der Körper entspannt ist.

Es wäre einfach, viele Krankheiten aufzuzählen und die Vorteile des Fastens aufzuzeigen, aber diese sind richtungsweisend und ausreichend.

Das einzige unvermeidliche Symptom eines Fastens ist der Gewichtsverlust. Dieser Verlust ist natürlich und nichts Besorgniserregendes. Sobald wieder mit dem Essen begonnen wird, hört der Gewichtsverlust auf. Das Gewicht kann dann eine Zeit lang stationär bleiben, aber die Gewichtszunahme erfolgt im Allgemeinen prompt. Mit der Zeit wird sich das Gewicht wieder normalisieren.

Laut Chosat ist der Verlust, den die verschiedenen Gewebe beim Hungern erleiden, wie folgt:

Fett.................... 93 Prozent.
Blut.................. 75 " Milz................. 71 "
Bauchspeicheldrüse............... 64 " Leber................... 52 "
Muskeln............ ..... 43 "
Nervengewebe.......... 2 "

Diese Tabelle wurde aus Tierversuchen erstellt, stimmt aber sehr gut mit anderen Beobachtungen überein, mit Ausnahme des Blutverlusts, der nach anderen Angaben weniger als 20 Prozent betrug. Es fällt auf, dass das oberste Gewebe, das Nervengewebe, kaum betroffen ist, das unterste Gewebe, das Fett, jedoch fast verschwindet.

Wenn jemand fasten muss, leidet sein Körper unter der Aufnahme von zu viel Nahrung und einer schlechten Ausscheidung. Er überarbeitet seine Ernährung und beansprucht seine Nervenenergie in anderen Bereichen so sehr, dass der Körper nicht in der Lage ist, die Ablagerungen abzuwerfen, die über die Nieren, den Darm, die Haut und die Lunge ausgeschieden werden sollten. Er wird durch seine zurückgehaltenen Ausscheidungen vergiftet und leidet an einer sogenannten Autointoxikation oder Selbstvergiftung. Er ist innerlich schmutzig und muss gereinigt werden. Wenn er sich so missbraucht hat, dass ihm die Kraft fehlt, Nahrung aufzunehmen und gleichzeitig Abfallstoffe auszuscheiden, ist es offensichtlich angebracht, mit dem Essen aufzuhören, bis die verlorene Kraft wiedererlangt ist. Bei Fieber stellt das Essen ein körperliches Verbrechen dar, da die Drüsen keine normalen Säfte mehr absondern. Der Mund trocknet aufgrund des Speichelmangels aus und die Magen- und Darmsäfte werden nicht in der richtigen Menge oder Qualität abgesondert. Unter solchen Umständen verzehrte Nahrung wird nicht verdaut. Die Innentemperatur liegt bei Fieber über 100 Grad Fahrenheit, und es dauert nicht lange, bis Lebensmittel bei dieser Temperatur verderben, insbesondere Nahrungsmittel wie Milch und Brühe, die die Lieblingsspeisen von Fieberpatienten sind. Diese Nahrungsstoffe eignen sich hervorragend für die Vermehrung nahezu aller Krankheitserreger im Körper.

Bei Schmerzen ist es schädlich zu essen, denn dann werden die Sekrete verfälscht und die Verdauung gestört. Alle heftigen Emotionen wie Hass, Eifersucht und Wut bedeuten, dass keine Nahrung eingenommen werden sollte, bis der Körper die Möglichkeit hatte, sich zu entspannen und einen Teil seiner Spannkraft wiederzugewinnen. Solche Emotionen gedeihen bei gesunden Menschen nicht so gut wie bei Kranken, aber vollkommene Gesundheit ist eine Seltenheit.

Beim Verzicht auf Nahrung treten beim Menschen verschiedene Symptome auf, die sowohl vom Temperament als auch von der körperlichen Verfassung abhängen. Eine hysterische Frau kann durch ihre Possen unerfahrene Begleiter dazu verleiten, ihren Willen zu tun. Sie könnte sie glauben machen, dass sie im Sterben liegt. Auf der anderen Seite können gut ausgeglichene, furchtlose Menschen wochenlang ohne große Belastung fasten. Fasten ist nicht immer angenehm und es gibt eine Reihe von Symptomen, die häufig auftreten.

Je schneller man abnimmt, desto mehr nimmt man zunächst oft bis zu zwei Kilo am Tag ab. Dabei handelt es sich größtenteils um Wasser. Nach den ersten zehn Tagen kann der Verlust nur ein halbes Pfund oder weniger pro Tag betragen. Der Gewichtsverlust ist bei Menschen mit schwerem Körpergewicht und Personen mit hohem Fieber am größten.

Die Zunge ist stark belegt und der Atem ist übel, was zeigt, dass die Schleimhaut damit beschäftigt ist, Abfallstoffe auszuscheiden. Die Zunge bleibt bedeckt, bis das System sauber ist, und klärt sich dann ab. Die meisten Menschen fühlen sich schwach, wenn sie gehen oder arbeiten, aber wenn sie sich ausruhen, fühlen sie sich stark. Andere, die stark durch Lebensmittel vergiftet sind, gewinnen an Stärke, da das System die schädlichen Substanzen aus dem Körper eliminiert. Ein oder zwei Tage lang kann das Verlangen nach Essen recht hartnäckig und anhaltend sein. Dann verschwindet der Hunger im Allgemeinen und kehrt erst wieder zurück, wenn die Zunge sauber ist. Der Geist wird klarer, wenn der Körper sauberer wird. Dieser Nutzen für den Geist oder die Seele wird seit Jahrhunderten von religiösen Organisationen anerkannt.

Ein geringer Blutausfluss aus dem Darm sollte zunächst keinen Alarm auslösen. In manchen Fällen wird eine große Menge gelber Schleim in den Unterdarm ausgeschieden. Die Leber schüttet manchmal so viel Galle aus, dass der Patient beunruhigt ist. Dies sollte kein Unbehagen hervorrufen. Wenn die Galle nach oben in den Magen gedrückt wird, ist das sehr unangenehm. Der Darmausfluss ist oft sehr dunkel.

Es besteht eine Neigung zum Frösteln, insbesondere zu kalten Händen und Füßen. Hautausschläge und Herzklopfen sind gelegentliche Symptome. Nervöse, gereizte und ängstliche Menschen haben zu viele Symptome, um sie aufzuzählen. Je mehr man mit ihnen sympathisiert, desto schlimmer geht es ihnen.

Viele Mediziner haben die Symptome des Fastens falsch interpretiert und daher das Verfahren verurteilt. Sie sehen den fauligen Belag auf der Zunge, den Gewichtsverlust und manchmal seltsame mentale Manifestationen. Sie können den üblen Atem und den unangenehmen Geruch der Haut und des Darmsekrets riechen. Sie deuten diese als Anzeichen körperlicher Verschlechterung und Degeneration. Diese Erscheinungen deuten darauf hin, dass der gesamte Körper sich selbst reinigt und angesammelte Unreinheiten ausstößt, weil das System so viel zu tun hatte, dass ihm die Kraft zur Selbstreinigung fehlte. Um diese Tatsache zu beweisen, ist nichts nötig, außer das Fasten fortzusetzen, bis die Gerüche verschwinden und die Zunge sauber wird.

Die vom Körper abgegebenen schlechten Gerüche ähneln den Gerüchen bei starkem Fieber und starker Abmagerung und beunruhigen daher diejenigen, die wenig oder keine Erfahrung mit längerem Fasten haben. Diese Gerüche sind oft am Ende einer Fastenwoche unangenehm, obwohl es keinen festen Zeitraum für ihr Auftreten gibt. Sie sollten keinen Alarm auslösen, denn sie zeigen lediglich an, dass der Körper sich selbst reinigt, und genau das ist erwünscht. Unter geeigneten Bedingungen habe ich weder einen Todesfall durch ein kurzes Fasten gesehen noch davon gehört. Diejenigen, die in einer solchen körperlichen Verfassung sind, dass sie sterben würden, wenn sie fünf bis zehn Tage lang fasteten, würden sterben, wenn sie gefüttert würden.

Ein weiteres Symptom, das den Pfleger beunruhigen kann, ist der gesenkte Blutdruck. Das ist natürlich und sollte keine Angst hervorrufen. Essen und Trinken halten den Blutdruck hoch. Wenn die Nahrungsaufnahme verringert wird, sinkt der Blutdruck. Wenn die Nahrungsaufnahme gestoppt wird, wird der Blutdruck noch weiter gesenkt. Diese Tatsache sollte dem intelligenten Heiler den Hinweis geben, die Nahrungsaufnahme bei so abnormalen Zuständen wie Arteriosklerose und Schlaganfall zu reduzieren. Bei längerem Fasten sinkt der Blutdruck im Allgemeinen recht stark.

Manche Fastende können mit leichter Arbeit fortfahren, und wenn sie dazu in der Lage sind, ist es das Beste, denn es hält sie davon ab, ständig an sich selbst zu denken. Bei Energiemangel verzichten Sie auf Arbeit und intensive Bewegung. Bei akuten Erkrankungen gibt es keine Wahl. Man ist gezwungen, mit der Arbeit aufzuhören. Bei chronischen Erkrankungen kommt es auf den Patienten und den Berater an.

Verbannen Sie die Angst aus Ihrem Geist und besprechen Sie das Fasten oder die Symptome mit niemandem außer dem Berater. Es ist am besten, Außenstehenden nichts vom Fasten zu erzählen, denn die Öffentlichkeit hat einige seltsame Ideen zu diesem Thema. Wenn Sie Angst haben oder mit Nachbarn, Freunden, Verwandten oder vielleicht mit den Gesundheitsbehörden streiten müssen, wie es manchmal vorkommt, ist es besser, nicht zu fasten.

Trinken Sie so viel Wasser wie gewünscht. Je mehr man zunächst trinkt, desto schneller reinigt sich das System. Tagsüber jede Stunde oder sogar jede halbe Stunde ein Glas Wasser ist in Ordnung. Das Wasser kann warm oder kalt sein, es sollte jedoch weder eiskalt noch heiß sein. Beide Extreme erzeugen Irritationen.

Bei einer akuten Magenentzündung sollte nichts oral verabreicht werden. Alle zwei bis drei Stunden können kleine Mengen Wasser rektal verabreicht werden. Bei einer Blinddarmentzündung sollten zunächst nur sehr geringe Mengen Wasser oral verabreicht werden, bis die akuten Symptome abgeklungen sind. Große Flüssigkeitsmengen können eine heftige Peristaltik hervorrufen, die zu Schmerzen führt. Geben Sie bei jeder Art von Übelkeit nichts in den Mund, nicht einmal Wasser, bis die Übelkeit verschwunden ist. Symptome sind die Gebärdensprache der Natur, und wenn sie richtig interpretiert werden, sagen sie uns, was wir tun und was nicht.

Auch wenn kein Durst oder Verlangen nach Wasser besteht, sollte etwas getrunken werden. Wenn es oral eingenommen werden kann, verabreichen Sie mindestens alle zwei Stunden ein Glas davon, nicht unbedingt alles auf einmal. Manche sind so empfindlich, dass sie nur ein halbes Glas Wasser vertragen. Wenn der Magen Wasser verträgt, verabreichen Sie es über den Enddarm. Tun Sie dies immer bei starker Übelkeit. Nach einigen Tagen kann die Wasseraufnahme reduziert werden.

Nehmen Sie jeden Tag ein schnelles Schwammbad und wenn Sie zu Kälte neigen, sollte das Wasser lauwarm oder warm sein. Anschließend einige Minuten mit einem trockenen Handtuch abreiben. Menschen mit Übergewicht und guter Herz- und Nierenfunktion können auf Wunsch längere Zeit heiße Bäder nehmen. Eine Einreibung mit Olivenöl direkt nach dem Bad, etwa zweimal pro Woche, ist dankbar. Dies ist jedoch nicht notwendig.

Der Dickdarm muss täglich ausgewaschen werden. Es kann keine bestimmte Wassermenge verschrieben werden. Gelegentlich werden Einläufe unter Schwierigkeiten gemacht, da es zu Krämpfen kommt, wenn Wasser in den Darm gelangt. Wer nicht an Einläufe gewöhnt ist, sollte Wasser mit einer Temperatur von etwa 100 Grad Fahrenheit verwenden. Ein Liter ist ein kleiner Einlauf. Zwei Liter ergeben ein ziemlich großes Glas. Geben Sie das

Wasser hinein, liegen Sie einige Minuten still und lassen Sie es dann ohnmächtig werden. Wenn der Darm stark verschmutzt ist, verwenden Sie zwei oder drei Spülungen. Wenn es zu starker Gärung kommt, geben Sie etwas Soda in das Wasser. Salz, etwa ein Esslöffel bis zwei Liter Wasser, regt den Darm an, hat jedoch den Nachteil, dass es den Darmwänden Wasser entzieht und so dem Blut einen Teil seiner Flüssigkeit entzieht. Das Gleiche gilt für Glycerin. Der vielleicht am wenigsten schädliche Inhaltsstoff, der dem Wasser zugesetzt werden kann, um die Wirkung anzuregen, ist ausreichend reine Kastilienseife, um das Wasser undurchsichtig zu machen. Allerdings neigt die Seife dazu, zu viel Schleim wegzuspülen, der den Darm schmiert. Im Großen und Ganzen gibt es nichts Besseres als klares Wasser. Wenn es gute Ergebnisse liefert, verwenden Sie nichts anderes.

Wer sehr empfindlich und schwach ist, stellt oft fest, dass die Ausscheidung von Wasser aus dem Darm sie nicht nur noch weiter schwächt, sondern auch Schmerzen verursacht. In solchen Fällen empfiehlt Dr. Hazzard eine Rektalsonde (keine Dickdarmsonde), die sehr gut ist, da sie eine krampffreie Entleerung des Darms ermöglicht. Das Rohr soll etwa 15 cm tief eingeführt werden.

Um den Einlauf zu machen, nehmen Sie entweder die Knie-Brust-Position ein (kniet mit den Schultern nah am Boden) oder legen Sie sich mit angehobenen Hüften auf die rechte Seite. Diese Positionen ermöglichen, dass Wasser mithilfe der Schwerkraft in den Dickdarm fließt.

Wenn es notwendig ist, dem Körper Flüssigkeit über das Rektum zuzuführen, geben Sie einfach einen halben Liter oder weniger klares, mäßig warmes Wasser ein. Wiederholen Sie dies so oft wie nötig, um den Durst zu unterdrücken, der seltener als alle drei Stunden auftritt.

Halten Sie den Körper stets warm. Wenn es schwierig ist, sich warm zu halten, gehen Sie zu Bett und verwenden Sie ausreichend Decken. Halten Sie die Fenster weit genug offen, um frische Luft hereinzulassen. Benutzen Sie nachts künstliche Wärme am Fußende des Bettes. Wenn Wärmflaschen, warme Ziegel oder Steine verwendet werden, sollten diese recht groß sein; andernfalls wird es ihnen um zwei oder drei Uhr morgens kalt, wenn die Wärme am meisten benötigt wird. Wenn ein großes Gefäß, beispielsweise ein Krug, zum Aufbewahren des Wassers verwendet wird, wird die Bettwäsche von den Füßen des Patienten gehoben, was oft eine große Erleichterung darstellt.

Es gibt kein spezielles Essen, das zum Fastenbrechen geeignet ist. Es ist notwendig, mit normaler Kost in Maßen zu beginnen. Übermäßiges oder unverdauliches Essen zu diesem Zeitpunkt kann zu Krankheiten und sogar zum Tod führen. Wenn es dem Fastenden an Selbstbeherrschung mangelt, sollte ihm das Essen in angemessener Menge vom Betreuer gebracht werden.

Wenn das Fasten nur zwei oder drei Tage gedauert hat, sind keine besonderen Vorsichtsmaßnahmen erforderlich, außer dass die ersten Mahlzeiten kleiner als gewöhnlich ausfallen sollten.

Da Indiskretionen beim Essen fast alle zum Fasten zwingen, ist es notwendig, es etwas besser zu machen als zuvor, oder das Fasten muss wiederholt werden. Es ist am besten, so zu leben, dass Fasten nicht notwendig ist.

Wenn das Fasten länger dauert, ist es am besten, mit der Fütterung flüssiger Nahrung zu beginnen. Was sollen wir füttern? Das hängt vom Patienten und den Umständen ab. Der Saft der Concord-Traube ist nicht gut, da er zu leicht gärt. Viele von denen, die fasten müssen oder sterben, sind durch Lebensmittel so stark vergiftet worden, und ihre Verdauungsorgane sind seit Jahren in einem so schrecklichen Zustand, dass sie keine sauren Früchte mehr essen können. Dies gilt insbesondere für diejenigen, die große Mengen Stärke konsumieren. Manchmal können sie nach dem Fasten eine Zeit lang kein Obst essen. Zu anderen Zeiten verschwindet die Reizbarkeit der Verdauungsorgane, während Nahrung zurückgehalten wird. Für solche Personen können Brühen und Milch verwendet werden.

Es kann der Saft von Orangen, Ananas, kalifornischen Trauben, Kirschen, Brombeeren oder Tomaten gegeben werden. Die Tomaten können zu einer Brühe verarbeitet und abgeseiht werden, dieser Brühe darf jedoch nichts außer Salz hinzugefügt werden. Übergewichtige Menschen sollten mit Fruchtsäften gut zurechtkommen. Für sehr dünne, nervöse Menschen sind sie nicht so sehr zu empfehlen, da Fruchtsäfte sowohl verdünnend als auch kühlend wirken. Milch ist sehr nützlich und kann entweder süß oder gemahlen oder in Form von Buttermilch verabreicht werden.

Dünnen, nervösen Menschen können ohne Bedenken Brühen verabreicht werden, vorzugsweise von Lamm, Hammel oder Huhn. Entfernen Sie das gesamte Fett, zerkleinern Sie das magere Fleisch und lassen Sie es köcheln (nicht kochen), bis der gesamte Saft aus dem Fleisch extrahiert ist. Abseihen und zum Abkühlen aufbewahren. Wenn es kalt ist, das Fett abschöpfen. Anschließend die Brühe erwärmen und servieren. Diese Brühe darf während des Kochens nicht gewürzt werden, kann jedoch zum Servieren mit etwas Salz versetzt werden. Auf ein Pfund mageres Fleisch sollte etwa ein Liter Brühe kommen. Für eine Mahlzeit reicht zunächst eine Teetasse, oft ist es notwendig, weniger zu geben. Der größte Fehler besteht darin, sich mit der Rückkehr zu vollen Mahlzeiten zu beeilen. Die Ausführungen zur maßvollen Fütterung gelten auch für Milch und Fruchtsäfte.

Gewöhnlich wird das Fasten nicht mit stärkehaltiger Nahrung abgebrochen, doch kann dies manchmal von Vorteil sein, besonders wenn man an große Mengen Stärke und nur wenig frische Rohkost gewöhnt ist. Die Stärke muss jedoch in einem leicht verdaulichen Zustand vorliegen und sollte in Form eines sehr dünnen Breis aus Haferflocken oder Vollkornmehl vorliegen. Es sollte vier bis sechs Stunden gekocht und nur mit etwas Salz gewürzt werden. Einige wenige können das Fasten mit einer vollständigen Mahlzeit ohne schlechte Folgen brechen, aber die meisten Menschen schaffen es nicht , ohne zu leiden, und die Folgen können tödlich sein. Daher ist es eine sichere Regel, das Fasten mit einfacher, flüssiger Nahrung in Maßen zu brechen.

Vier oder fünf Tage nach dem Fastenbrechen sollte man in der Lage sein, die üblichen Lebensmittel zu sich zu nehmen. Im Folgenden finden Sie einen Vorschlag für die Art und Weise, wie Sie unmittelbar nach einer etwa zweiwöchigen Fastenzeit ernähren sollten:

Erster Tag: Einmal Tomatenbrühe; zweimal Hammelbrühe.

Zweiter Tag: Frühstück, Orangensaft. Mittagessen, Buttermilch. Abendessen, geschnittene Tomaten.

Dritter Tag: Frühstück, Buttermilch. Mittagessen, Salat aus Salat und Tomaten, gewürzt mit Salz. Abendessen, pochiertes Ei, Sellerie.

Vierter Tag: Frühstück, Bratapfel und Milch. Mittagessen, geröstetes Brot und Butter. Abendessen, Lammkoteletts, gedünstete grüne Erbsen, Sellerie.

Wenn eine Mahlzeit Ihnen Kummer bereitet, lassen Sie die nächste aus und lassen Sie die Mahlzeiten so lange aus, bis Sie sich wieder wohl und entspannt fühlen. Wenn die Verdauung sehr schwach ist oder die Krankheit länger andauert, sollten Sie nicht so bald wie oben empfohlen auf feste Nahrung verfüttern. In allen Fällen ist Selbstbeherrschung, Mäßigung und gesunder Menschenverstand erforderlich.

Die Mahlzeiten müssen mäßig sein. Erhöhen Sie die Menge schrittweise, bis die aufgenommene Nahrungsmenge für den notwendigen körperlichen Wiederaufbau ausreicht. Je länger das Fasten dauert, desto mehr Vorsicht ist am Anfang geboten. Es ist keine Zeit zum Experimentieren.

Damit das Fasten dauerhaft von Nutzen ist, muss man lernen, sich danach richtig zu ernähren und dieses Wissen in die Praxis umzusetzen. Dies ist der wichtigste Teil, den es hervorzuheben gilt, doch in allen Büchern, die ich zu diesem Thema gelesen habe, wurde ihm keine Beachtung geschenkt. In fast allen Fällen ist das Fasten aufgrund wiederholter Fehler beim Essen und Trinken notwendig. Diese Fehler haben in erster Linie zu körperlichen Krankheiten geführt, und wenn die schnelleren Fehler wieder auftreten, werden sie es wieder tun. Die Krankheit nimmt nicht immer den gleichen Typ an wie ursprünglich, aber es handelt sich um die gleiche alte Krankheit. Während des Fastens findet eine Erholung statt, da der Körper die Möglichkeit hat, rein zu werden, und ein reiner Körper kann nicht lange im

Ungleichgewicht bleiben, sofern keine organischen Fehler vorliegen. Wenn nach dem Fasten Fehler beim Essen gemacht werden, wird der Körper erneut verschmutzt und voller Ablagerungen, was zu mehr Krankheiten führt. Möglicherweise ist für einen zweiten Zusammenbruch nicht mehr als ein Drittel so viel Missbrauch nötig wie für den ersten.

Manche Menschen fasten wiederholt und sind einigermaßen stolz darauf. Sie sollten sich dafür schämen, dass sie immer wieder fasten müssen, denn das zeugt entweder von Unwissenheit oder von einer schwachen, unentwickelten Willenskraft. Das Fasten sollte jedem intelligenten Wesen lehren, dass es sich um eine Notfallmaßnahme handelt und Notfälle in einem gut geregelten Leben nur selten vorkommen.

Essensausschweifungen nach dem Fasten sollten vermieden werden. Ein wenig Willenskraft, richtig eingesetzt, wird sie verhindern. Grobes Essen kann zu einem erneuten Fasten führen. Wir müssen essen, und es ist besser, so zu essen, dass wir uns regelmäßig ernähren können, als gezwungen zu sein, in verschiedenen Zeitabständen auf Nahrung zu verzichten. Wer maßvoll isst, bei der Auswahl seiner Speisen ein gewisses Maß an Intelligenz an den Tag legt, in anderer Hinsicht maßvoll ist und im Umgang mit anderen rücksichtsvoll und freundlich ist, wird nicht krank.

Ein Fasten ist wirksam bei der Reinigung eines Gehirns, das nicht richtig arbeiten kann, weil es in unreinem Blut gebadet ist. Es ist bemerkenswert, wie gut das Gehirn funktioniert, wenn der Magen nicht überlastet ist. Eine Überernährung des Körpers führt zu einer Unterernährung des Gehirns. Bei richtiger Ernährung ist das Gehirn leistungsfähig und klar und in der Lage, nachhaltige Belastungen zu ertragen.

Es steht außer Frage, dass eine Fastenkur, gefolgt von einer leichten Diät, die weniger stark stärkehaltige und proteinhaltige Lebensmittel und mehr saftiges Gemüse und frisches Obst mit ihren reinigenden Säften und gesundheitsfördernden Salzen enthält, zur Genesung führen würde über die Hälfte der Verrückten. Die meisten von ihnen leiden funktionell und hier sind die Aussichten sehr hoffnungsvoll. Christus heilte einen Wahnsinnigen „durch Gebet und Fasten“. Die richtige Ernährung würde in Gefängnissen Wunder bewirken. Es wäre auch für eigensinnige Mädchen und junge Männer, die Sklaven der Leidenschaft sind, von großem Nutzen. Der heilige Petrus empfahl das Fasten als Hilfsmittel zur Moral, was ein weiterer Beweis für die Tiefgründigkeit seiner Weisheit ist.

Wie lange sollte ein Fasten dauern? Bis sein Ziel erreicht ist. Es ist selten notwendig, einen Monat lang zu fasten, aber manchmal ist es ratsam, das Fasten vierzig Tage lang oder sogar länger fortzusetzen. Wenn das Fasten aufgrund von Schmerzen erfolgt, fahren Sie fort, bis die Schmerzen verschwunden sind. Bei Fieber, bis kein Fieber mehr vorhanden ist. In chronischen Fällen ist es nicht immer notwendig, das Fasten so lange fortzusetzen, bis die Zunge sauber ist. Wenn der Patient schmerz- und fieberfrei ist und sich in jeder Hinsicht wohl fühlt, beginnen Sie mit der leichten Fütterung. Menschen, die dünn sind und sich schlecht ernähren, was sich in einer schmutzig-grauen Schleimhaut im Mund- und Rachenraum äußert, sollten nicht länger als unbedingt nötig gefastet werden, da sie in der Regel langsam und schlecht reagieren.

Wenn Menschen eine oder zwei oder drei Mahlzeiten auslassen würden, sobald sie anfangen, sich schlecht zu fühlen, wären keine langen Fastenzeiten nötig, denn wenn das System zum ersten Mal gestört wird, kommt es sehr schnell wieder in Ordnung, wenn Nahrung vorenthalten wird. Es ist unmöglich, dass sich bei einem Fastenden eine schwere Krankheit entwickelt, es sei denn, er befindet sich zu Beginn des Fastens in einer außergewöhnlich schlechten körperlichen Verfassung, denn wenn Nahrung vorenthalten wird, gibt es nichts, wovon sich die Krankheit ernähren könnte. Während des Fastens kann keine neue Krankheit entstehen.

Fasten bringt Menschen oft wieder gesund, die sich auf keine andere dem Menschen bekannte Weise erholen können , es sei denn, sie essen fast nichts – ein Halbfasten. Gelegentlich stirbt ein Patient während eines langen Fastens oder unmittelbar danach, aber bedenken Sie bitte, dass jedes Jahr auf dieser Erde Millionen Menschen vorzeitig sterben, die keinen Tag lang ihre Mahlzeiten ausgelassen haben. Denken Sie auch daran, dass diejenigen, die längere Zeit fasten, im Allgemeinen „hoffnungslose Fälle" sind, die von Medizinern dem Tod überlassen wurden. Menschen, die fasten, fühlen sich im Allgemeinen wohler. Warum also ein paar Männer und Frauen um den leichten Abschied beneiden, wenn sie nicht mehr leben können, und warum diejenigen, die ihr Bestes tun, um die Leidenden mit unserem wertvollsten Therapeutikum zu lindern, unverdienten Tadel überhäufen ? Maß, Fasten?

Es gibt viele Vorurteile gegen das Fasten, aber ein ruhiges Studium der Fakten wird diese beseitigen. Typhus verläuft konventionell behandelt bei 15 Prozent oft tödlich. oder mehr der Fälle, und diejenigen, die überleben, müssen eine lange, unangenehme Krankheit durchmachen, die sie oft so geschwächt und mit so degenerierten Körpern zurücklässt, dass das Ende oft eine Frage von einigen Monaten oder Jahren ist. Lungenentzündung und Tuberkulose entwickeln sich günstig und verlaufen in diesen Fällen sehr tödlich. Andererseits heilen Typhusfälle, die durch das Fasten und die anderen erforderlichen Hygienemaßnahmen behandelt werden, in kurzer Zeit aus, es gibt keine schlimmen Folgen und der Körper ist in einem besseren Zustand als vor Ausbruch der Krankheit. Ich habe noch nie einen Todesfall in einem ordnungsgemäß behandelten Fall gesehen, und die Sterblichkeit fällt durch ihre Abwesenheit auf. Dasselbe gilt auch für heilbare chronische Erkrankungen. Während Nahrungsaufnahme und Medikamente die Beschwerden verschlimmern, bringt Fasten mit anschließender angemessener Lebensführung Gesundheit.

Es ist auch gut, sich daran zu erinnern, dass, wenn ein Mensch während des Fastens stirbt (nicht an den Folgen des Fastens, sondern an der Krankheit, wegen der das Fasten begonnen wurde), vielleicht hunderttausend verhungern, weil sie zu viel zu essen haben. So albern das auch klingen mag, es ist die Wahrheit, und das ist die Erklärung: Übermäßiges Füttern führt zu Verdauungsproblemen und einem Zusammenbruch der Assimilations- und Ausscheidungsprozesse. Je mehr Nahrung während dieser Erkrankung aufgenommen wird, desto weniger Nährstoffe werden daraus gewonnen. Die Nahrung vergärt pathologisch statt physiologisch und vergiftet den Körper. Je mehr unter den gegebenen Umständen gegessen wird, desto schlimmer ist die Vergiftung und schließlich gibt der müde Körper müde den Kampf ums Dasein auf, vielleicht nach einer langen chronischen Krankheit, vielleicht auch während des Anfalls einer akuten Krankheit. Die Haupttodesursache ist zu viel Essen.

Avicena , der große arabische Arzt, behandelte ihn durch längeres Fasten.

Für diejenigen, die Angst vor den Auswirkungen eines mehrtägigen Fastens haben, werden hier einige Zitate aus verschiedenen Quellen angeführt:

„Mein nächster markierter Fall ist eine wunderbare Veranschaulichung der Fähigkeit des Gehirns, sich selbst zu ernähren, um einem Notfall zu begegnen, und auch eine Offenbarung der möglichen Grenzen der Hungerperiode. Dies war der Fall eines gebrechlichen, mageren Jungen von vier Jahren.“ Er starb am fünfundsiebzigsten Tag seines Fastens, bei klarem Verstand bis zur letzten Stunde und offenbar mit klarem Verstand Vom Körper war nichts übrig außer Knochen, Bändern und einer dünnen Haut; und doch hatte das Gehirn weder an Gewicht noch an funktioneller Klarheit verloren.

„In einer anderen Stadt ereignete sich ein ähnlicher Unfall bei einem etwa gleichaltrigen Kind, bei dem es drei Monate dauerte, bis das Gehirn die verfügbare Körpernahrung vollständig erschöpft hatte.“ – Dr. EH Dewey.

Dies zeigt, wie unbegründet die Angst der Eltern ist, ihre Kinder fasten zu lassen, wenn es nötig ist. Es ist sogar für die Babys von Vorteil, die es brauchen. In den oben genannten Fällen waren die Bedingungen sehr ungünstig, da die Kinder unter den Folgen von Laugenverbrennungen litten und dennoch 75 bzw. 90 Tage ohne Nahrung lebten. Entziehen Sie den Kindern bei Bedarf das Essen und halten Sie sie warm. Dann trösten Sie sich mit der Tatsache, dass sie menschlich und effizient behandelt werden.

Dr. Linda Burfield Hazzard gibt in der neuesten Ausgabe ihres Buches „ Fasten zur Heilung von Krankheiten“ an, dass sie fast zweitausendfünfhundert Menschen mit dieser Methode behandelt hat, wobei die Fastendauer bei vielen von ihnen zwischen acht und fünfundsiebzig Tagen variierte sie dauern über einen Monat. Sechzehn ihrer Patienten sind während des Fastens und zwei während einer Schonkost gestorben. Das ist weit entfernt von einer Sterblichkeitsrate von 1 Prozent. Wenn man die Tatsache berücksichtigt, dass die Menschen , die sie behandelte, zu der Klasse gehörten, für die der durchschnittliche Mediziner nichts tun kann, ist die Sterblichkeit überraschend gering. Allerdings hat sie einige verloren, und da sie für ihren Glauben kämpft, erwiesen sich die Vorurteile gegen sie und ihre Methode zur Behandlung von Krankheiten als stark genug, um sie ins Gefängnis zu bringen. Dr. Hazzard hat vielleicht die größte Erfahrung mit dem Fasten aller Sterblichen, ob lebend oder tot. Ihr Buch ist durchaus lesenswert.

Upton Sinclair hat zu diesem Thema auch ein Buch mit dem Titel „The Fasting Cure" geschrieben. Er schreibt aus der Sicht eines intelligenten Laien, dessen Beobachtungen nicht sehr umfassend sind. Das Buch enthält viele gute Ideen. Dies ist von Seite 57:

„Das längste Fasten, von dem ich gehört hatte, als mein Artikel geschrieben wurde, betrug 78 Tage; dieser Rekord wurde jedoch inzwischen von einem Mann namens Richard Fausel gebrochen . Herr Fausel , der irgendwo in North Dakota ein Hotel betreibt, hatte vermutlich daran teilgenommen zu großzügig von der für seine Gäste vorgesehenen Fröhlichkeit, denn er hatte das unbequeme Gewicht von dreihundertfünfundachtzig Pfund. Er ging in ein Sanatorium in Battle Creek und fastete dort vierzig Tage lang (soweit ich mich recht erinnere). und durch kräftiges Training hat er zwischenzeitlich einhundertdreißig Pfund abgenommen. Ich glaube, ich habe am Ende dieses Fastens nie einen lustigeren Anblick gesehen als Herrn Fausel , der die gleichen Hosen trug, die er am Anfang getragen hatte Aber die Versuchungen der Hoteliers sind groß, und als er nach Hause zurückkehrte, stellte er fest, dass er wieder an Gewicht zunahm. Dieses Mal beschloss er, die Arbeit gründlich zu erledigen, ging zu Macfaddens Haus in Chicago und machte sich auf den Weg nach einer Fastenzeit von neunzig Tagen. Das ist ein neuer Rekord – obwohl ich mich manchmal frage, ob es ganz fair ist, es „Fasten" zu nennen, wenn ein Mann einfach von einer inneren Fettkammer lebt."

Bernarr Macfadden hat auch viel über das Fasten geschrieben. CC Haskell ist ein Befürworter und Leiter einer solchen Behandlung. Viele Ärzte wenden diese Heilmethode an. Eines Tages wird die gesamte Ärzteschaft den Wert des Fastens als Heilmittel erkennen.

Erlauben Sie mir zur Erinnerung bitte noch einmal: Wenn Sie über das Thema Fasten lesen und studieren, denken Sie nicht daran, dass es sich um eine vollständige Heilung handelt, denn wer zu seiner falschen Lebensweise zurückkehrt, wird erneut Krankheiten entwickeln. Lebe nach dem Fasten richtig.

Der leistungsfähige Körper ist innen sauber. Eine unreine Haut ist schlecht. Schlimmer ist ein verdorbener Magen-Darm-Trakt. Aber das Schlimmste von allem ist ein fauler Zustand des gesamten Gewebes, einschließlich des Blutkreislaufs, ein Zustand, bei dem ein Großteil der körpereigenen Abfallstoffe gespeichert wird, anstatt ausgeschieden zu werden.

Wenn ein solcher Zustand nicht durch Mäßigung und Einfachheit in der Ernährung behoben werden kann, ist das Einzige, was sich als sinnvoll erweist, eine vorübergehende Abstinenz.

Es wäre ein Leichtes, viele lange Fastenzeiten aufzuzählen, wie zum Beispiel das von Dr. Tanner, der einem erstaunten Land bewies, dass das Fasten über einen Monat oder länger nicht tödlich ist, sondern im Gegenteil von Vorteil sein kann. Oder wir könnten Fälle wie das Fasten anführen, das von Klassen unter der Leitung von Bernarr durchgeführt wurde Macfadden . Oder wir könnten uns auf die Experimente der Professoren Fisher und Chittenden aus Yale beziehen.

Wir werden uns jedoch nur mit einem weiteren Fall befassen, dem von Dr. IJ Eales, dessen Fasten vor einigen Jahren großes Interesse hervorrief. Da der Arzt zu schwer war, beschloss er, auch aus wissenschaftlichen Gründen zu fasten, um sein Gewicht zu reduzieren. Dreißig Tage lang ernährte er sich von nichts anderem als Wasser und gelegentlich einem Glas Limonade und einer Tasse Kaffee. Am Ende der dreißig Tage brach er sein Fasten mit einem Glas Malzmilch.

Der Arzt arbeitete während dieser ganzen Zeit hart, verlor ständig an Gewicht und wog am Ende seines Fastens 30 Pfund weniger als am Anfang. Allerdings verlor er nicht an Kraft, da er am Ende des Fastens genauso viel arbeiten und schwere Gewichte heben konnte wie am Anfang. Jeder, der stark übergewichtig ist, kann mit Vorteil das tun, was der Arzt getan hat, denn der Körper nutzt das gespeicherte Fett, um Wärme und Energie zu erzeugen. Dieses Fasten wird ausführlich in Dr. Eales' Buch „Healthology" beschrieben .

Fasten ist der schnellste Weg zu innerer Sauberkeit, also Gesundheit. Wenn der Körper sauber ist, sind die Gelüste, Sehnsüchte und der Appetit nicht so stark wie wenn der Körper voller Gifte ist. Aus diesem Grund ist Fasten der beste Weg, das Verlangen nach Tabak, Kaffee, Tee, Alkohol und anderen süchtig machenden Drogen zu stillen. Wenn die Person nach Beendigung des Fastens ein maßvolles und einfaches Leben führt und fest entschlossen ist, diese Medikamente nicht wieder zu nehmen, wird eine dauerhafte Heilung die Belohnung sein. Es ist jedoch sehr leicht, in alte Gewohnheiten zurückzufallen. Eine dauerhafte Heilung erfordert, dass es keine Kompromisse gibt und nicht sagt: „Ich werde es dieses Mal tun, aber nie wieder." Sobald die alte Gewohnheit wieder aufgenommen wird, ist es fast sicher, dass sie fortgesetzt wird.

KAPITEL XXVI.

EINSTELLUNG DER ELTERN GEGENÜBER DEM KIND.

Gesunde, glückliche Kinder sind die größte Belohnung überhaupt. Alle Eltern können solche Kinder haben, und es ist eine Pflicht, die sie sich selbst, den Kindern und der Rasse schuldig sind. Es ist eine äußerst angenehme Pflicht, denn der Ertrag übersteigt die Kosten bei weitem.

Um erstklassige Kinder zu bekommen , müssen Eltern in guter körperlicher Verfassung und geistig beherrscht sein. Chaotische Eltern können keine ordentlichen Kinder haben. Die jungen Leute lernen schnell von den Älteren und kümmern sich meist um einen der Eltern. Sie lernen intuitiv, was sie können und was nicht und wie sie ihren Willen durchsetzen können, während wir sie für zu jung halten, um Verständnis dafür zu haben.

Deshalb ist es wichtig, dass der erste Eindruck stimmt. Beginnen Sie, das Kind vom Tag der Geburt an so zu erziehen, wie es sein soll. Beim ersten Training geht es ums Füttern und Schlafen. Diese Punkte werden im nächsten Kapitel ausführlicher behandelt. Um ihnen Nachdruck zu verleihen, werden sie hier gestreift.

Füttern Sie das Kind dreimal täglich, aber wecken Sie es niemals zum Füttern. Wenn Sie die drei Mahlzeiten geben, gewöhnt sich das Kind schnell daran und wacht auf, wenn es soweit ist. Wenn das Kind sich windet und unruhig ist, kann es sein, dass es sich wegen der Überfütterung unwohl fühlt oder durstig ist. Bieten Sie ihm Wasser, aber kein Futter an.

Lass das Kind in Ruhe. Lassen Sie es nicht hüpfen und tragen Sie es nicht herum. In den ersten Monaten braucht das Baby Wärme, Nahrung und Ruhe und sollte keine Aufregung verspüren. Es sollte nicht als Spielzeug behandelt werden. Nach ein paar Monaten fängt es an, Dinge zu bemerken und dann kann man viel Spaß damit haben.

Die richtige Art der Liebe besteht darin, das zu tun, was für den Säugling notwendig ist, und nicht mehr.

Für eine erfolgreiche Kindererziehung ist der Gehorsam gegenüber den vernünftigen Wünschen der Eltern von größter Bedeutung. Eltern sollten dies bereits vor der Geburt der Kinder erkennen. Seien Sie von Anfang an fest, aber sanft mit den Kleinen. Kinder sollten so geschult werden, dass sie, wenn sie zu etwas aufgefordert werden, dies sofort und ohne Wiederholung tun. Das wird ihnen und den Eltern viele unglückliche Stunden ersparen.

Das Leben vieler Eltern und vieler Kinder wird durch den Mangel an ein wenig elterlicher Festigkeit am Anfang zur Hölle gemacht.

Es gibt viele kleine Gnaden, die nicht lebenswichtig, aber dennoch wichtig sind, und diese sollten den Kindern früh beigebracht werden, denn dann werden sie zur zweiten Natur. Dazu gehören gute Tischmanieren. Unbeholfene Tischmanieren haben zwar keinen Einfluss auf die Gesundheit, hinterlassen aber auf andere einen ungünstigen Eindruck. Wir werden zum Teil danach beurteilt, ob solche kleinen Gnaden vorhanden sind oder nicht.

Kinder zu trainieren ist wie Bäume zu trainieren. Man kann einen Setzling in die gewünschte Weise wachsen lassen, aber nach ein paar Jahren reagiert er nicht mehr auf das Training. Die Kindheit ist plastisch und dann ist es an der Zeit, die Samen in den Geist des Kindes zu pflanzen und ihm gute Gewohnheiten beizubringen.

Es ist nicht schwer, die Kinder zu trainieren. Wenn die Eltern geordnet und fest sind, anstatt zu schwanken, folgen die Kinder fast intuitiv der Linie. Bringen Sie ihnen bei, zu gehorchen, und sie werden später in der Lage sein, intelligent und rücksichtsvoll zu befehlen.

Die Babys sind zunächst hilflos. Dies erweicht das Herz der Eltern ihnen gegenüber, bis sie sehr nachsichtig werden. Kinder zu verwöhnen und zu verwöhnen ist schlecht für sie. Freundlichkeit besteht darin, für sie das zu tun, was zu ihrem Besten ist, was sie nicht immer wünschen.

Wenn die Kinder zunächst richtig trainiert werden, brauchen sie später nur sehr wenig Training.

KAPITEL XXVII.

KINDER.

Statistiken sind im Allgemeinen sehr trocken und uninteressant, aber manchmal nehmen sie eine tragische Bedeutung an, und die Bedeutung der wenigen hier vorgelegten Statistiken ist so groß, dass sie sorgfältige Aufmerksamkeit erfordern.

Die verwendeten eindeutigen Zahlen stammen aus der Sterblichkeitsstatistik der Volkszählung der Vereinigten Staaten und beziehen sich auf das Jahr 1912, das letzte Jahr, für das wir eindeutige Informationen haben. Verlässliche Sterblichkeitsstatistiken liegen nur in einem Teil des Landes vor, was nicht unser Verdienst ist. Die Einwohnerzahl wird im Band mit 92.309.348 angegeben. Das Registrierungsgebiet, in dem die Sterblichkeitsstatistik erfolgt, umfasst 53.843.896 Personen. In diesem Bereich ist die Gesamtzahl der Todesfälle wie folgt:

Unter einem Jahr......... ..... 154.373
Unter zehn Jahren............. 235.262

Unter der Annahme, dass die Säuglings- und Kindersterblichkeit unter den nicht registrierten Personen gleich ist, erhalten wir die folgende Zahl an Todesfällen pro Jahr unter Kindern in den Vereinigten Staaten, in runden Zahlen:

Unter einem Jahr......... ..... 280.000
Unter zehn Jahren............. 425.000

Dies ist eine sehr konservative Schätzung und üblicherweise wird die Zahl der jährlichen Todesfälle bei Babys unter einem Jahr mit 300.000 angegeben.

Selbst unter idealen Bedingungen würde gelegentlich ein Baby sterben, aber die Todesfälle wären so selten, dass sie Anlass zu überraschten Kommentaren geben würden. Manche werden Eltern, die kein Recht darauf haben, und bringen Kinder auf die Welt, die körperlich nicht überlebensfähig sind. Diese sterben in der Regel innerhalb weniger Tage oder Wochen nach der Geburt. Allerdings stellen diese Babys nur eine kleine Minderheit dar und mindestens neunundneunzig von hundert sollten überleben. Kein einziges körperlich fit geborenes Baby würde sterben, wenn es intelligent versorgt würde, und die Tatsache, dass wir in den Vereinigten Staaten jedes Jahr über eine Viertelmillion Säuglinge unter einem Jahr verlieren, ist ein Armutszeugnis für unser Leben und unsere Intelligenz und eine Herausforderung, es zu verbessern unsere Wege.

Jedem Kind, das auf die Welt kommt, sollte eine Chance zum Leben gegeben werden. Dies ist heute bei weitem nicht mehr der Fall. Kinder sind so behindert, dass sie, wenn sie überleben, körperlich verkümmert und geistig abgestumpft sind.

Angenommen, alle zehn Jahre würde in diesem Land eine Armee von 4.250.000 Männern und Frauen im Alter zwischen zwanzig und dreißig Jahren vernichtet! Die Empörung, die Trauer und das Entsetzen würden so groß sein, dass bald ein Mittel gefunden werden würde, um dem periodischen Massaker ein Ende zu setzen.

Aber wir lassen zu, dass alle zehn Jahre so viele Kinder unter zehn Jahren vernichtet werden. Das Abschlachten der Unschuldigen löst keinen großen Protest aus, weil wir so daran gewöhnt sind und die Babys eines nach dem anderen im ganzen Land verteilt werden. Die Prozession zum Grab lässt diesen Gedanken aufkommen: „Dem Kleinen geht es besser. Jetzt wird er nicht mehr leiden. Es ist der Wille der Vorsehung." Dies ist eine Verleumdung der Vorsehung, denn diese enorme Sterblichkeit ist auf elterliche Fehler zurückzuführen, Fehler, die größtenteils aus Unwissenheit gemacht wurden, aber dennoch tadelnswert sind. Es ist die Aufgabe der Eltern, sich Wissen anzueignen, das solch kostspielige und fatale Fehler verhindert. Das Gesetz der Natur ist insofern dasselbe wie die Herrschaft des Menschen, dass die Unkenntnis des Gesetzes niemanden entschuldigt. Die Ergebnisse sind die gleichen, unabhängig davon, ob wir wissentlich oder unwissentlich irren.

Es ist schwierig, Menschen beizubringen, ihre Babys richtig zu behandeln, weil fast alle Informationen zu diesem Thema so falsch sind. Wenn ein Lehrer die Wahrheit verkündet, aber nur wenige sie akzeptieren, denn die große Mehrheit steht auf der anderen Seite. Den Eltern, die die Wahrheit akzeptieren, fällt es schwer, sie in die Tat umzusetzen, denn alle Hände sind gegen sie. Um der Kritik von Nachbarn, Freunden, Verwandten und medizinischen Beratern standzuhalten, bedarf es mehr Charakterstärke und moralischem Mut, als der Durchschnittsmensch besitzt.

Die wenigen, die den Mut zu ihren Überzeugungen und das richtige Wissen haben, ernten eine reiche Ernte. Sie haben Babys, denen es gut geht. Sie sehen, wie ihre Kinder mit gesundem Körper und klarem Geist aufwachsen. Ihnen wird ein Großteil der Sorgen erspart, die Eltern von Kindern mit sich bringen, die nach herkömmlichen Maßstäben erzogen werden. Zu guter Letzt haben sie die Genugtuung, der Rasse Individuen zu schenken, die besser sind als ihre Eltern oder Großeltern. Es gibt viele Möglichkeiten für menschliche Verbesserungen, und die Verbesserung wird automatisch erfolgen, wenn wir sie nicht verhindern, indem wir gegen die Natur verstoßen.

Gesunde Babys kommen von normalen, gesunden Eltern. Wenn sie normale Großeltern haben können, umso besser, aber da wir die Vergangenheit nicht ändern können , richten wir unsere Aufmerksamkeit auf die Gegenwart. Wenn wir uns um die Gegenwart kümmern, wird die Zukunft eine Population gesunder Eltern und Großeltern hervorbringen, und dann werden die Babys alle Chancen haben. Die Vergangenheit hat großen Einfluss, denn das Kind von heute ist Erbe der Vergangenheit, verändert durch die Gegenwart. Wer die Gegenwart beeinflusst, prägt die Zukunft. Als Individuen erreichen wir im Laufe unseres Lebens normalerweise nicht viel, aber wenn wir unsere Zeit zum Besseren beeinflussen, ist es schwer zu sagen, wo die Verbesserung aufhört oder was das Gesamtergebnis sein wird. Eine Wahrheit, die anderen mitgeteilt wird, wirkt wie ein Kieselstein, der ins Wasser geworfen wird. Sein Einfluss ist in immer größeren Kreisen spürbar.

Säuglings- und Jugendalter sind plastisch. Sowohl Körper als auch Geist sind anfällig für Umwelteinflüsse. Wenn die Vererbung ungünstig ist, kann sie durch günstige Umgebungsbedingungen weitgehend verändert werden. Wenn ein Kind von ungesunden Eltern, aber ohne schwerwiegende Mängel, zur Welt kommt und nach der Geburt intelligent betreut wird, wächst es gesund heran. Andererseits wird ein Kind, das von gesunden Eltern geboren wurde und unsachgemäß betreut wird, krank und stirbt möglicherweise früh.

In den frühen Jahren werden Gewohnheiten gebildet, die die Reifejahre weitgehend beeinflussen und steuern. Die meisten Kinder lernen von Geburt an schlechte Gewohnheiten. Es ist genauso einfach, sich gute Gewohnheiten anzueignen wie schlechte, und da Menschen größtenteils Gewohnheitstiere sind, sollten alle Eltern darauf achten, ihren Kindern einen guten Start zu ermöglichen. Eltern begehen selten absichtlich Unrecht, aber sie sind nachlässig und viele der elterlichen Gewohnheiten der Rasse sind schlecht, und darunter müssen die künftigen Generationen leiden.

Es ist einfacher und wirtschaftlicher, gesunde Babys zu bekommen als kränkliche. Der gesunde Weg ist der einfache Weg. Es bedeutet lediglich Selbstbeherrschung, gesunden Menschenverstand und konstruktives Wissen seitens der Eltern.

SCHWANGERSCHAFTSVORSORGE.

Es wird allgemein angenommen, dass eine schwangere Frau für zwei essen muss. Die weise Frau wird ihre Nahrungsaufnahme nicht erhöhen. Wenn sie zum Zeitpunkt der Empfängnis körperlich nicht in der Lage ist , wird es für sie in der Regel von Vorteil sein, die Nahrungsmenge zu kürzen.

Ein gesundes Baby sollte bei der Geburt nicht mehr als sechs, höchstens sieben Pfund wiegen. Fünf Pfund wären besser. Es braucht nicht viel Nahrung, um ein so schweres Kind zu ernähren, und so viel wiegt das Baby erst kurz vor der Geburt. Der größte Teil der Nahrung wird als Brennstoff verwendet, aber die Menge an Brennstoff, die benötigt wird, um ein Baby zu erwärmen, das im Körper der Mutter warm gehalten wird, ist nahezu vernachlässigbar.

Eine der ersten und wichtigsten Voraussetzungen für die Geburt gesunder Kinder ist die Vermeidung des „Essen für zwei"-Trugschlusses. Die meisten Menschen essen sowieso zu viel, und dieser Satz sollte keine Ermutigung sein.

Die Folgen übermäßigen Essens sind vielfältig und schwerwiegend. Die Mutter wird zu schwer, sonst bekommt sie Dyspepsie. Übermäßiges Essen und der Verzehr minderwertiger Nahrung sind die Hauptursachen für Schwangerschaftsbeschwerden. Angehende Mütter können sich wohlfühlen. Schwangerschaft und Geburt sind physiologisch. Normale Frauen erleiden kaum Unannehmlichkeiten oder Schmerzen. Das Leiden während der Schwangerschaft, die Schmerzen und Unfälle bei der Geburt sind Indikatoren für die Anomalie der Mutter. Je größer die Unannehmlichkeiten, desto weiter ist der Einzelne von einem natürlichen Leben abgewichen. Die Frauen, die vom Zeitpunkt der Empfängnis oder davor bis zur Geburt des Babys normal leben, werden überrascht sein, wie wenig Unannehmlichkeiten es gibt.

Für optimale Ergebnisse muss der Vater freundlich, rücksichtsvoll und selbstbeherrscht sein. Es ist eine unangenehme Tatsache, dass viele Männer brutal und rücksichtslos gegenüber Ehefrauen und ungeborenen Kindern sind. Das Ausmaß dieser Brutalität ist für Menschen ohne medizinische Erfahrung kaum vorstellbar . Vielleicht sind die Frauen zum Teil daran schuld, denn sie bringen ihren Jungen nicht bei, rücksichtsvoll und freundlich zu sein, und lassen sie in Unwissenheit über wichtige Themen zurück, die am besten von den Eltern beigebracht werden können.

Eine schwangere Frau sollte die Herrin ihres Körpers sein. Während dieser Zeit hat der Ehemann moralisch keine ehelichen Rechte. Wenn Jungen von ihren Eltern über dieses Thema unterrichtet würden, wären sie später vernünftig, und der durchschnittliche Junge mit vierzehn oder fünfzehn Jahren ist alt genug, um eine solche Ausbildung zu erhalten.

Die Schwangerschaft sollte eine Zeit der Ruhe sein. Alle Aufregung und Leidenschaft sind schädlich. Die Mutter sollte möglichst frei von Belästigungen sein. Fröhlichkeit sollte die Regel sein. Wer nicht von Natur aus fröhlich ist, sollte diesen wünschenswerten Geisteszustand pflegen. Grausame und schreckliche Themen sollten nicht diskutiert werden. Die Lesart sollte nicht tragisch sein. Das Studium der Natur und die Philosophie von Menschen, die das Leben süß fanden, gehören zu den hilfreichen geistigen Beschäftigungen. Die mentale Einstellung wirkt sich nicht nur auf die Mutter aus, sondern auch auf das ungeborene Kind. Dass der Samen für Gut oder Böse je nach geistiger und körperlicher Verfassung der Mutter oft bereits vor der Geburt in das Gehirn des Kindes gepflanzt wird, kann kaum bezweifelt werden. Mütter, die ein natürliches Leben führen, können alle Sorgen darüber, dass ihnen durch die Mutterschaft Schaden zugefügt wird, von sich weisen, denn es wird keinen geben. Die Abwesenheit von Sorgen wirkt sich positiv auf Mutter und Kind aus.

Die verschiedenen Krankheiten, unter denen Mütter leiden, werden größtenteils durch das Essen zu zweit verursacht. Übermäßiges Essen führt bei Menschen mit überdurchschnittlicher Ernährung zu Übergewicht und bei Menschen mit nur normaler Verdauungskapazität zu Verdauungsstörungen. Wer übergewichtig ist, hat einen zu hohen Blutdruck und wer unter Verdauungsbeschwerden leidet, nimmt einen Teil der giftigen Zersetzungsprodukte aus dem Darm auf. Kopfschmerzen sind eine häufige Folge. Herzklopfen entsteht durch Gasdruck. Der abnormale Blutdruck kann zu Albuminharnstoff , Schwellungen der unteren Extremitäten und Übergewicht bei Mutter und Kind führen. Die morgendliche Übelkeit ist fast immer auf eine übermäßige Nahrungsaufnahme zurückzuführen. Wenn sich dies als problematisch erweist, reduzieren Sie die Lebensmittelmenge und vereinfachen Sie die Kombinationen. Anstatt schwere, reichhaltige Gerichte zu sich zu nehmen, erhöhen Sie die Menge an frischem Obst und Gemüse.

Die Geburt eines großen Babys birgt Gefahren für Mutter und Kind. Manchmal werden einer oder beide verletzt und manchmal sterben einer oder beide . Aus diesem Grund haben viele Frauen Angst davor, Mutter zu werden. Es lässt sich schwer abschätzen, wie oft diese Angst zu Gesetzesverstößen führt, denn alle Großstädte haben ihre Ärzte, die durch illegale Praktiken unter diesen Frauen reich werden. Manchmal gehören diese Ärzte zu den angesehensten Mitgliedern ihres Berufsstandes, die so bedeutend sind, dass sie einen landesweiten Ruf genießen. Die finanzielle Belohnung ist groß genug, um Menschen dazu zu verleiten, das Gesetz zu brechen, und sie werden dies auch weiterhin tun, solange die gegenwärtigen Bedingungen bestehen.

Für die werdende Mutter ist es wichtig, maßvoll zu essen. Drei Mahlzeiten am Tag reichen aus. Zwischen den Mahlzeiten sollte nichts außer Wasser geschluckt werden. Das Mittagessen führt immer zu übermäßigem Essen.

Eine Mahlzeit pro Tag kann aus stärkehaltiger Nahrung bestehen, jedoch nicht mehr als eine Mahlzeit. Als Stärke kann jede gewählt werden: Getreideprodukte, Reis, Kartoffeln, Kastanien. Nehmen Sie bei guter Verdauung gelegentlich gereifte Bohnen, Erbsen oder Linsen zu sich, diese sind jedoch so schwer, dass sie nicht sehr häufig und immer in Maßen verzehrt werden sollten. Wenn Sie sich für stärkehaltige Lebensmittel entscheiden, nehmen Sie entweder Butter oder Milch oder eine mäßige Menge von beidem zu sich. Manchmal ist es in Ordnung, zum stärkehaltigen Essen etwas Obst zu sich zu nehmen, aber das sollte die Ausnahme und nicht die Regel sein. Obst sollte im Allgemeinen pur gegessen oder zusammen mit nicht stärkehaltigen Lebensmitteln eingenommen werden. Der Verzehr von Stärke sollte auf eine Mahlzeit pro Tag beschränkt werden, da eine übermäßige Menge dieser Nahrung zu einer Verhärtung des Gewebes führt. Die Knochen des Babys, die bei der Geburt sehr weich, flexibel und nachgiebig sein sollten, werden durch den Verzehr von viel Stärke zu hart.

Einmal am Tag kann eine proteinhaltige Nahrung zu sich genommen werden, diese sollte jedoch auch in Maßen gegessen werden, da andernfalls degenerative Veränderungen auftreten, die sich in einer der typischen Schwangerschaftsstörungen äußern. Zur Auswahl stehen Eier und leichtere Fleischsorten, Nüsse oder frischer Fisch. Welche Art von Protein auch immer eingenommen wird, es sollte so frisch wie möglich sein. Schweinefleisch sollte nicht verwendet werden. Was das Protein angeht, essen Sie entweder Obst oder Gemüse, und es macht keinen großen Unterschied, welches. Niemand könnte sich eine bessere Mahlzeit wünschen als gute Äpfel und Pekannüsse.

Achten Sie darauf, ausreichend rohes Salatgemüse und rohes Obst zu sich zu nehmen, um den Körper mit den benötigten Salzen zu versorgen.

Für die dritte Mahlzeit gibt es Obst. Zu den Früchten können Hüttenkäse, Süß- oder Sauermilch oder Buttermilch eingenommen werden. Nehmen Sie nicht zweimal täglich Milch zu sich, denn wenn Sie diese zweimal und andere eiweißhaltige Lebensmittel einmal täglich einnehmen, wird zu viel Protein aufgenommen.

Ein oder zwei Gläser Buttermilch sind jederzeit eine gute Mahlzeit. Dr. Waugh, der über mehr als vierzig Jahre Erfahrung verfügt und auf beiden Seiten des Atlantiks wohlbekannt ist, empfiehlt Buttermilch während der Schwangerschaft sehr. Buttermilch und Hafermilch sind besser als die süße Milch. Die Milchsäure scheint eine süßende Wirkung auf den Verdauungstrakt zu haben. Süße Milch verursacht bei vielen Menschen Verstopfung. Die Buttermilch und die gemahlene Milch verstopfen nicht im gleichen Maße.

Der Verzehr von Obst und Gemüse kann Verstopfung vorbeugen. Die einzigen inneren Heilmittel, für die es irgendeine Entschuldigung gibt, sind Abführmittel, und normale Menschen brauchen sie nicht. Es ist jedoch besser, ein mildes Abführmittel oder einen Einlauf zu nehmen, als den Dickdarm mit Abfallstoffen zu beladen. Verstopfung ist bei Vielfleischessern eher eine ernstzunehmende Erkrankung, da die Ausscheidungen im

Dickdarm starker Fleischesser sehr giftig sind. Der Darmabfall bei Vegetariern ist nicht so giftig.

Desserts sollten sparsam und selten verwendet werden. Sie sind keine Notwendigkeit, sondern eine Gewohnheit, und wenn sie täglich konsumiert werden , sind sie eine schlechte Angewohnheit.

Vermeiden Sie im Interesse des ungeborenen Kindes alle Genuss- und Betäubungsmittel. Alkoholiker und Kaffee sollten nicht konsumiert werden. Und auf starke Gewürze und kräftige Soßen sollte man am besten verzichten. Ein wenig Selbstverleugnung und Selbstbeherrschung in diesem Bereich werden sich für gesunde, glückliche und zufriedene Babys auszahlen, und es gibt keinen größeren Segen.

Die Mutter sollte aktiv sein, aber keine heftigen Übungen machen. Leichte Arbeit ist gut, aber keine Mutter sollte gebeten werden, das Haus zu putzen oder am Waschbecken zu stehen. Sie sollte die Möglichkeit haben, jeden Tag im Freien zu sein, und diese Gelegenheit sollte sie nutzen. Warum manche Frauen sich für die Schwangerschaft schämen, ist für normal denkende Menschen schwer zu verstehen, denn die Mutterschaft wurde von den größten Dichtern gepriesen und ihre Herrlichkeit von den größten Malern der Welt dargestellt.

Dieses Gefühl falscher Bescheidenheit ist für einen Großteil der engen Schnürung während der Schwangerschaft verantwortlich. Dies ist sowohl für die Mutter als auch für das Kind schädlich und einer der Gründe für verschiedene unangenehme Empfindungen. Es hilft, die morgendliche Übelkeit hervorzurufen. Es ist die Absicht der Natur, dass die Jungen vor der Geburt frei und bequem sein sollen, und aus diesem Grund wird ein Doppelbeutel bereitgestellt, zwischen dessen Wänden sich Flüssigkeit befindet. Das Baby liegt im Innensack.

Die enge Schnürung verhindert die beabsichtigte Freiheit und schwächt außerdem die Muskulatur der Mutter. Es verschlimmert auch die eventuell vorhandene Tendenz zu Verstopfung und Schwellung der Beine. Es verlängert die Geburt und macht sie schmerzhafter. Das ist ein zu hoher Preis für falsche Bescheidenheit und Eitelkeit.

Wenn aus Komfortgründen eine Stützung des Bauches und der Brüste erforderlich ist, kann dies ohne Kompression erfolgen und die Stützung sollte von den Schultern ausgehen.

Der Haut sollte viel Aufmerksamkeit geschenkt werden, denn eine aktive Haut trägt dazu bei, das Blut rein und die Durchblutung normal zu halten. Reiben Sie die Haut mindestens einmal täglich kräftig trocken, besser wäre es zweimal täglich. Ein schnelles Abwischen mit kaltem Wasser und anschließendes kräftiges trockenes Reiben ist gut, aber das Reiben ist wichtiger als das Schwammen. Eine Einreibung mit Olivenöl wirkt oft beruhigend und kann beliebig oft angewendet werden.

Wenn Sie dazu neigen, krank und nervös zu sein, nehmen Sie ein gutes heißes Bad und bleiben Sie im Wasser, bis Sie sich wohl fühlen, auch wenn es länger als dreißig Minuten dauern kann, vorausgesetzt, dass Herz und Nieren gut funktionieren. Eine gestörte Herz- und Nierenfunktion ist gegen längere heiße Bäder kontraindiziert, aber solche Krankheiten treten nicht auf, wenn die Mutter ein gutes Leben führt. Unter solchen Bedingungen kann das Auslassen einiger Mahlzeiten nur gute Ergebnisse bringen. Wenn Sie wieder mit dem Essen beginnen, nehmen Sie nur so viel Nahrung zu sich, dass der Körper ernährt wird, denn alles darüber hinaus führt zu Unwohlsein und Krankheiten.

Diese Hinweise, so einfach sie auch sind, enthalten genug Informationen, um Schwangerschaft und Geburt ihrer Schrecken zu berauben, wenn sie intelligent beachtet werden. Wenn eine zivilisierte Frau genauso schmerzfrei wie die Wilde sein möchte , muss sie ein einfaches Leben führen.

Kindheit.

Wenn das Baby ein Jahr alt wird, sind seine Überlebenschancen ziemlich gut, aber im ersten Jahr ist die Sterblichkeit erschreckend hoch. Vollständige Statistiken liegen nicht vor, stellenweise sterben jedoch ein Fünftel oder sogar ein Viertel der geborenen Babys in dieser Zeit. Die Sterblichkeit ist hauptsächlich auf Überfütterung und Futter von schlechter Qualität zurückzuführen.

Der durchschnittliche Elternteil liebt sein Baby. Er liebt das hilflose kleine Ding zu Tode. Um es mit den Worten von Oscar Wilde zu sagen: „Wir töten das, was wir lieben." Die Babys werden durch zu viel Liebe getötet, die sich in übermäßigem Genuss äußert. Vor etwa dreißig Jahren schrieb der bekannte Arzt Charles B. Page:

„Wie viele gesund geborene Säuglinge sterben, bevor sie ihr erstes Jahr erreichen – Babys, die monatelang fälschlicherweise als Bilder der Gesundheit angesehen werden –, die nie einen Krankheitstag erlebt haben, bis sie von Cholera infantum, Scarletina oder etwas anderem befallen wurden. Das sind sie . " vollgestopft mit Essen, mit Fett eklig gemacht, und eine Zeit lang sind sie aktiv und gerissen, die Freude von Eltern und Freunden – und dann, nach einer Zeit der Verstopfung, einer Zeit chronischen Erbrechens und einer Zeit Cholera infantum, sind die Kleinen abgemagert Skelette werden in der Erde vergraben, fern von den Augen derjenigen, die sie buchstäblich zu Tode geliebt haben. Dies ist das Schicksal eines Drittels aller geborenen Kinder. In der Regel werden Babys gefüttert, wie ein unwissender Diener den Kochherd füttert – Oftmals wird der

Feuerraum so voll gefüllt, dass die Abdeckungen angehoben werden, der Ofen an jeder Öffnung raucht und Gase ausströmt und das Feuer entweder ganz oder, wenn die gesamte Kohlenmasse verbrannt ist, der Ofen gelöscht wird wird schnell ausgebrannt und zerstört. Bei einem Baby bedeutet Überhitzung das Fieber, das es verzehrt, und wenn man das Feuer löscht, erlischt allzu oft auch das Feuer des Lebens."

Dicke Babys gelten als gesunde Babys. Das ist ein Fehler, denn je dicker das Baby ist, desto größer ist die Wahrscheinlichkeit, dass es ein frühes Grab füllt. Nachdenkliche, wissende Menschen erkennen, dass ein Kind, das bei der Geburt 3,5 Kilogramm oder mehr wiegt, ein Zeichen für einen Verstoß gegen das Muttergesetz ist. Dafür müssen früher oder später sowohl die Mutter als auch das Kind aufkommen. Übergewicht ist eine Behinderung. Es verhindert eine vollständige innere Reinigung und Verbrennung, ohne die Gesundheit unmöglich ist.

Aufgrund der vorherrschenden falschen Vorstellungen über das Gewicht von Säuglingen ist es gut, diesem Thema ein wenig Nachdruck zu verleihen. Wenn die Mutter während der Schwangerschaft gut gelebt hat, ist das Kind bei der Geburt oft leicht, manchmal fünf Pfund oder weniger. Der durchschnittliche Arzt schüttelt den Kopf und sagt, dass die Überlebenschance des Babys sehr gering sei. Die Freunde, Nachbarn und Verwandten werden das Gleiche sagen. Sie liegen falsch. Erinnern Sie die Eltern daran, dass leichte Kinder nicht mit Fett und selten mit Krankheiten belastet sind. Ein leichtes Baby ist im Allgemeinen ein gesundes Baby, und wenn es richtig gepflegt und nicht überfüttert wird, gedeiht es gut. Eltern solcher Babys sollten dankbar sein, statt beunruhigt zu sein.

Es ist nicht natürlich, dass Babys bei der Geburt ein Gewicht von vier bis zehn Pfund haben, und wenn sie es wiegen, ist das ein Zeichen mütterlichen Fehlverhaltens, ob sie sich dessen bewusst ist oder nicht. Um die besten Ergebnisse zu erzielen, sollten Babys nicht dick sein und auch nicht dick sein, wenn sie älter werden.

Bei Babys ist es besser, nach Qualität als nach Quantität zu streben.

Jede Mutter, die dazu in der Lage ist, sollte ihr Baby stillen. Es gibt keine Nahrung, die die Muttermilch ersetzen könnte. Bei natürlicher Ernährung entwickeln die Babys mehr Kraft und Widerstandskraft als bei der Aufzucht mit der Flasche. Babys gedeihen wunderbar in einer Atmosphäre der Liebe und schöpfen mit jedem Schluck Liebe aus der Brust der Mutter.

Aus den verfügbaren Informationen, die nicht so vollständig und eindeutig sind, wie man es sich wünschen könnte, geht hervor, dass im ersten Jahr sechs bis dreizehn Flaschenbabys sterben, während nur ein gestilltes Kind stirbt. Das Flaschenbaby hat keinen fairen Start. Wenn eine Mutter krank und erschöpft ist, sollte sie nicht gebeten werden, das Baby zu stillen. Wenn die Mutter Fieber hat , sollte sie durch das Stillen die Gesundheit des Babys nicht gefährden. Manche Mütter haben nicht genug Milch, um ihr Baby zu ernähren. Fast alle, die richtig leben, geben zunächst genug Milch, um ihre Säuglinge zu ernähren. Wenn nicht genügend Milch vorhanden ist, sollte das Kind die Milchmenge aus der Brust nehmen und diese mit Kuhmilch ergänzen.

Dr. Thomas F. Harrington sagte kürzlich:

„80 bis 90 Prozent aller Todesfälle durch Magen-Darm-Erkrankungen bei Säuglingen ereignen sich bei Säuglingen, die künstlich ernährt werden; oder zehn Flaschenbabys sterben an einem, das gestillt wird." 90 bis 100 Prozent. wenn Babys von ihren Müttern getrennt werden. Während der Belagerung von Paris (1870-71) waren die Frauen gezwungen, ihre Babys selbst zu stillen, weil es keine Kuhmilch gab. Die Säuglingssterblichkeit unter einem Jahr sank von 33 auf 7 Prozent. Während der Baumwollhunger von 1860 arbeiteten Frauen nicht in den Fabriken. Sie stillten ihre Babys und die Hälfte der Kindersterblichkeit verschwand."

Dies sind bemerkenswerte Tatsachen, die mindestens zwei Wahrheiten deutlich machen. Erstens bestätigen sie die Überlegenheit der natürlichen Ernährung gegenüber der künstlichen Ernährung. Zweitens zeigen sie, dass die Säuglinge gesünder sind, wenn die Mutter nicht überfüttert wird. Während der Belagerung von Paris war das Essen in dieser Stadt knapp. Menschen aller Schichten mussten recht sparsam leben. Sie durften nicht mehr zu viel essen wie in der ruhigen Zeit des Friedens und des Wohlstands, und das Ergebnis war, dass sowohl die Mütter als auch die Babys gesünder waren. Die Kindersterblichkeit lag nur noch bei etwas mehr als einem Fünftel des Vorjahres. Wenn das französische Volk die Lektion beherzigt hätte, müssten sich die Staatsmänner und Philosophen dieser Nation heute keine Sorgen um ihre nahezu stationäre Bevölkerung machen.

Es wäre viel besser, wenn weniger Kinder geboren würden und diese wenigen gesünder wären. Was nützt die Geburt der Armee von 425.000 Kindern, die jedes Jahr sterben? Dadurch wird die Nation in jeder Hinsicht ärmer. Eine Mutter, die müde und erschöpft ist von wachen Nachtwachen und schließlich mit schmerzendem Herzen durch den Verlust ihres Kindes zurückbleibt, ist nicht so viel wert wie die Mutter, die ein singendes Kind liebt, das sie lieben muss, und die durch ihre Mutterliebe Freundlichkeit und Fröhlichkeit ausstrahlt zu anderen. Die Bedingungen, die so viele unserer Säuglinge ausrotten, neigen dazu, die Überlebenden zu schwächen.

Es kostet zu viel, Kinder auf die Welt zu bringen, um sie so verschwenderisch zu verschwenden. Das mag seltsam klingen, aber es ist aufgeklärter Egoismus, der das höchste Gut darstellt, denn er bringt Segen für alle.

Künstliche Ernährung legt den Grundstein für viele Probleme, die möglicherweise erst nach mehreren Jahren auftreten. Die mit der Flasche ernährten Babys sind oft rundlich, sogar dick, aber nicht so kräftig wie die, die auf natürliche Weise ernährt werden. Sie ertragen sehr schnell alle Arten von Kinderkrankheiten. Das Drüsensystem, das bei Kindern so leicht gestört ist, ist bei mit der Flasche ernährten Babys leichter betroffen. Und so kommt es, dass sie oft geschwollene Speicheldrüsen oder Schwellungen der Halsdrüsen oder der Mandeln haben.

Beeilen Sie sich nicht, das Baby nach der Geburt zu füttern. Die Natur hat es so eingerichtet, dass der Säugling nicht sofort gefüttert werden muss. Es empfiehlt sich, mindestens vierundzwanzig Stunden nach der Geburt zu warten, bevor Sie das Baby an die Brust legen, denn dann haben der ganze Tumult und die Aufregung Gelegenheit, nachzulassen.

Viele geben dem Baby innerhalb weniger Stunden nach der Geburt ein Abführmittel. Das ist ein Fehler. Abführmittel sind Reizmittel und es ist ein sehr schlechter Anfang, die Schleimhaut des Darmtrakts sofort zu schädigen. Diese Schleimhaut ist empfindlich und bei Kindern kommt es leicht zu Störungen des Verdauungsapparates. Vor der Geburt gab es keine Magen- oder Darmverdauung, alle Ernährungsprozesse fanden im Gewebe des kleinen Körpers statt. Um die besten Ergebnisse zu erzielen, ist eine schonende Behandlung erforderlich. Abführmittel mit ihrer harten Wirkung auf die empfindlichen Membranen sind kontraindiziert. Die erste Milch der Mutter ist kathartisch genug, um den Darm zum Handeln anzuregen, aber sie ist das kathartische Mittel der Natur und schadet nicht.

In der Regel wird das Baby ab der Geburt zu oft und zu viel gefüttert. Wenn das Kind gesund erscheint, wird der Arzt wahrscheinlich empfehlen, tagsüber und nachts alle zwei Stunden oder tagsüber alle zwei Stunden und nachts alle drei Stunden zu trinken. Wenn das Kleine geschwächt erscheint, werden diese Fütterungen häufiger. Zehn bis vierundzwanzig Fütterungen innerhalb von vierundzwanzig Stunden sind keine Seltenheit, und manchmal werden Säuglinge zwei- oder sogar dreimal pro Stunde gestillt oder mit der Flasche gefüttert. Die Entschuldigung dafür ist, dass der Magen des Babys klein ist und nicht viel Nahrung auf einmal aufnehmen kann und daher oft gefüllt werden muss, denn das Baby muss wachsen und je mehr Nahrung es bekommt, desto schneller wächst es. Der Magen des Babys ist klein, da das Kleine sehr wenig Nahrung braucht. Der Mensch wächst und entwickelt sich zwanzig bis fünfundzwanzig Jahre lang. Dieses Wachstum ist langsam und im Säuglingsalter ist der Nahrungsbedarf nicht groß. Das Kind wird bei richtiger Betreuung warm gehalten. Daher benötigt es nur wenig Treibstoff. Die Vorstellungen über den Nahrungsbedarf sind so übertrieben, dass es für Eltern schwierig ist, sich vorzustellen, mit welcher moderaten Nahrungsmenge ein Baby gut ernährt wird.

Ein Erwachsener mit bester Gesundheit würde eine so häufige Nahrungsaufnahme nicht ertragen. Er würde in Kürze krank sein. Babys ertragen es nicht besser, und der einzige Beweis für diese Tatsache ist, dass in den Vereinigten Staaten jedes Jahr mindestens 280.000 Babys unter einem Jahr sterben. Im Säuglingsalter sind fast alle Probleme nahrhafter Natur. Wenn Magen und Darm in ausgezeichnetem Zustand sind, trotzt das Baby allen möglichen Krankheiten, vorausgesetzt, es erhält die einfachen, vernünftigen Aufmerksamkeiten, die ansonsten erforderlich sind, wie zum Beispiel, dass es in einem gut belüfteten Raum warm und sauber gehalten wird. Mit einem gesunden Verdauungskanal, der mit der richtigen Ernährung einhergeht, kann der Kleine dem Angriff der riesigen Horde von Keimen widerstehen, die den Geist und auch den Körper von Erwachsenen so sehr belasten, wenn Menschen sich nicht richtig pflegen.

Die Folgen von zu häufigem Füttern und Überfüttern sind erschreckend. Die erste negative Auswirkung ist eine Verdauungsstörung. Dann tauchen eines oder mehrere der Übel der Kindheit auf. Man nennt sie Krankheiten, aber sie sind nur Symptome einer falschen Ernährung, obwohl wir darauf bestehen, ihnen Namen zu geben.

Ein gesundes Baby ist in jeder Hinsicht völlig normal und wohlauf. Heutzutage gelten Babys jedoch als gesund, wenn sie dick sind und unter allen möglichen Beschwerden leiden, sofern diese Krankheiten toleriert werden können. Wir brauchen einen neuen Gesundheitsstandard. Perfekte Gesundheit ist ein Geschenk, das jeder normale Eltern seinen Kindern machen kann, und wir sollten mit nichts Geringerem zufrieden sein. Babys können und sollten ohne Krankheit großgezogen werden, aber leider sind Babys, die immer gesund sind, so selten, dass sie eine Kuriosität darstellen.

Viele Babys zeigen innerhalb weniger Stunden oder Tage nach der Geburt Anzeichen einer mütterlichen Überernährung. Eines der häufigsten Anzeichen ist der Ausfluss aus der Nase. Dies wird durch Überfütterung des Säuglings verschlimmert. Und so ist vielleicht der Grundstein für einen lebenslangen Katarrh gelegt. Mit der Zeit treten verschiedene Krankheiten wie Rachitis, geschwollene Drüsen, früher Skrofulose genannt, Mumps, Masern, Scharlach, Diphtherie, Pickel, Ekzeme und Cholera infantum auf. Den Eltern wurde beigebracht, nach diesen Krankheiten zu suchen. Ihnen wurde gesagt, dass sie zur Kindheit gehören. Das ist eine Verleumdung der Natur, denn sie strebt nach Gesundheit.

Die derzeit vorherrschende Vorstellung ist, dass verschiedene Keime, die in Wasser, Nahrung, Luft und Erde vorkommen, für diese Krankheiten verantwortlich sind, dies ist jedoch nicht der Fall. Die Tatsache, dass Säuglinge, die richtig versorgt werden, keine davon entwickeln, ist der Beweis dafür, dass Keime per se nicht in der Lage sind, diese Krankheiten zu verursachen. Die Keime spielen bei den meisten dieser Krankheiten eine Rolle, aber es ist eine freundliche Rolle. Sie sind Aasfresser und versuchen, den Körper von seinen Ablagerungen und Giften zu befreien. Durch falsche Überlegungen wird ihnen vorgeworfen, Krankheiten zu verursachen, während ihre Vermehrung in Wirklichkeit eine Wirkung ist. Sie sind ein Nebenprodukt von Krankheiten. Die sogenannten pathogenen Bakterien gedeihen im Körper des Babys erst dann, wenn das Kind lange genug überfüttert oder mit falscher Nahrung gefüttert wurde, um seine Widerstandskraft zu schwächen.

Die unsachgemäße Ernährung tötet nicht nur jedes Jahr eine Armee von Babys, sondern beeinträchtigt auch die Überlebenden erheblich. Der degenerierte Zustand des Systems hinterlässt bei jedem Kind eine gewisse Schwäche. Der Grundstein kann für Verdauungsstörungen, katarrhalische Beschwerden, die mit Adenoiden und Atembeschwerden einhergehen können oder auch nicht, für Drüsenbeschwerden gelegt werden, die häufig Vorläufer von Tuberkulose sind. Tatsächlich können Kinder im Säuglingsalter jede Krankheit bekommen, von chronischem Katarrh bis hin zu Rheuma.

Auch psychische Erkrankungen sind Folgen sinnloser Ernährung. Ein gesundes Baby ist glücklich. Ein krankes Baby ist sauer. Verärgerung und Zorn sind geistige Perversionen. Wut ist vorübergehender Wahnsinn. Genügend Überfütterung führt oft zu geistiger Perversität, Epilepsie und sogar zu echtem Wahnsinn. Ein gesunder Körper sorgt für einen gesunden Geist. Wenn die Menschen sich richtig um ihren Körper kümmern würden, insbesondere in Bezug auf die Ernährung, würden die Irrenanstalten für ihre gegenwärtigen Zwecke nicht benötigt.

Ein weiteres ernstes Problem, das durch Überfütterung bei Säuglingen verursacht wird, ist ein abnormales Verlangen nach Stimulanzien. Dieses Verlangen kann später auf viele Arten befriedigt werden. Manche konsumieren Kaffee, Alkohol und süchtig machende Drogen. Andere versuchen, es durch übermäßiges Essen zu stillen. Ganz gleich, wie der Betroffene dieses Verlangen befriedigt, er heilt es nicht, denn es wächst mit dem, was ihm zugeführt wird. Morphin erfordert mehr Morphin. Tabak verlangt nach mehr Tabak. Ein Überangebot an Nahrungsmitteln erfordert mehr Nahrung oder Alkohol. Das Opfer stirbt schließlich als Märtyrer seiner abnormalen Esslust.

Vergleichsweise wenige von denen, die ihren Irrtum erkennen, haben die Willenskraft, die Fesseln der Gewohnheit abzuwerfen. Nur sehr wenige denken klar genug und gehen weit genug zurück, um zu erkennen, dass Krankheiten und früher Tod größtenteils auf die Gewohnheiten zurückzuführen sind, die die Eltern dem Säugling oder Ungeborenen angewöhnt haben. Und die Eltern haben von ihren Eltern das gleiche unerwünschte Erbe erhalten, und so kommt es, dass die Kinder für die Sünden der Eltern leiden. Das Erfreuliche an einem solchen Rückblick ist, dass es viel Raum für Verbesserungen gibt, dass wir diese scheinbar endlose Kette körperlicher Knechtschaft nicht an die nächste Generation weiterführen müssen und dass dies der Fall ist, wenn die Kinder im Säuglingsalter nicht richtig geboren oder richtig behandelt werden Es ist immer noch Zeit, etwas zum Besseren zu verändern. Die Natur ist freundlich und mit Willen und Entschlossenheit kann jederzeit eine Veränderung herbeigeführt werden, die zu einer Besserung führt, vorausgesetzt, der Körper ist nicht von so schweren Krankheiten befallen, dass eine Genesung unmöglich ist. Dies ist keine Entschuldigung für Verzögerungen, denn je länger Fehler zugelassen werden, desto schwieriger ist es, sie zu beheben.

Drei bis vier Fütterungen am Tag reichen für jedes Baby aus. Die Fütterung sollte so erfolgen, dass sie gleichmäßig über den Tag verteilt erfolgt und nachts nichts außer Wasser gegeben werden darf. Besorgen Sie sich ein oder zwei Milchflaschen. Halten Sie die Flaschen und Sauger sorgfältig sauber. Diese sollen als Wasserflaschen verwendet werden. Auch das Wasser muss sauber sein. Erhitzen Sie es auf 103 bis 104 Grad Fahrenheit, so dass es 98 bis 100 Grad warm ist, wenn es in den Mund des Babys gelangt. Lassen Sie das Baby drei- oder viermal am Tag etwas Wasser trinken, und vielleicht möchte es auch ein- oder zweimal am Tag etwas Wasser die Nacht, aber geben Sie ihm nachts keine Milch.

Überfütterte Babys sind gereizt und weinen oft. Die Mütter deuten dies als Zeichen von Hunger. Die meisten Babys wissen nicht, was Hunger ist. Wie Erwachsene verspüren sie Durst, doch anstatt Wasser zu bekommen, um ihren Durst zu stillen, bekommen sie Milch. Dies befriedigt für eine kurze Zeit, dann führt die durch verdorbene Milch verursachte Reizbarkeit im Verdauungstrakt zu mehr Unruhe und Weinen, und sie werden wieder gefüttert. Die Komödie der Irrtümer geht weiter, bis sie zur Tragödie wird.

Wie viel sollte das Baby auf einmal gefüttert werden? Wenn die Eltern gesund sind und das Baby richtig zur Welt kommt und dann nur dreimal am Tag gefüttert wird, reguliert sich die Nahrungsaufnahme von selbst. Normalerweise möchte das Kind nicht mehr Milch, ergänzt durch Wasser, als es eigentlich haben sollte. Der beste Anfang besteht darin, das Kind nehmen zu lassen, was es möchte. Das heißt, lassen Sie das Stillen weitergehen, während das Kind große Freude und Lebensfreude zeigt. Wenn das Kind anfängt, mit der Brust oder dem Fläschchen herumzuspielen, sollte die Nahrungsquelle sofort entfernt werden. Das Kind wird seine Aufnahme schrittweise steigern.

Manche Babys nehmen zu viel. Die schlimmen Folgen werden bald sichtbar sein, und dann darf die Mutter keine Kompromisse eingehen, sondern die Einnahme sofort reduzieren. Die Anzeichen einer übermäßigen Nahrungsaufnahme bei Säuglingen sind die gleichen wie bei Erwachsenen. Sie sind Unbehagen und Krankheit. Ersteres äußert sich in Verärgerung und Gereiztheit. Die Krankheit kann jeglicher Art sein und von einem Ausschlag bis zu hohem Fieber reichen.

Der Magen des Babys ist empfindlich und ärgert sich über die übermäßige Nahrungsmenge. Daher erbricht der Säugling häufig geronnene Milch, und manchmal erbricht er, bevor die Milch gerinnen kann. Dies ist eine Form des Selbstschutzes. Wenn die Mutter auf dieses Zeichen achten würde, indem sie sämtliche Nahrung entzieht, bis sich der Magen beruhigt hat, sie in der Zwischenzeit durch Wasser ersetzt und dann die Nahrung des Babys auf die Verdauungskapazität reduziert, gäbe es keine Probleme mehr. Durch Erbrechen sagt der Säugling: „Bitte geben Sie mir nichts zu essen, bis sich mein Magen wieder normalisiert hat, und geben Sie mir dann nicht mehr, als ich brauche, und das ist weniger, als ich bekommen habe." Denken Sie daran, dass es sich um die Gebärdensprache der Natur handelt, die niemals irreführt, und dass sie so klar ist, dass jeder mit normalem Verständnis ihre Bedeutung verstehen sollte, trotz der fehlerhaften Volkslehren. Nachdem das Kind erbrochen hat, füttern Sie es mäßig und erhöhen Sie die Nahrungszufuhr, wenn seine Verdauungsfähigkeit zunimmt.

Wenn das Erbrechen falsch interpretiert wird und die Überfütterung fortgesetzt wird, stirbt entweder das Baby oder der Magen stellt eine Toleranz her und überträgt die Beschwerden auf andere Körperteile. Ein Organ allein leidet nie lange. Der Kreislauf überträgt die Krankheit auf andere Teile, unterstützt durch die sympathischen Nerven, die in allen Teilen des Körpers vorhanden sind.

Wenn der Magen seine Verträglichkeit festgestellt hat, können mehrere Dinge passieren, von denen nur einige besprochen werden, denn der Prozess ist im Wesentlichen derselbe, auch wenn die Ergebnisse so unterschiedlich erscheinen. Bei Säuglingen, deren Verdauungsvermögen nicht sehr stark ist, gerinnt die übermäßige Milchmenge ebenso wie der verdaute Teil. Das Wasser der Milch wird absorbiert, der Quark gelangt jedoch unverdaut in den Dickdarm und wird als Quark mit dem Stuhl ausgeschieden. Auf dem Weg durch den Verdauungskanal werden sie teilweise zersetzt und es entstehen Gifte, von denen ein Teil absorbiert wird. Ein Teil verbleibt im Dickdarm, wodurch der Darmausfluss sehr unangenehm ist.

Das Austreten von Quark im Stuhl ist ein Gefahrensignal für eine Überfütterung und sollte sofort beachtet werden. Ist dies nicht der Fall, sind die Chancen für eine Linderung der Cholera infantum, insbesondere bei warmem Wetter, groß. Cholera infantum ist auf Überfütterung, die Verwendung minderwertiger Milch oder beides zurückzuführen. Es handelt sich um eine Form der Milchvergiftung, bei der der Darm stark gereizt ist. Aus Selbstschutz schütten sie eine große Menge Serum aus, was den Organismus des armen kleinen Leidenden bald erschöpft und der Tod allzu oft ein weiteres junges Leben fordert. Wenn Cholera infantum auftritt, hat das Baby die besten Überlebenschancen, wenn es sofort mit dem Füttern aufhört und bei Bedarf warmes Wasser, aber nicht zu große Mengen auf einmal, gibt. Verabreichen Sie keine Abführmittel, da diese eine bereits stark geschädigte Schleimhaut reizen, sondern geben Sie ein- bis zweimal täglich einen kleinen Einlauf mit blutwarmem Wasser. Sorgen Sie dafür, dass sich das Baby wohlfühlt, achten Sie darauf, dass die Füße und der Bauch warm bleiben, aber sorgen Sie für ausreichend frische Luft. Medikamente verschlimmern nur eine Krankheit, die bereits schwerwiegend genug ist. Diese Krankheit entsteht durch Missbrauch, der so schwerwiegend ist, dass das Baby trotz bester Pflege oft stirbt. Es lässt sich leicht verhindern.

Starke Babys mit großer Verdauungskraft sind oft in der Lage, enorme Milchmengen zu verdauen und aufzunehmen, mehrere Liter pro Tag. Sie können nicht alle diese Lebensmittel verwerten. Wenn sie es könnten, würden sie innerhalb kurzer Zeit enorme Ausmaße annehmen. Es fällt ihnen nicht so leicht, den Überschuss auszuscheiden, sondern ihn zu assimilieren. Haut, Nieren, Lunge und Darm sind überlastet. Oftmals wird die Schleimhaut von Nase und Rachen zur Unterstützung der Ausscheidung herangezogen. Das sind die Babys, von denen man sagt, dass sie sich leicht erkälten. Ihre Erkältungen werden nicht angesteckt. Sie werden ihnen gefüttert. Dieser ständige Missbrauch der Schleimhaut führt zu einer Entzündung, die subakuter Natur ist oder so mild ist, dass es sich nur um eine Reizung handelt. Die Folge kann mit der Zeit ein chronischer Katarrh oder eine Verdickung der Nasen- und Rachenschleimhaut sein. Während der Katarrh fest etabliert ist, kommt es recht häufig zu Adenoiden.

In anderen Fällen wird ein zu großer Teil der Ausscheidungsarbeit auf die Haut abgewälzt. Mit dieser Struktur passiert das Gleiche wie mit der Schleimhaut. Es ist darauf ausgelegt, nur eine begrenzte Menge auszuscheiden, und wenn mehr Fremdstoffe, von denen viele sehr reizend sind, zur Ausscheidung über die Haut abgelagert werden, kommt es zu einer Entzündung. Es juckt. Nach kurzer Zeit kommt es zu einem Ekzemanfall. Das Baby kratzt und gräbt mit Willen seine kleinen Nägel hinein. Das Gesicht des Säuglings ist bald mit Wunden bedeckt und die Kopfhaut ist schuppig. Das Richtige ist, die Fütterung stark zu reduzieren. Dann hört die säureproduzierende Gärung in Magen und Darm auf, aber es wird genügend Nahrung aufgenommen, um den Körper zu ernähren, die Haut kann nur noch ihre normale Arbeit verrichten, die Ursache der Reizung ist verschwunden und die Auswirkungen verschwinden nach kurzer Zeit Zeit. Oft reichen zwei Wochen aus, um die glatte, weiche Haut wiederherzustellen, die jedes Baby haben sollte. Die Betroffenen dieser Beschwerden sind fast ausnahmslos übergewichtig, und die Eltern fragen sich, warum ihre Babys, die so gesund sind, solche Probleme haben sollten!

Mütter sind es ihren Säuglingen schuldig, ein gesundes, einfaches Leben zu führen. Es ist nicht immer möglich, ideal zu leben, aber jede Mutter kann sich einfach ernähren und ihr Temperament kontrollieren. Gesunde Ernährung und Gelassenheit tragen wesentlich dazu bei, eine gesunde Ernährung für das Kind zu gewährleisten. Stimulanzien und Betäubungsmittel sollten vermieden werden. Fleisch sollte nicht öfter als einmal am Tag gegessen werden, besser wäre es, weniger Fleisch und mehr Eier oder Nüsse zu verwenden. Frisches Obst und Gemüse sollte täglich verzehrt werden. Sie wirken regenerierend und reinigend. Die Getreidenahrung sollte möglichst naturbelassen sein. Das Brot sollte größtenteils aus Vollkornmehl bestehen. Wenn Reis gegessen wird, sollte er unpoliert sein. Raffinierter Zucker sollte, wenn überhaupt, in Maßen eingenommen werden. Die Kartoffeln werden am besten gebacken. Reine Milch ist für die Mutter genauso gut wie für das Kind. Stark gewürzte Lebensmittel oder reichhaltige Gerichte sollten vermieden werden. Kurz gesagt: Die Mutter sollte so naturnah wie möglich leben.

Die Bedeutung von Fröhlichkeit kann kaum überschätzt werden. Eine nervöse Mutter, die sich Sorgen macht oder sich Sorgen macht oder von negativen, deprimierenden Leidenschaften beherrscht wird, vergiftet ihr Baby mit jedem Tropfen Milch, den das Kind nimmt.

Manche Mütter können ihre Babys nicht stillen. Dies ist vor allem auf mangelndes Wissen zurückzuführen, denn Frauen, die sich angemessen um sie kümmern, sind fast immer in der Lage, ihre Säuglinge mit Nahrung zu versorgen. Es kann sein, dass diese Funktion weitgehend verloren geht, wenn die derzeitige Vorherrschaft der künstlichen Ernährung anhält und verschiedene Impfungen nicht gestoppt werden. Manche Mütter empfinden es als große Freude, ihre Babys zu stillen. Andere weigern sich, dies zu tun, aus Angst, ihre Zahlen zu ruinieren.

Ganz gleich, aus welchem Grund sie dem Säugling die natürliche Nahrung entziehen, die Eltern sollten sich darüber im Klaren sein, dass seine Chancen auf Gesundheit und Leben durch diesen Akt verringert werden. Wenn bei der Erziehung der mit der Flasche gefütterten Babys Intelligenz und Sorgfalt zum Einsatz kommen, werden nur wenige sterben, tatsächlich wird unter diesen Umständen niemand sterben, vorausgesetzt, sie wurden mit einem normalen Maß an Widerstand geboren. Deshalb müssen Eltern solcher Babys äußerst vorsichtig sein. Dass es auf dem Weg Schwierigkeiten bzw.

Unannehmlichkeiten gibt, lässt sich nicht leugnen, unüberwindbare Hindernisse gibt es aber nicht.

Der beste Ersatz für Muttermilch ist Kuhmilch. Wenn es sauber und in Maßen verabreicht wird, kommt es beim Kind gut an und führt zu keinen unerwünschten Ergebnissen.

Anstatt immer die gleiche Flasche zu verwenden, sollte eine Anzahl vorhanden sein, damit genügend Zeit zum Reinigen bleibt. Bei drei Mahlzeiten pro Tag sollten es sechs Flaschen sein. Bei vier Mahlzeiten sind es acht Flaschen. Verwenden Sie jeden zweiten Tag ein Set. Die Flaschen sollten nach Gebrauch ausgespült werden. Dann kochen Sie sie in Wasser mit Soda oder etwas Lauge, spülen Sie sie in mehreren Wassern ab und stellen Sie sie beiseite. Wenn es sonnig ist, lassen Sie sie in der Sonne stehen. Vor Gebrauch nochmals mit sterilem Wasser abspülen. Ebenso gut sollten die Brustwarzen gepflegt werden. Beim Füttern von Babys geht Sauberkeit vor Frömmigkeit.

Jede Flasche darf nur für eine Fütterung verwendet werden, und es sind so viele Flaschen vorzubereiten, wie für den Tag Fütterungen erforderlich sind.

Wenn die Menschen auf dem Land leben , ist es einfach, reine Milch zu bekommen. Wenn man in der Stadt ist, sollte man sich mit einem zuverlässigen und gewissenhaften Milchmann verabreden. Es ist besser, die Milch einer bestimmten Kuh zu beziehen, anstatt eine Mischung aus vielen Kühen zu nehmen. Wählen Sie ein gesundes Tier, das keine sehr reichhaltige Milch gibt, wie zum Beispiel die Holsteiner Kuh. Sie sollte jeden Tag das Grünfutter haben, das sie möchte, Gras im Sommer und Heu von bester Qualität und Silage im Winter. Die Getreideration sollte moderat sein, da Kühe, die gezwungen werden, schnell degenerieren. Sie sind ausgebrannt. Die Kuh sollte nicht beunruhigt oder ausgepeitscht werden. Sie soll glücklich sein dürfen, und Tiere sind glücklich, wenn sie richtig behandelt werden. Die Wasserversorgung sollte sauber sein und nicht aus einem der schmutzigen Wannen oder Tröge stammen, die auf manchen Bauernhöfen eine Schande sind. Der Stall sollte hell und gut belüftet sein. Es sollte sauber und frei von Ammoniakdämpfen gehalten werden, die in schmutzigen Ställen vorkommen. Vor jedem Melken sollte die Kuh gebürstet und das Euter gewaschen werden. Der Melker sollte seine Hände waschen und Kleidung tragen, aus der keine Verunreinigungen herausfallen. Der erste Teil der abgesaugten Milch sollte nicht mit der Milch vermischt werden, mit der das Baby versorgt werden soll. Die Milch sollte in ein sauberes Gefäß aufgezogen und sofort durch sterile Chirurgenwatte in Glasflaschen abgeseiht werden. Diese müssen zum Abkühlen beiseite gelegt werden, ohne dass der Inhalt dem aus der Luft fallenden Staub ausgesetzt wird. Alternativ kann die Milch auch direkt in die Milchfläschchen gefüllt und an einem kalten Ort aufbewahrt werden, bis sie benötigt wird. Dann erwärmen Sie die Milch auf 100 Grad Fahrenheit.

Entschuldigen Sie die kleine Wiederholung: Wenn möglich, lassen Sie das Kind stillen. Wenn nicht genug Milch vorhanden ist, lassen Sie das Baby nehmen, was vorhanden ist, und geben Sie zusätzlich Kuhmilch. Wenn es nicht möglich ist, das Baby an der Brust zu stillen, beziehen Sie die Milch von einer gesunden Kuh, die sauber gehalten, gut ernährt und gut behandelt wird. Die Kuhmilch sollte wie folgt zubereitet werden: Nehmen Sie gleiche Teile Milch und Wasser. Oder nehmen Sie zwei Teile Milch und einen Teil Wasser. Mischen Sie und fügen Sie gegebenenfalls Milchzucker im Verhältnis von einem gestrichenen Teelöffel pro Viertelliter hinzu. Erhöhen Sie vor dem Füttern die Temperatur der Milch auf etwa 40 °C, so dass sie beim Füttern etwa 40 °C beträgt. Die Erwärmung erfolgt am besten im Wasserbad.

Milch sollte nicht lange vor der Verwendung aufbewahrt werden. Begrenzen Sie das Alter auf sechsunddreißig Stunden nach der Entnahme von der Kuh. Vierundzwanzig Stunden wären besser. Die Abendmilch kann dem Säugling am nächsten Tag bedenkenlos verabreicht werden, sofern entsprechende Vorsichtsmaßnahmen getroffen wurden. Gewöhnliche Milch ist ziemlich schmutzig und daher gedeihen Babys nicht gut. Bemühen Sie sich, saubere Milch für das Baby zu bekommen.

Die Zusammensetzung von Muttermilch und Kuhmilch ist etwa wie folgt:

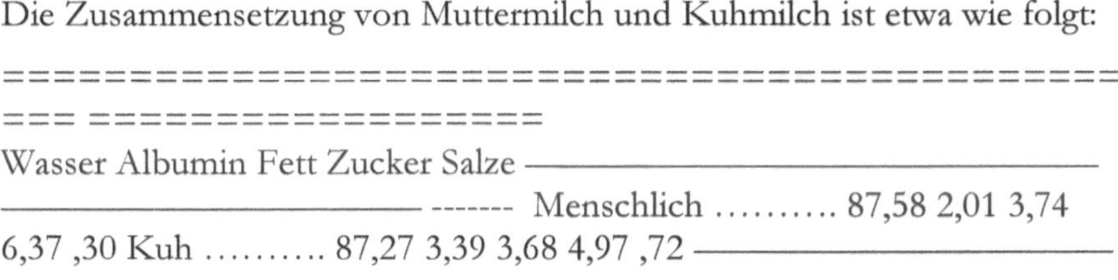

== === ======================
Wasser Albumin Fett Zucker Salze ————————————————————————
———————————————————————— ------- Menschlich 87,58 2,01 3,74
6,37 ,30 Kuh .... 87,27 3,39 3,68 4,97 ,72 ————————————————

Das Albumin in der menschlichen Milch ist größtenteils von einer Art, die durch Säuern nicht gerinnt, während in der Kuhmilch fast das gesamte Albumin gerinnt. Das nicht geronnene Albumin wird vom Ernährungssystem des Babys leichter verdaut und aufgenommen als das geronnene. Dies ist einer der Gründe dafür, dass Babys mit Kuhmilch nicht so gut gedeihen wie mit ihrer natürlichen Nahrung.

Der Milchzucker ist nicht wie raffinierter Zucker. Obwohl es sich nicht so leicht in Wasser auflöst und daher nicht so süß schmeckt wie raffinierter Zucker, ist es für das Kind besser. Wenn der Milch Zucker zugesetzt wird, sollte Milchzucker verwendet werden. Die Apotheker haben es in Pulverform.

Der Zusatz von Gerstenwasser und Limette zur Babymilch ist Torheit. Die verschiedenen Formen modifizierter Milch liefern nicht so gute Ergebnisse wie die zuvor beschriebene Zugabe von Wasser und etwas Milchzucker. Wenn Sie an Modifikationen wie die Obermilchmethode und die Zugabe von stärkehaltigen Substanzen und Kalkwasser glauben, verweise ich Sie an Ihren Hausarzt oder an Lehrbücher zur Säuglingsernährung.

Es ist schwierig, gute Kuhmilch zu verbessern. Man sollte bedenken, dass der menschliche Organismus bereits im Säuglingsalter sehr anpassungsfähig ist. Die wichtigsten Faktoren bei der Säuglingsernährung sind Sauberkeit und Mäßigung.

Mit der Flasche ernährte Babys sollten sehr früh Frucht- oder Gemüsesäfte oder beides erhalten, und es wäre gut, auch gestillten Babys etwas von diesen Säften zu geben. Letztere erfordern nicht so viel wie erstere. Beginnen Sie im ersten Monat damit, einmal täglich einen Teelöffel Orangensaft in die Trinkflasche zu geben. Erhöhen Sie die Menge schrittweise, bis die Menge nach vier oder fünf Monaten ein bis zwei Esslöffel beträgt. Scheuen Sie sich nicht, Orangensaft zu geben, denn er ist sauer, denn er spaltet sich im Magen schnell auf und wird zu alkalischen Salzen umgelagert. Es handelt sich um die Frucht, die zu fast jeder Jahreszeit erhältlich ist. Am besten nehmen Sie milde Orangen und seihen Sie den Saft ab. Die Früchte müssen in einwandfreiem Zustand sein. Anstelle von Orangensaft kann auch der Saft von rohem Sellerie, Spinat, Kohl, Äpfeln, Brombeeren und anderen saftigen Früchten und Gemüsen verwendet werden, diese Säfte müssen jedoch alle aus Früchten oder Gemüsen stammen, die in einwandfreiem Zustand sind. Weder den Obst- noch den Gemüsesäften darf Zucker zugesetzt werden.

Die Muttermilch gerinnt in kleinen Flocken, die leicht von den Verdauungssäften aufgenommen werden und anschließend leicht absorbiert werden. Kuhmilch gerinnt zu relativ großen Eiweißstücken, die zäh und daher eher schwer verdaulich sind. Dies geschieht, wenn die Milch schnell und unverdünnt eingenommen wird. Wenn es jedoch verdünnt und langsam eingenommen wird, wird diese Tendenz weitgehend überwunden. Aus diesem Grund ist es am besten, Brustwarzen mit kleinen Perforationen zu bekommen.

Die Pasteurisierung oder Sterilisierung von Milch wird von Medizinern fast überall empfohlen. Selbst diejenigen, die nicht an solche Verfahren glauben, versäumen es in der Regel, sie ohne qualifizierende Stellungnahmen zu verurteilen. Für eine Diskussion dieses Irrtums verweise ich Sie auf das Kapitel über Milch.

Geben Sie den Kleinen keine Medikamente. Sie richten immer Schaden an und nie etwas Gutes. Wenn hiervon eine Ausnahme gemacht wird, handelt es sich um Abführmittel oder milde Abführmittel wie kleine Dosen Rizinusöl, Cascara segrada oder Mineralwässer. Es gibt jedoch keine Entschuldigung für die Gabe metallischer Heilmittel wie Kalomel. Wenn die

Babys in Maßen und mit guter Nahrung ernährt werden , kommt es nicht zu Verstopfung. Wenn sie unvorsichtig behandelt werden und es zu Verstopfung kommt, muss entweder auf den Einlauf oder ein mildes Abführmittel zurückgegriffen werden. Bedenken Sie, dass solche Mittel nicht heilen. Sie lindern nur. Die Heilung wird kommen, wenn die Fehler des Lebens korrigiert werden, sodass der Körper seine Arbeit ungehindert verrichten kann.

Impfungen und Impfungen sind schwerwiegende Fehler, die oft tödlich enden. Die tierischen Produkte, die in den kleinen Körper eingerieben oder injiziert werden, sind giftig. Sie sind die Folge degenerativer Veränderungen – Krankheiten – im Körper von Kaninchen, Pferden, Kühen und anderen Tieren. Das Naturgesetz besagt, dass Gesundheit verdient oder verdient werden muss. Gesundheit bedeutet Sauberkeit, daher ist es wirklich absurd, diese Produkte tierischer Verwesung dem Körper aufzuzwingen. Es gibt zwar Statistiken, die zeigen, wie nützlich diese Wirkstoffe sind, aber sie sind irreführend. In den Tagen des öffentlichen und offiziellen Glaubens an die Hexerei war es nicht schwer, die unbestrittene Existenz von Hexen zu beweisen. Was die Öffentlichkeit als wahr ansieht, kann mit größter Leichtigkeit durch Zahlen untermauert werden.

Die Verwendung von Seren, Bakterien, Impfstoffen und anderen Produkten des biologischen Labors ist heute fast schon eine Obsession. Ihre heilenden und präventiven Werte werden als selbstverständlich angesehen. Meistens sind die Kinder stark genug, um die Gifte abzuwerfen, ohne dass sich eine längere oder ausgeprägte Wirkung zeigt, aber hin und wieder ist ein Kind so stark vergiftet, dass es Monate braucht, bis es wieder gesund wird, und allzu oft ist der Tod das Ende. Manchmal tritt der Tod ein paar Minuten nach der Injektion ein, aber wir werden darüber informiert, dass das Medikament nichts damit zu tun hat. Das Blut des Babys absichtlich zu vergiften ist kriminell. Geben Sie dem Kleinen eine faire Chance auf ein gesundes Leben. Ein gut versorgtes Baby wird keinen einzigen Tag krank sein. Wissen und gute Pflege verhindern Krankheiten.

Einem Baby, dem es einen Monat, eine Woche oder einen Tag lang gut geht, kann es auch jeden Tag gut gehen.

Ein normales Baby schläft zunächst fast die ganze Zeit, zwanzig bis zweiundzwanzig Stunden am Tag. Der Säugling sollte nicht gestört werden. Alles, was Sie tun müssen, ist, es dreimal täglich zu füttern, ihm drei- bis viermal täglich etwas Wasser aus der Flasche zu geben und es sauber, trocken und warm, aber nicht heiß zu halten.

Die meisten Babys werden täglich gebadet. Das ist in Ordnung, aber die Bäder müssen schnell erfolgen. Das Wasser sollte etwa 100 Grad Fahrenheit haben. Die Seife sollte möglichst mild sein, z. B. eine gute Kastiliensorte, und sie sollte gut abgespült werden, da Seife, die in den Poren verbleibt, reizend wirkt. Trocknen Sie die Haut mit einem weichen Tuch so gut ab, dass keine Risse oder Rauheit entsteht. Wunden, Ausschläge und Entzündungen sind Anzeichen für Missmanagement. Verwenden Sie keine Pulver mit metallischem Charakter, wie z. B. Zinkoxid. Ein Puder aus fein gemahlenem Talk eignet sich gut. Wenn das Kind trocken und sauber gehalten und mäßig ernährt wird, bleibt die Haut in gutem Zustand.

Ohne gute Luft gedeihen Babys nicht. Halten Sie den Raum jederzeit gut belüftet, indem Sie Frischluft aus einer Quelle zuführen, die keine Zugluft erzeugt. Es ist nicht notwendig, das Zimmer des Babys warm zu halten. Tatsächlich ist ein kühler Raum besser. Wenn das Kind der Luft ausgesetzt werden soll, bringen Sie es in einen warmen Raum. Weiche Decken halten den Säugling warm. Die Gliedmaßen sollten frei sein, damit die Bewegung durch uneingeschränkte Bewegung möglich ist.

Das Baby sollte nicht unnötig belästigt werden. Junge Eltern machen den Fehler, das Baby für Showzwecke zu benutzen. Aus Höflichkeitsgründen loben andere das „einzige Baby der Welt" über Gebühr, obwohl es Millionen anderer gibt, die genauso gut sind. Lassen Sie das Kind in Ruhe und geben Sie ihm so die Möglichkeit, so überlegen zu werden, wie die Eltern denken. Der Angeberprozess erzeugt Aufregung und legt den Grundstein für Verärgerung, Gereiztheit und Nervosität. Das Kind gedeiht in einer friedlichen Atmosphäre. Wenn es wach ist, ist es gut, ruhig und beruhigend mit ihm zu sprechen, denn so beginnt das Kind, die Sprache seiner Mutter zu lernen. Es sollte eine gute Sprache verwendet werden. Wer seinen Kindern Babysprache beibringt, behindert sie, denn sie müssen diese bald verlernen und echte Sprache lernen. Babysprache mag mit achtzehn Monaten „süß" sein, aber wenn Kinder diese Ausdrucksweise über das Alter von vier oder fünf Jahren hinaus behalten, klingt es albern.

Etwa im Alter von neun bis zehn Monaten sollte das gestillte Baby entwöhnt werden. Eine schrittweise Entwöhnung ist vielleicht das Beste. Geben Sie zunächst einmal täglich Kuhmilch und dann zweimal täglich Milch. dann zwei Fütterungen mit Kuhmilch und eine an der Brust und schließlich ganz Kuhmilch. Beginnen Sie im Alter zwischen neun und zwölf Monaten mit der Gabe von stärkehaltiger Nahrung. Das Kind nimmt zunächst nur sehr wenig und steigert die Menge allmählich. Geben Sie Brot, das so altbacken ist, dass das Kind es mit seinem Speichel tränken muss, bevor es das Brot herunterschlucken kann. Durch diese Art des Lutschens am alten Brot lernt das Kind, die Kaubewegungen auszuführen, und das ist eine wertvolle Schulung. Geben Sie niemals in Milch getränktes Brot und füttern Sie niemals Milch, während Brot gegessen wird. Wenn die Mahlzeit aus Brot und Milch bestehen soll, geben Sie das Brot entweder vor oder nach der Milchaufnahme. Stärken dürfen nicht mit Flüssigkeiten abgewaschen werden. Anstelle von altbackenem Brot kann auch Zwieback verwendet werden. Füttern Sie gelegentlich ein paar Löffel sehr dünnes und gut gekochtes Haferflocken- oder Vollkornbrei, aber je weniger schlampiges Futter gegeben wird, desto besser, denn es erhält nicht die richtige Mundbehandlung. Die dem Kind verfütterten Weizenprodukte sollten aus Vollkornmehl bestehen oder mindestens zu drei Vierteln aus Vollkorn und nur zu einem Viertel aus Weißmehl bestehen. Dem raffinierten Mehl fehlen die Salze, die das Kind für Gesundheit und Wachstum benötigt.

Viele Mütter beginnen mit der Fütterung von Stärke, wenn das Baby vier oder fünf Monate alt ist. Dem Kind werden Kartoffeln, Brot oder andere stärkehaltige Lebensmittel, die auf dem Tisch liegen, gegeben. Dies ist ein Fehler, da das Kind in diesem frühen Alter noch nicht darauf vorbereitet ist, Stärke zu verdauen. Einige der Verdauungsfermente fehlen in den ersten Lebensmonaten praktisch. Eine solche Fütterung wird unweigerlich zu Problemen führen. Das Baby sollte nicht zum Tisch gebracht werden.

Es wird allgemein angenommen, dass ein Baby schreien sollte, um seine Lungen zu trainieren. Ein gesundes Baby, das sich wohlfühlt, wird kaum oder gar nicht weinen, und das ist auch nicht notwendig. Es ist nicht schwer, den Kleinen etwas Bewegung zu geben, um ihre Lungen zu füllen. Babys können sich hartnäckig an einem Finger oder einem dünnen Stab festhalten. Heben Sie das Kind, das nicht weint, einige Male über das Bett und lassen Sie es jedes Mal einige Sekunden lang hängen. Dadurch wird die Brust nach vorne geworfen und die Lunge trainiert. Darüber hinaus macht diese kleine gymnastische Arbeit viel Spaß. Es hilft, Kraft und gute Laune aufzubauen. Das Weinen trägt dazu bei, dass das Baby schlecht gelaunt und unruhig wird. Ab und zu ein bisschen zu weinen ist in Ordnung, aber vieles deutet auf Unwohlsein, Krankheit oder ein verwöhntes Kind hin. Die meisten Mütter wären überrascht, wie gut Babys sind, wenn sie die Chance haben, brav zu sein.

Nach der Lektüre werden sich einige sicher fragen, wie viele Unzen sie dem Baby geben sollen. Ich weiß nicht. Niemand sonst weiß es. Unterschiedliche Babys haben unterschiedliche Anforderungen. Der Schlüssel ist oben angegeben. Wenn die Babys krank werden , ist dies fast immer auf Überfütterung und schlechte Ernährung zurückzuführen. Daher ist es das Richtige, die Nahrungsaufnahme zu reduzieren.

Ein gesundes Baby ist eine Quelle unendlicher Freude, während ein krankes Baby die Vitalität der Mutter beeinträchtigt. Es ist schade, dass die Kunst einer effizienten Kinderkultur so wenig bekannt ist.

KINDHEIT.

Kinder können grob in zwei Typen eingeteilt werden: die robusten und die empfindlicheren oder nervöseren. Die robusten Kinder können fast alle Arten von Missbrauch ertragen, ohne dass es zu sichtbaren Schäden kommt, die Immunität ist jedoch nur scheinbar. Das heranwachsende Kind wehrt Krankheitseinflüsse von Natur aus leicht und schnell ab, ist die Behinderung jedoch zu groß, verliert das Kind im Rennen.

Der nervöse Typ kann nicht ungestraft missbraucht werden, denn der Körper dieser empfindlich ausgeglichenen Kinder kann leicht gestört werden. Sie benötigen eine intelligentere Pflege, als sie normalerweise dem robusten Typ zuteil wird. Wenn die Pflege nicht erfolgt , werden sie körperlich geschwächt, haben ein instabiles Nervensystem oder sterben früh.

Manche Eltern beschweren sich darüber, dass die Kinder anderer Leute tun können, was ihre eigenen nicht können , und sie fragen sich, warum. Mit solchen Vergleichen sollte keine Zeit verschwendet werden, denn keine zwei Kinder sind genau gleich, da keine zwei Blätter und nicht einmal zwei scheinbar ähnliche Objekte wie Weizenkörner genau gleich sind. Daher variiert die erforderliche Pflege etwas, ist aber grundsätzlich gleich.

Wenn der nervöse Typ richtig gepflegt wird, ist eine gute Gesundheit das Ergebnis. Diese Kinder vertragen nicht so viel Exposition und Nahrung wie die robusten Kinder. Das Wichtigste ist, zu lernen, was es braucht, und dann darauf zu achten, dass es keinen Überschuss gibt, und auf diese Weise dem Kind zu ermöglichen, körperlich stark und geistig leistungsfähig zu werden.

Die zarten Kinder haben vielleicht mehr Glück als die Stärkeren, denn sie lernen schon früh im Leben, dass sie Grenzen haben. Wenn sie Exzesse begehen, sind die Folgen so unangenehm, dass sie bald lernen, vorsichtig zu sein. Diese Besonnenheit dient als Schutz, solange das Leben währt.

Die robusten Kinder hingegen lernen schnell, dass sie stark sind. Sie hören, wie ihre Eltern damit prahlen. Sie glauben, dass sie, weil sie stark sind , immer so bleiben werden und dass ihnen nichts ernsthaft schaden kann. Indem sie diesem Irrtum gerecht werden, untergraben sie ihre Verfassung. Eltern sollten ihren Kindern das Gesetz der Entschädigung in Bezug auf die Gesundheit beibringen, das heißt, dauerhafte Gesundheit hat derjenige, der es verdient, und niemand sonst. Die Kinder werden nicht immer die wahren Lehren beherzigen, nachdem sie sich dem elterlichen Einfluss entzogen haben, aber die Eltern haben zumindest ihr Bestes getan.

Die robusten Kinder haben ihre Beschwerden wie Windpocken, Mumps, Fieber und Masern, aber diese werden so schnell und mit so wenig Unannehmlichkeiten beseitigt, dass sie bald vergessen werden. Den Eltern ist in der Regel nicht bewusst, dass diese Krankheiten auf eine fehlerhafte Ernährung zurückzuführen sind und dass eine fehlerhafte Ernährung durch falsche Ernährung verursacht wird. Es wird allgemein angenommen, dass Kinder alle sogenannten Kinderkrankheiten haben müssen. Manche Mütter setzen ihre Säuglinge all dem aus, was in der Nachbarschaft passieren kann, in der Hoffnung, dass die Kinder sie annehmen und mit ihnen durchkommen.

Jedes Mal, wenn ein Kind krank ist, ist dies ein Spiegelbild entweder der Intelligenz oder der Leistung der Eltern. Es ist für Kinder völlig natürlich, dass es ihnen gut geht, und sie werden in diesem glücklichen Zustand bleiben, wenn ihnen die Möglichkeit dazu gegeben wird. Wenn sie richtig ernährt werden , erkranken sie trotz wiederholter Exposition nicht an den Kinderkrankheiten. Es gibt keinen der medizinischen Wissenschaft bekannten Krankheitserreger, der stark genug ist, um sich im Körper eines unverletzten, gesunden Kindes einzunisten und Schaden anzurichten. Erst muss die Gesundheit des Kindes durch schlechte Pflege beeinträchtigt werden, dann finden die sogenannten Krankheitserreger einen gastfreundlichen Lebensraum. Wenn Kinder natürliche Nahrung in normalen Mengen erhalten, sind sie immun gegen Krankheiten. Wenn man sie mit raffiniertem Zucker und Weißmehlprodukten, pasteurisierter oder sterilisierter Milch, in Fett gebratenen Kartoffeln, eingelegtem Fleisch und verschiedenen anderen verdorbenen Lebensmitteln füttert, wird ihre Widerstandskraft geschwächt, und dann werden sie ein leichtes Opfer von Krankheiten.

Manche Eltern machen den Fehler zu glauben, dass sie ihre Kinder durch Impfungen oder Impfungen mit Krankheitsprodukten verschiedener Tiere falsch ernähren und Krankheiten abwehren können. Dies widerspricht der Vernunft, dem gesunden Menschenverstand und der Natur und ist unmöglich. Jeder Mensch, der ständig in irgendeiner Weise misshandelt wird, sei es ein Säugling oder ein Erwachsener, wird sich verschlechtern. Wenn die Krankheit nicht die gefürchtete ist, wird es eine andere sein.

Die robusten Kinder entwickeln sich in der Regel zu sorglosen Erwachsenen. Deshalb sterben so viele von ihnen, tatsächlich die überwiegende Mehrheit, bevor sie fünfzig Jahre alt werden, obwohl sie mit Verfassungen ausgestattet sind, die für die Dauer von über einem Jahrhundert gedacht sind. Sie sind leuchtende Anzeichen für Typhus, Morbus Bright, verschiedene Formen von Herz- und Leberbeschwerden, Rheuma und Lungenentzündung, die alle größtenteils durch zu herzhaftes Essen verursacht werden. Diese Krankheiten treten oft ohne erkennbare Vorwarnung auf. Das heißt, die Opfer hielten sich für gesund. Sie wussten jedoch nicht, was wahre Gesundheit ist. Sie befanden sich in einem erträglichen Gesundheitszustand und litten nicht unter sehr lästigen Schmerzen, aber ihnen fehlte der normale körperliche Zustand, der zu einem klaren, scharfen Geist führt. In der Regel sind so viele Verdauungsbeschwerden vorhanden, dass es zu Blähungen im

Darm und einer belegten Zunge kommt. Im Allgemeinen wird so viel gegessen, dass ein erhöhter Blutdruck entsteht.

Der Grundstein für einen solchen Zustand wird bereits in der Kindheit gelegt, oft schon vor der Geburt des Kindes. Es ist deutlich zu erkennen, wie wichtig es für Eltern ist, den Kindern ein paar fundierte Gesundheitsinformationen zu vermitteln. Sie sollten ihnen zumindest beibringen, was Gesundheit wirklich ist, was viele Menschen nicht wissen.

Wenn diese starken Menschen krank werden, ist es oft schwierig oder sogar unmöglich, etwas für sie zu tun, denn ihre Gewohnheiten sind so grob und haben eine solche Meisterschaft erlangt, dass die Patienten ihr Verhalten nicht ändern wollen oder können .

Die Schwächlinge haben eine bessere Chance, bis ins hohe Alter zu überleben, weil viele von ihnen schon früh lernen, vorsichtig zu sein. Wenn man die Leben bedeutender Männer liest, die schon lange leben, stellt man häufig fest, dass sie nie stark waren.

Im Alter von einem Jahr wird das Baby in der Regel entwöhnt. Das normale Kind braucht die Muttermilch nicht mehr, denn zu diesem Zeitpunkt ist die Verdauungskraft groß genug, um mit Kuhmilch und verschiedenen Stärken zurechtzukommen. Das wichtigste Problem ist jetzt, wie man das Kind ernährt. Wenn keine schwerwiegenden Fehler gemacht werden, wird es sich eines ununterbrochenen Wachstums und einer ununterbrochenen Gesundheit erfreuen. Wenn die Fehler zahlreich und gravierend sind, kommt es mit Sicherheit zu Krankheiten, und allzu oft ist der Missbrauch so groß, dass der Tod kommt und das Leiden beendet.

Bis das Kind zwei Jahre alt ist, sind Milch, Vollkornprodukte und Obst die besten Lebensmittel. Es sind keine weiteren Lebensmittel notwendig. Je einfacher die Babynahrung und je natürlicher und einfacher zubereitet, desto besser. Erwachsene, die zu viel essen, bis sie einen abgestumpften Appetit verspüren, denken möglicherweise, dass sie eine große Auswahl an Nahrungsmitteln benötigen , aber für Kleinkinder oder normale Erwachsene ist dies niemals notwendig. Milch, Vollkorn und Obst enthalten alle Elemente, die für Wachstum, Kraft und Gesundheit notwendig sind. Auf jeden Fall einfach füttern. Kinder sind mit Brot und Milch oder einfach einer Obstsorte zu einer Mahlzeit vollkommen zufrieden, wenn sie entsprechend geschult sind. Das Verlangen nach einer großen Auswahl an Speisen bei jeder Mahlzeit ist auf Missmanagement der Eltern zurückzuführen.

Kinder sollten nicht mehr als dreimal täglich gefüttert werden. Es sollte kein Mittagessen geben. Die Kinder bekommen in drei Mahlzeiten alles, was ihnen gut tut, alles, was sie brauchen. Süßigkeiten sollten nicht zwischen den Mahlzeiten gegeben werden, und Obst ist als Nahrungsmittel und nicht als

Leckerbissen zu betrachten, das zu jeder Tageszeit verzehrt werden sollte. Wenn sie nicht daran gewöhnt sind, zu Mittag zu essen, entsteht auch kein Verlangen nach Mittagessen. Wenn Kinder an vier oder fünf Mahlzeiten am Tag gewöhnt sind , wollen sie diese und erheben ärgerliche Einwände, wenn ihnen eine oder zwei davon vorenthalten werden. Es ist leicht, Kindern schlechte Gewohnheiten anzueignen. Wir können es der durchschnittlichen Mutter nicht verübeln, dass sie ihren Kindern Mittagessen gibt, denn sie weiß es nicht besser und sieht, dass andere Mütter das Gleiche tun.

Die Kinder, die kein Mittagessen bekommen, gedeihen besser als diejenigen, die immer Süßigkeiten, Obst oder Brot und Marmelade zur Hand haben. Bei Erwachsenen ist es genauso. In den Dakotas und Minnesota leben viele Skandinavier und Deutsche. Während der Heu- und Erntezeit essen diese von Natur aus sehr kräftigen Menschen vier- bis fünfmal am Tag. Die Hitze, die übermäßige Nahrungsaufnahme und der große Kaffeekonsum verursachen während und nach der Zeit der harten Arbeit und des heldenhaften Essens viele Krankheiten. Die sogenannten Amerikaner in diesen Gemeinden geben sich im Allgemeinen mit drei Mahlzeiten am Tag zufrieden, sie sind genauso gut ernährt und arbeitsfähig wie diejenigen, die viel mehr essen.

Raffinierter Zucker aus Zuckerrohr und Rüben sollte Kindern sparsam verabreicht werden. Raffinierter Zucker ist die Chemikalie, die größtenteils für die Perversion des Geschmacks von Kindern verantwortlich ist. Ein normaler Geschmack ist sehr wünschenswert, denn er schützt den Besitzer. Ein perverser Geschmack hingegen bringt ihn in Schwierigkeiten. Zucker ist kein gutes Lebensmittel. Es ist ein Auszug. Es ist leicht, das Verlangen nach Zucker zu wecken, aber für Menschen, die nicht daran gewöhnt sind, hat konzentrierter Zucker einen unangenehmen Geschmack.

Die Perversion des Geschmackssinns, die im Allgemeinen mit Zucker beginnt, wird durch die Verwendung von viel Salz, Pfeffer und verschiedenen Gewürzen verschlimmert. Wenn das Kind mit unnatürlicher, stark gewürzter Nahrung gefüttert wird, ist sein Geschmack im Alter von ein paar Jahren so verfälscht, dass es nicht mehr weiß, wie die meisten gängigen Nahrungsmittel wirklich schmecken, und sich weigert, die besten davon zu essen, wenn die Gesundheits- Es kann zerstörerische Zubereitungen geben, an die man gewöhnt ist.

Für Kinder ist es ganz natürlich, Obst zu genießen, aber manche haben einen so perversen Geschmack, dass sie eine Mahlzeit davon ablehnen, wenn sie Pfannkuchen oder Waffeln mit Butter und Sirup, Brei mit Zucker und Sahne, Schinken oder Speck mit Bratkartoffeln usw. bekommen können frisches Brot und Fleisch mit Gurken. Viele Eltern lassen ihre Kinder von dieser Lebensmittelklasse leben und verzichten dabei auf alle natürlichen

Lebensmittel. Kinder brauchen große Mengen natürlicher Salze, und wenn sie sich so weitgehend von denaturierten Lebensmitteln ernähren, kommt es immer zu einer körperlichen Verschlechterung. Es stimmt, dass solche Kinder für das durchschnittliche Auge zwar gesund erscheinen, aber sie sind nicht halb so gut in der körperlichen Verfassung, wie sie sein könnten.

Tee und Kaffee sollten Kindern niemals gegeben werden. Für Erwachsene sind sie schon schlimm genug. Bei Kindern verzögern sie die körperliche Entwicklung. Die Stimulation und Sedierung sind schädlich für das Nervensystem. Kaffee ist für das heranwachsende Kind genauso schädlich wie Tabak.

Vor Alkohol zu warnen mag dumm erscheinen, aber manche Eltern geben ihren Säuglingen tatsächlich Bier und Whisky. Das Bier wird als Getränk und der Whisky als Medikament zur Schmerzlinderung und Beruhigung der Kinder verabreicht. Diejenigen, die nicht gesehen haben, wie Kinder auf diese Weise misshandelt wurden, können sich vielleicht nur schwer vorstellen, dass es so viel Unwissenheit gibt. Diese Kinder sterben leicht.

Andere beruhigen ihre Kinder mit den verschiedenen beruhigenden Sirupen. Die letzten Analysen, die mir zu Ohren kamen, zeigten, dass diese Mittel erhebliche Mengen an Opium, Laudanum, Morphin und anderen tödlichen Giften enthielten. Morphium und Opium werden von Kindern nicht gut vertragen und diese „Freunde der Mutter" haben so manches Baby in den Schlaf versetzt, aus dem es kein Erwachen mehr gibt. Machen Sie es zur Regel, den Kindern keine Medikamente zu verabreichen, weder Patentmedikamente noch solche, die von Ärzten verschrieben wurden. Bitte denken Sie daran, dass jedes Mittel, das ein Kind beruhigt, giftig ist. Kinder, die angemessen betreut werden, benötigen keine medizinische Beruhigung.

Gewürze sollten nicht verwendet werden. Salz ist trotz der weit verbreiteten gegenteiligen Meinung nicht notwendig, eine kleine Menge schadet jedoch nicht. Salzessen ist eine Angewohnheit, und wenn es zu viel ist, ist es eine schlechte Angewohnheit. Salz ist ein gutes Konservierungsmittel, aber es gibt kaum eine Entschuldigung dafür, dass wir in großem Umfang konservierte Lebensmittel verwenden. Es gibt in diesem Land so viele Lebensmittel, die ohne Konservierung erhältlich sind, dass es nicht schwer wäre, diese minderwertigen Lebensmittel aus der Ernährung auszuschließen. Kinder, deren Speisen nicht gewürzt sind, haben keine Lust auf Würzen, sofern sie von Anfang an mit natürlichen Lebensmitteln ernährt werden. Sie wollen die Würze, weil ihnen beigebracht wird, ihr Essen so zu essen. Wenn sie jeden Tag frisches Obst wie Äpfel, Orangen, Kirschen, Weintrauben und Beeren bekommen, bekommen sie alle Gewürze, die sie brauchen, und zwar in natürlicher Form.

Es wird eingewandt, dass eine solche Ernährung den Kindern viele der guten Dinge des Lebens vorenthält. Das ist nicht wahr. Natürliche Lebensmittel schmecken jedes Mal besser als die manipulierten. Die Natur verleiht Nahrungsmitteln einen Geschmack, den der Mensch nie erreichen, geschweige denn übertreffen konnte. Kindern wird beigebracht, ungewöhnliche Lebensmittel zu mögen. Was ist besser, Kindern gutes Essen zu geben, mit dem sie gedeihen, oder denaturierte Lebensmittel, die einem perversen Gaumen gut schmecken, aber schädlich sind?

Geben Sie statt Zucker oder Bonbons Rosinen, Feigen, Datteln oder süße Pflaumen. Kleinkindern können die abgesiebten Säfte dieser Früchte verabreicht werden, die entweder durch mehrstündiges Einweichen der rohen Früchte oder durch Schmoren gewonnen werden. Kinder, denen diese Früchte verabreicht werden, verspüren kein Verlangen nach raffiniertem Zucker. Sie mögen diese natürlichen Zucker besser als den künstlichen Extrakt. Diese süßen Früchte ersetzen stärkehaltige Lebensmittel.

Nur sehr wenige Menschen wissen etwas Bestimmtes über die Werte von Lebensmitteln. Diejenigen, die sich mit Lebensmitteln und ihren Werten beschäftigt haben, um Kinder richtig ernähren zu können, machen im Allgemeinen den Fehler zu glauben, dass sie bei jeder Mahlzeit alle notwendigen Elemente in etwa dem richtigen Verhältnis haben sollten. Das ist ein schwerwiegender Fehler und führt zu Ärger. Das Kind braucht Salze, Eiweiß, Zucker und Fett und in Abwesenheit von Zucker etwas Stärke. Milch enthält alle diese Stoffe außer Stärke. Geben Sie täglich eine Fruchtmahlzeit und zwei Mahlzeiten Stärke. Milch kann zu allen Mahlzeiten oder nur ein- oder zweimal verabreicht werden. Überfüttern Sie Milch nicht, denn sie ist ein reichhaltiges Lebensmittel.

Bis das Kind zwei Jahre alt ist, sollte es sich in seiner stärkehaltigen Ernährung weitgehend auf Vollkornprodukte beschränken. Geben Sie kein Weißbrot. Weißbrot ist ein unbefriedigendes Nahrungsmittel. Es ist so geschmacklos und fade und so frei von den natürlichen Weizensalzen, dass man zu viel essen muss, um satt zu werden. Kinder, die mit einer angemessenen Menge Vollkornbrot zufrieden wären, essen mehr Weißbrot und fühlen sich trotzdem nicht zufrieden. Das Gleiche gilt für Reis, da der natürliche braune Reis dem polierten Artikel so überlegen ist, dass es keinen Vergleich gibt.

Das Brot sollte im Ofen geröstet werden, bis es durch und durch knusprig ist, andernfalls sollte es altbacken sein. Lassen Sie das Toastbrot altbacken werden und stellen Sie es dann in den Ofen, wenn es abgekühlt ist. Machen Sie die Scheiben mäßig dünn. Dies ist eine einfache und zufriedenstellende Art, Toast zuzubereiten. Verbranntes Brot – das, was man normalerweise Toast nennt – ist kein geeignetes Essen für kleine Kinder.

Nach Ablauf des zweiten Jahres wird die Stärkevielfalt schrittweise erhöht. Einige der besseren Formen von Stärke, die leicht zu erhalten sind, sind: Puffreis oder Puffweizen; brauner, unpolierter Reis; Keks oder zerkleinerter Weizenkeks; die zubereiteten Mais- und Weizenflocken; gebackenen Kartoffeln; gelegentlich gut gekochte Haferflocken oder Vollkornbrei. Mushes sollten selten oder nie gegeben werden. Kinder kauen sie selten gut und erfordern gründliches Kauen. Der Reis darf nicht gezuckert werden, aber nachdem das Kind genug gegessen hat, kann Milch gegeben werden. Eine kleine Menge Butter kann entweder zu Reis oder Ofenkartoffeln serviert werden. Die Getreidenahrung sollte trocken verzehrt werden. Lassen Sie die Kinder sie zerkauen, so wie sie es tun sollen und wie sie es nicht tun, wenn die Stärke mit Milch angefeuchtet wird. Wenn sie genug von dieser Stärke zu sich genommen haben und nur eine Sorte zu einer Mahlzeit serviert werden soll, geben Sie Milch, wenn Milch ein Teil der Mahlzeit sein soll. Die Beachtung der hier gegebenen Empfehlungen zur Ernährung von Kindern mit Stärke kann den Unterschied zwischen Erfolg und Misserfolg bei der Kindererziehung ausmachen. Es sind die kleinen Dinge, die bei der Betreuung von Kindern wichtig sind.

Die säurehaltigen Früchte sollten nicht zu Mahlzeiten mit stärkehaltigen Lebensmitteln gegeben werden. Kräftige Kinder, die viel Gelegenheit haben, sich an der frischen Luft aufzuhalten und sehr aktiv sind, vertragen diese Kombination zwar, für den nervösen Typ ist sie jedoch schädlich. Für robuste Kinder ist es nicht sinnvoll, solche Kombinationen zur Gewohnheit zu machen. Eine gute Mahlzeit kann aus Obst und anschließend Milch bestehen. Schneiden Sie die Früchte nicht in Scheiben, bestreuen Sie sie mit Zucker und bedecken Sie sie mit Sahne. Geben Sie dem Kind die Früchte und sonst nichts. Weder Orangen noch Grapefruits dürfen gezuckert werden. Ihr Geschmack ist ohne besser. Wenn die Kinder Süßigkeiten wollen, geben Sie ihnen eine Mahlzeit mit süßen Früchten.

Wenn das Kind achtzehn Monate alt ist, sollte es gelernt haben, gut genug zu kauen, um verschiedene Früchte essen zu können. Zu den Lebensmitteln, die gegeben werden dürfen, gehören Äpfel, Orangen, Grapefruits, Beeren, Kirschen, Weintrauben und Melonen. Wenn das Kind nicht gut kaut, mahlen Sie die Frucht oder kratzen Sie sie sehr fein ab. Die süßen Früchte erfordern so viel Kauen, dass nur ihr Saft gefüttert werden sollte, bis das Kind alt genug ist, um gründlich zu kauen. Auch Bananen sollten zurückgehalten werden, bis kein Zweifel mehr an der Kaubarkeit besteht. Sie müssen vollkommen reif sein, die Schale muss teilweise dunkel sein und das Fruchtfleisch muss fest und süß sein. Eine grüne Banane ist sehr stärkehaltig, eine reife hingegen enthält kaum Stärke und ist leicht verdaulich.

Die erste Mahlzeit besteht aus Obst, gefolgt von Milch. Buttermilch oder Hafermilch können die süße Milch ersetzen. Beginnen Sie etwas später damit, gelegentlich Hüttenkäse anstelle von Milch zu geben, wenn das Kind es mag.

Das saftige Gemüse kann recht früh gegeben werden. Im Alter von zwei Jahren können gedünstete Zwiebeln, grüne Erbsen, Blumenkohl, Auberginen und Sommerkürbis gegeben werden. Erhöhen Sie die Sorte schrittweise, bis alle saftigen Gemüsesorten verbraucht sind. Zunächst kann es notwendig sein, dieses Gemüse zu pürieren.

Je länger Kinder auf Fleisch verzichten, desto besser, und wenn sie sich nie die Gewohnheit aneignen würden, Fleisch zu essen , wäre das ein Segen. Wenn Eltern daran glauben, ihren Kindern Fleisch zu geben, sollten sie damit warten, bis die Kleinen mindestens vier Jahre alt sind. Fleisch ist zwar bekömmlich, aber für junge Leute zu anregend. Zunächst können Hühner und anderes Geflügel verwendet werden, am besten sind Jungvögel zu verwenden. Rind- und Schweinefleisch sollten nicht auf der Kinderkarte stehen. Im Alter von sieben oder acht Jahren kann die Sorte erhöht werden. Eltern, die ihren Kindern das Beste geben wollen, geben ihnen jedoch wenig oder gar kein Fleisch. Viele der Sorgen, die Eltern durch ihre eigensinnigen Kinder erleiden, würden beseitigt, wenn die jungen Menschen mit weniger anregenden Nahrungsmitteln ernährt würden.

Eier sind für Kinder besser als Fleisch. Es ist jedoch nicht notwendig, sie zu geben. Die Kinder bekommen ausreichend Milch, um den gesamten Proteinbedarf zu decken. Eier können früher als Fleisch gegeben werden. Im Alter von zweieinhalb Jahren kann gelegentlich eine Eizelle gegeben werden. Mit drei Jahren können sie jeden zweiten Tag ein Ei zu einer Mahlzeit erhalten. Im Alter von fünf oder sechs Jahren kann täglich eine Eizelle verabreicht werden, jedoch nicht mehr als eine auf einmal. Wenn sie weich gekocht sind, genügen dreieinhalb Minuten. Wenn sie hart gekocht sind, kochen Sie sie fünfzehn bis zwanzig Minuten lang. Ein sieben oder acht Minuten gekochtes Ei ist nicht nur hart, sondern auch zäh. Längeres Kochen macht das Albumin weicher. Bereiten Sie Eier immer einfach und ohne Fett zu.

Eier können in Kombination mit Obst oder Gemüse verabreicht werden. In der Eiermahlzeit sollte keine Milch zu sich genommen werden, denn bei solchen Kombinationen bekommt das Kind mehr Eiweiß als nötig. Eier sind leicht verdaulich und der Haupteinwand gegen ihre kostenlose Verwendung bei der Ernährung von Kindern besteht darin, dass die Proteinaufnahme zu hoch ist, was zu Krankheiten führt.

Nüsse sollten den Kindern erst gegeben werden, wenn sie alt genug sind, um sie gründlich zu kauen. Die beste Kombination ist die gleiche wie bei Eiern. Kinder unter sechs Jahren sollten nicht viel mehr als eine halbe Unze

Nussfleisch zu einer Mahlzeit zu sich nehmen. Die Pekannüsse sind die besten. Kinder kauen Nüsse selten gut genug, daher sollten sie selten verwendet werden. Sie können sehr fein gemahlen und zu Nussbutter verarbeitet werden, die normale Butter ersetzen kann.

Geben Sie keine Butter, bis das Kind sein zweites Lebensjahr vollendet hat. Die Vollmilch enthält das gesamte nötige Fett. Butter sollte immer in Maßen verwendet werden, denn obwohl sie leicht verdaulich ist, handelt es sich um ein sehr konzentriertes Lebensmittel.

Auch hier wird die Frage gestellt: „Wie viel soll ich meinem Kind ernähren?" Ich weiß es nicht, aber ich weiß, dass die meisten Kinder mindestens dreimal so viel essen, wie ihnen gut tut. Menschen können gegenüber einem bestimmten Gift eine Toleranz entwickeln und es scheinbar eine Zeit lang ungestraft einnehmen. Einige Arsen-Esser und Morphin-Abhängige nehmen täglich genug von ihren jeweiligen Medikamenten ein, um ein Dutzend normale Männer zu töten. Allerdings ruinieren die Medikamente, wenn sie nicht abgesetzt werden, am Ende immer den Konsumenten. Genauso ist es auch beim Essen. Kinder scheinen über einen kürzeren oder längeren Zeitraum eine Toleranz gegenüber übermäßigem Essen zu entwickeln, aber übermäßiges Essen führt letztendlich immer zu Unwohlsein und Krankheiten, und wenn es anhält, führt es zu einem vorzeitigen Tod.

Etwa ein Drittel bis ein Viertel der Nahrung, die Kinder zu sich nehmen, wird für ihre Ernährung benötigt. Der Rest macht Ärger. Lesen Sie in diesem Buch die Kapitel über übermäßiges Essen und über die normale Nahrungsaufnahme. Sie geben wertvolle Hinweise. Eltern kennen ihre Kinder am besten und die Mutter kann oder sollte in der Lage sein, Anzeichen einer drohenden Gefahr zu erkennen. Kommt es zu einer entscheidenden Veränderung in der Veranlagung des Kindes, deutet dies in der Regel auf eine Krankheit hin. Manche Kinder werden sehr lieb, wenn sie im Begriff sind, krank zu werden, aber die meisten von ihnen sind so launisch, dass sie der Familie das Leben schwer machen. Fast immer geht dem Anfall ein übler, fieberhafter Atemzug voraus. Ein häufiges Gefahrensignal ist eine weiße Linie um den Mund. Ein weiteres Problem ist ein weißes, eingeklemmtes Erscheinungsbild der Nase. Ein gerötetes Gesicht ist durchaus üblich. Die Zunge sieht nie normal aus. Mit Ausnahme der abnormalen Zunge sind diese Symptome nicht alle vor jedem Anfall vorhanden, aber eines oder mehrere davon sind im Allgemeinen vorhanden. Unabhängig von den Anzeichen einer Störung sollten Sie die Fütterung sofort beenden. Geschieht dies, kommt es in der Regel nicht zu einer Krankheitsentwicklung, bei fortgesetzter Fütterung kommt es jedoch mit Sicherheit zu einer Erkrankung. Diese Symptome deuten darauf hin, dass die Verdauung ernsthaft gestört ist. Es ist töricht, zu füttern, wenn eine akute

Verdauungsstörung vorliegt. Außerdem ist es sehr grausam, denn es verursacht viel Leid.

Solche Symptome bei Kindern werden durch falsche Ernährung verursacht, wobei übermäßiges Essen im Allgemeinen die Hauptursache ist. Die Abhilfe ist ganz einfach: Weniger füttern.

Eine belegte Zunge weist auf zu viel Nahrung hin. Eine saubere Zunge zeigt, dass die Verdauungsorgane gut funktionieren. Wenn die Zunge nicht glatt ist und eine schöne rosa Farbe hat, bedeutet das, dass das Kind zu viel gegessen hat und die Menge der Mahlzeiten reduziert werden muss, bis sich die Zunge wieder normalisiert, was in chronischen Fällen einige Monate dauern kann. Merkwürdige kleine hervorstehende Flecken, wenn sie rot und deutlich an der Zungenspitze und an den Rändern der Zunge hervortreten, weisen auf eine Reizung des Verdauungstrakts hin und erfordern eine Reduzierung der Nahrungsaufnahme.

Die Eltern können schnell lernen, wie viel sie ihren Kindern geben sollten, wenn sie sich an diesen Hinweisen orientieren. Ein schlechter Gesundheitszustand der Kinder deutet auf ein Versagen der Eltern hin, und das ist ein Punkt, an dem sie es sich nicht leisten können, zu versagen. Eltern müssen ehrlich zu sich selbst sein und dürfen die Schuld nicht den Ärzten in die Schuhe schieben – Bakterien, Zugluft, dem Wetter usw. Manchmal ist das Klima für die Babys sehr anstrengend, aber diejenigen, die eine intelligente Pflege erhalten, werden dadurch nie getötet.

Wenn sich herausstellt, dass das gleichaltrige Nachbarskind drei- oder viermal so viel isst wie Ihr Kind, machen Sie sich keine Sorgen um Ihr Kleines, sondern schenken Sie dem Nachbarskind ein wenig stilles Mitgefühl, weil dessen Eltern unwissend genug sind den Kleinen so grausam zu bestrafen.

Für diejenigen, die konkretere Hinweise zur Ernährung von Kindern wünschen, wurde mehrere Tage lang eine Übersicht erstellt. Dies ist eine sehr einfache Fütterung, aber es ist die Art der Fütterung, die in jeder Wange eine Rose zum Blühen bringt. Das Kind wird glücklich und zufrieden sein und Freude in die Herzen der Eltern bringen.

Frühstück: Vollkorntoast, Butter und ein Glas Milch.

Mittagessen: Ein Bratapfel und ein Teller Hüttenkäse.

Abendessen: Gedämpfter oder gekochter brauner Reis und Milch.

Frühstück: Puffweizen und Milch.

Mittagessen: Orangen und Milch.

Abendessen: Ein Ei, Pastinaken und Zwiebeln, beides gedünstet.

Frühstück: Haferflocken oder Vollkornbrei und Milch.

Mittagessen: Beeren und Milch.

Abendessen: Ofenkartoffel, Spinat und ein Teller Salat.

Frühstück: Geriebener Weizenkeks und Milch.

Mittagessen: Geschmorte Pflaumen und Milch oder Hüttenkäse.

Abendessen: Vollkorntoast und Milch.

Dies sind lediglich Hinweise. Wo eine saftige Frucht empfohlen wird, kann sie durch eine andere ersetzt werden. Anstelle der genannten saftigen Gemüsesorten können auch andere verwendet werden. Anstelle der angegebenen Stärken kann jede beliebige Stärke gewählt werden. Es ist jedoch kein Fehler, Vollkornprodukte als Hauptstärke zu verwenden.

Desserts sollten nicht oft an Kinder verfüttert werden. Reichhaltige Kuchen und Torten aller Art sollten auf dem Speiseplan gestrichen werden. Es ist wahr, dass einige Kinder auf sie aufpassen können, aber was nützt es, Risiken einzugehen? Zu Toast kann eine einfache, leicht gewürzte Vanillesoße gegeben werden. Wenn Eiscreme über jeden Verdacht erhaben ist, kann ein mäßiges Gericht davon mit einer Form von Stärke gegeben werden, Milch darf jedoch nicht in derselben Mahlzeit mit Eiscreme oder Vanillesoße eingenommen werden.

Am Ende des dritten Lebensjahres ist es an der Zeit, mit dem Füttern von Salatgemüse zu beginnen, bei Kindern, die gut kauen, kann es jedoch auch früher gegeben werden. Das Dressing sollte sehr schlicht sein, nichts weiter als ein wenig Salz und Olivenöl oder etwas Schlagsahne. Es ist kein Verband erforderlich. Das Salatgemüse kann mit der eierhaltigen Mahlzeit und dem gedünsteten saftigen Gemüse gegessen werden.

Im Alter von etwa sieben oder acht Jahren kann das Kind auf die gleiche Ernährung umgestellt werden wie die Eltern, sofern diese einfach leben. Ansonsten machen Sie noch etwas länger auf die alte Art weiter. Um die besten Ergebnisse bei der Kindererziehung zu erzielen, ist Einfachheit unbedingt erforderlich.

Kinder, die frühzeitig eine anregende Diät erhalten, entwickeln eine geistige und sexuelle Frühreife, die sich beide negativ auf das körperliche Wohlbefinden auswirken. Der erste Wunsch besteht darin, den Kindern einen gesunden Körper zu geben, und dann wird es kein Problem sein, ihnen das Wissen zu vermitteln, das sie brauchen.

Bei überernährten Jungen ist der Sexualtrieb so stark, dass sie sich geheime Gewohnheiten aneignen und manchmal offenkundige Handlungen begehen. Schuld daran ist vor allem zu viel Eiweiß . Diese Tatsachen werden von vielen nicht verstanden und führen dazu, dass die Eltern ihrer Pflicht gegenüber ihren Kindern nicht nachkommen.

Es ist am besten, kleine Kinder nicht an den Tisch zu bringen, wenn etwas darauf steht, was sie nicht haben sollten, denn das führt fast immer zu einer unsachgemäßen Ernährung. Die Kinder sind neugierig und betteln um ein bisschen von diesem und ein bisschen davon. Gedankenlos geben ihnen die Eltern kleine Kostproben und Häppchen, und bevor die Mahlzeit zu Ende ist , haben sie sechs bis zwölf verschiedene Arten von Lebensmitteln gegessen, von denen einige nicht für den Verzehr durch Erwachsene geeignet sind. Wenn das Kind versteht, dass es nicht darum geht, um diese Dinge zu bitten, und sich an diese Regel hält, ist das in Ordnung, aber solche Kinder sind selten. Ein Kind, das am Tisch verzweifelt um dieses und jenes bettelt, bringt sich selbst und die Eltern aus der Fassung.

Nehmen Sie keine plötzlichen Änderungen in der Fütterungsart vor, es sei denn, die Fütterung ist eindeutig falsch.

Aktive Kinder bekommen die Bewegung, die sie brauchen. Sie sollten einen Großteil des Tages im Freien verbringen, was für die empfindlichen Tiere umso wichtiger ist. Das Schlafzimmer sollte gut belüftet sein, aber die Kinder müssen es kuschelig warm haben, sonst schlafen sie nicht gut.

Wenn das Kind alt genug ist, um sich nicht mehr zu beschmutzen, genügen ein bis zwei Bäder pro Woche. Einweichen hat keinen Vorteil. Beim Schwimmen ist das anders, denn hier ist das Kind im Wasser aktiv und wird dadurch nicht so geschwächt. Schwimmen sollte Teil der Erziehung jedes Kindes sein.

Die Schlafenszeit sollte früh sein. Um 8 Uhr sollten die Kinder zugedeckt und das Licht ausgeschaltet sein, für Kinder unter fünf Jahren ist 7 Uhr besser. Wenn sie morgens früh aufstehen wollen, lassen Sie sie, aber bringen Sie sie abends früh ins Bett.

Kleinkinder sollten nicht lange der direkten Sonneneinstrahlung im Sommer ausgesetzt werden, da die Gefahr besteht, dass sie krank werden. Es kommt zu Magenbeschwerden und dann kommt es zu einem Fieberanfall. Wenn nichts gefüttert wird, ist das im Allgemeinen alles, aber es ist unnötig, Babys auf diese Weise krank zu machen. Sie sollten auch nicht gekühlt werden.

Mann und Frau sind sich nicht immer einig, aber sie begehen einen Fehler, wenn sie im Beisein ihrer Kinder anderer Meinung sind. Junge Menschen nutzen diese Situation schnell aus und spielen die Eltern gegeneinander aus. Wenn es zu Meinungsverschiedenheiten kommt, sollte die Entscheidung des Elternteils, der zuerst spricht, zumindest vorerst Bestand haben. Wenn sie dann allein sind, können Mann und Frau die Angelegenheit besprechen, wenn sie nicht zufriedenstellend ist, und sogar darüber streiten, wenn ihnen das Freude bereitet. Eltern, die sich nicht beherrschen, können den vollen Respekt ihrer Kinder nicht lange bewahren. Verlorener Respekt ist nicht weit von verlorener Liebe entfernt.

Die Leute haben oft Einwände gegen eine Änderung der Methoden, weil sie sagen, dass der neue Plan zu viel Ärger verursachen würde. Der hier skizzierte Plan verursacht weniger Probleme als die herkömmliche Methode der Kinderbetreuung. Es ist einfacher und liefert bessere Ergebnisse. Würde es befolgt, würde die Sterblichkeit von Kindern unter zehn Jahren hierzulande von über 400.000 pro Jahr auf weniger als 25.000 sinken. Trotz allem geraten einige Jugendliche in tödliche Streiche.

Es gibt Schwierigkeiten bei der richtigen Kindererziehung, aber ein gesundes Kind ist eine so große Belohnung, dass sich die Bemühungen hundertfach lohnen. Nichts ermüdet die Eltern schneller als ein Kind, das immer unruhig ist und weint, immer am Rande einer Krankheit oder in ihrer Gewalt. Bei der Kindererziehung ist der beste Weg der einfachste.

DAS MENTALE TRAINING DES KINDES.

Ein gesunder Körper ist die erste Voraussetzung für das Kind. Wenn jedoch die mentale Ausbildung schlecht ist und falsche Ansichten über das Leben entstehen, nützt ein guter Körperbau nur wenig.

Unter Beobachtern besteht weitgehend Einigkeit darüber, dass die ersten sieben Lebensjahre die mentalen Eindrücke hinterlassen, die das ganze Leben leiten, und dass sich die mentale Tendenz nach dem vierzehnten Lebensjahr kaum noch ändert. Es gibt ein paar Individuen, die stark genug sind, sich nach Erreichen des Erwachsenenalters geistig zu erholen, aber das sind so wenige, dass sie fast vernachlässigbar sind, und selbst sie werden weitgehend von ihrer Jugend und Kindheit beeinflusst. Es ist genauso einfach, gute mentale Gewohnheiten zu entwickeln wie schlechte. Es liegt in der Macht aller Eltern, ihren Kindern einen gesunden Körper und einen gesunden Geist zu geben, und dies ist eine Pflicht, die Freude bereiten sollte. Der Grund dafür, dass ein solches Erbe so selten ist, liegt darin, dass es ein hohes Maß an Selbstbeherrschung erfordert und die meisten Eltern ein chaotisches Leben führen.

Von der Mentalität hängt der Erfolg im Leben ab. „Es ist der Geist, der den Körper reich macht." Egal wie groß der Erfolg eines Einzelnen in den Augen der Öffentlichkeit erscheinen mag, wenn ihm die richtige Perspektive, die richtige Vision und das richtige Verständnis fehlen, ist sein Erfolg eine leere Sache. Reichtum und Erfolg gelten als Synonyme, aber ich habe in den Häusern der Reichen mehr Elend gefunden als in den Armen. Körperliche Bedürfnisse können befriedigt werden und das Leiden ist vorbei, aber geistige

Bedürfnisse können nur durch Verständnis befriedigt werden, das in der Kindheit gepflegt werden sollte.

„Alle unsere Probleme gehen auf das Kind zurück – korrupte Politik, Unehrlichkeit und Gier im Handel, Krieg, Anarchismus, Trunkenheit, Inkompetenz und Kriminalität." – Moxom .

Mit einem gesunden Körper und einem guten Geist ist jeder Mensch in der Lage, ein nützliches Mitglied der Gesellschaft zu werden, und das ist alles, was man vom Durchschnittsmenschen erwarten kann. Nicht alles kann herausragend sein, und es ist auch nicht notwendig.

Von den geistigen Eindrücken des Kindes und den im Säuglings- und Jugendalter gebildeten Gewohnheiten hängen die geistigen Funktionen und Gewohnheiten des späteren Lebens ab. Deshalb ist es notwendig, die kleinen Leute in der richtigen Atmosphäre zu fördern. Wenn das Kind vom Säuglingsalter an richtig erzogen wird, müssen in späteren Jahren keine ernsthaften schlechten Gewohnheiten abgelegt werden, und wie wir alle wissen, sind Gewohnheiten die am schwersten zu lösenden Bindungen. Es ist schwer, die Kaffee- und Alkoholgewohnheiten zu überwinden, aber noch schwieriger ist es, schlechte mentale Gewohnheiten zu überwinden.

Lassen Sie das Kind zunächst die meiste Zeit in Ruhe. Manche Mütter sind so voller Liebe und Unsinn, dass sie ihre Babys in kurzen Abständen zum Kuscheln und Lieben hochnehmen, und dann gibt es die bewundernden Verwandten, die den Eltern gerne schmeicheln, indem sie ihnen sagen, dass das Baby das schönste ist, das sie je gesehen haben ; Es ist ein außergewöhnliches Baby. Daher müssen die Angehörigen das Kind belästigen und küssen. Das sollte nicht sein. Das Kind sollte in einem ruhigen Raum untergebracht werden und darf nicht gestört werden. Es gibt keine außergewöhnlichen Babys. Sie sind sich alle sehr ähnlich, nur dass einige etwas gesünder sind als andere. Wenn sie in Ruhe gelassen werden, haben sie die besten Chancen, sich zu außergewöhnlichen Männern und Frauen zu entwickeln.

Wenn man Babys zu viel Aufmerksamkeit schenkt, werden sie verärgert und gereizt. Sie lernen schnell, zu mögen und dann Aufmerksamkeit zu fordern. Wenn sie es nicht sofort verstehen, werden sie schlecht gelaunt und weinen, bis ihnen Aufmerksamkeit geschenkt wird. So wird der Grundstein für schlechte Laune bereits in die Wiege gelegt. Sie erreichen ihre Ziele im Säuglingsalter durch Weinen. Später entwickeln sie die Angewohnheit zu jammern. Wenn sie älter werden , machen sie sich Sorgen und machen sich Sorgen. Solche Dispositionen sind die Schuld der Eltern.

Es dauert nicht lange, bis Kinder lernen, ihren Willen durchzusetzen, und wenn ihnen das gelingt, indem sie unangenehm sind, können Sie sicher sein, dass sie die schlimmste Seite ihres Wesens entwickeln werden. Machen Sie dem Kind klar, dass es nichts bringt, unangenehm zu sein, und dass es bald ein Ende haben wird. Kinder, die gut und gut versorgt sind, sind glücklich. Sie machen ihren Älteren fast keinen Ärger. Einem Baby übermäßige Fürsorge zu schenken, mag für die Mutter zunächst angenehm sein, doch bei der Betreuung eines schlecht gelaunten, verwöhnten Kindes von acht oder neun Jahren ist das anders.

Viele Verbrechen werden im Namen der Liebe begangen. Viele Babys werden durch Liebe getötet. Wenn die Liebe nicht durch Verständnis gemildert wird, ist sie so tödlich wie Gift. Viele Eltern denken, dass sie Liebe zeigen, wenn sie ihre Kinder verwöhnen, aber stattdessen setzen sie sie auf einen Weg, der zu körperlichem und geistigem Verfall führt. Wahre Liebe ist hilfsbereit, freundlich und geduldig. Die unechte Art ist laut, demonstrativ und ungeduldig.

Tun Sie, was für Kinder notwendig ist, aber lassen Sie nicht zu, dass sie unnötige Arbeit verursachen. Was sie für sich tun können, sollten sie auch tun. Man kann ihnen schon sehr früh beibringen, hilfsbereit zu sein. Ihnen sollte beigebracht werden, ordentlich und ordentlich zu sein. Sie sollten früh im Leben lernen, sich zu kleiden und ihre Räume und persönlichen Gegenstände in Ordnung zu halten, egal wie viele Bedienstete es gibt. Diese kleinen Dinge spiegeln sich in ihrem späteren Leben wider. Sie tragen dazu bei, den Charakter des Einzelnen zu formen. Es ist das, was wir tun, das uns zu dem macht, was wir sind, und jede kleine Handlung und jeder Gedanke hat einen kleinen Einfluss auf die Gestaltung unseres Lebens. Ein geordneter Körper trägt zu einem geordneten Geist bei und umgekehrt.

Viele der reichen Kinder haben tatsächlich Pech. Manchmal haben arme Eltern so viele Kinder, dass jedem einzelnen kaum Aufmerksamkeit geschenkt wird, aber die Kinder vieler Reicher bekommen keine elterliche Aufmerksamkeit. Die Eltern sind zu sehr damit beschäftigt, ein Vermögen anzuhäufen oder zu bewahren und die soziale Leiter zu erklimmen, als dass sie sich um ihre Kinder kümmern könnten. Ihre Erziehung wird an Bedienstete delegiert. Manchmal werden die Kleinen für ein paar Minuten zur Schau gestellt und dann sind die Eltern genauso stolz auf sie wie auf die teuren Gemälde, die die Wände schmücken, oder auf die blutrünstigen Hunde und Pferde in Zwingern und Ställen. Keine noch so große bezahlte Dienstleistung kann den Mangel an elterlicher Liebe ausgleichen.

Das Ideal heutzutage, insbesondere für weibliche Kinder, scheint darin zu bestehen, daraus Schmuck zu machen und sie so zu trainieren, dass sie unbrauchbar sind. Sowohl Mädchen als auch Jungen sollten dazu erzogen werden, nützlich zu sein. Ihnen sollte beigebracht werden, dass diejenigen, die keine Wehen haben, Parasiten sind. Wenn einige nicht funktionieren, müssen andere zu hart arbeiten. Von Mark Twain wird die Geschichte erzählt, dass er mit einem englischen Adligen speiste, der prahlte, er sei ein Earl und habe keine Arbeit geleistet. „In unserem Land", sagte Mark Twain, „nennen wir Leute Ihrer Klasse nicht Earls; wir nennen sie Landstreicher."

Es spielt keine Rolle, wie wohlhabend Eltern sind, sie sollten ihren Kindern beibringen, wie sie ihren Lebensunterhalt verdienen, und sie sollten ihnen das Ideal des Dienens vermitteln, denn ein Leben im Müßiggang ist ein Misserfolg. Die Drückeberger und Verschwender sind nicht glücklich. Die größte Zufriedenheit im Leben entsteht durch die Leistung guter Arbeit. Ekstatische Liebe und ausgelassenes Vergnügen können nicht von Dauer sein. Mit Liebe und Freude zu arbeiten ist gut. Aber Liebe und Vergnügen ohne Arbeit zersetzen.

Kinder, auf die viel gewartet wird, werden egoistisch. Sie werden bald zu Aufsetzern, die alles erwarten und nehmen und nichts geben. Das ist unmoralisch, denn das Leben ist eine Frage des Ausgleichs und besteht sowohl im Geben als auch im Nehmen. Den Kindern sollte Rücksichtnahme gegenüber anderen beigebracht werden und es sollte ihnen nicht erlaubt sein, die Bediensteten herumzukommandieren; nicht, dass es den Dienstboten schadet, aber es hat eine schlechte Wirkung auf die Kinder.

Da die Entwicklungszeit des Kindes so lang ist, ist es wichtig, dass Eltern und Kinder zu Hause gut miteinander harmonieren. Mangelnde Anpassung ermüdet die Eltern, insbesondere die Mutter, und vermittelt bei den Jugendlichen falsche Eindrücke. Um Reibungen vorzubeugen und gute Ergebnisse zu erzielen, sollte den Kindern Gehorsam beigebracht werden. Gehorsam ist einer der Bausteine zur Befehlsfähigkeit.

In den Familien, in denen die Worte der Eltern Gesetz sind, gibt es nur wenig Reibung. Gehorsam sollte von Anfang an gelehrt werden. Sobald das Kind merkt, dass die Eltern es ernst meinen und dass es keinen Sinn hat, sich über einen Befehl zu ärgern und zu beschweren, ist die Sache erledigt. Wie anders ist das bei ungehorsamen Kindern! Die Eltern müssen ihnen mehrmals sagen, was sie tun sollen, und dann bleibt das Gebot oft unerfüllt.

Beginnen Sie, Gehorsam und Schnelligkeit zu lehren, sobald die Kinder es verstehen, denn später wird es schwieriger. Je älter die Kinder sind, desto schwieriger ist es. Kinder wissen so wenig und sind so eingebildet, dass sie nicht erkennen, dass sie sich aufgrund mangelnder Erfahrung, Beobachtung und Reflexion nicht immer sicher leiten können . Wenn es ihnen gestattet wird, sich so zu verhalten, dass sie für andere ein Ärgernis und für sie selbst schädlich sind, geben sie diese Freiheit nicht ohne Gnade auf. Es gibt Zeiten, in denen man standhaft sein muss, und dann sollte die Standhaftigkeit genutzt werden. Es ist die Mitarbeit der Eltern erforderlich.

Verschiedene Eltern haben unterschiedliche Methoden, ihre Kinder zu korrigieren, und es ist nicht schwer, ihnen klarzumachen, dass Gehorsam ein Teil des Plans für das frühe Leben ist. Zur Veranschaulichung: Wenn die Kinder zum Essen gerufen werden, sollten sie pünktlich kommen. Wenn eine Tendenz zum Zurückbleiben besteht, sagen Sie ihnen, dass sie bis zur nächsten Mahlzeit nichts zu essen bekommen, wenn sie nicht kommen, wenn sie gerufen werden, und handeln Sie entsprechend. Das ist keine Grausamkeit, denn es schadet niemandem, eine Mahlzeit auszulassen. Es erweist sich im Allgemeinen als sehr effektiv.

Servieren Sie den Kindern am Tisch, was sie Ihrer Erfahrung nach gut vertragen können, ohne etwas darüber zu sagen. Wenn sie um etwas anderes bitten, geben Sie es, wenn Sie es für richtig halten. Wenn nicht, sagen Sie Nein. Wenn sie anfangen zu betteln und zu jammern, sagen Sie ihnen, dass ein solches Verhalten dazu führen wird, dass sie vom Tisch weggeschickt werden, und wenn sie immer noch fortfahren, tun Sie, was Sie gesagt haben, und lassen Sie es nicht schwächen. Dies kann zunächst zu einigen sehr unangenehmen Erfahrungen führen, aber es ist viel besser, einige davon zu haben und durchzustehen, als Jahr für Jahr weiterhin solche Probleme zu haben. Manche Kinder können scheinbar ungestraft alles essen und ihre Eltern achten meist nicht darauf, was sie essen. Aber es gibt auch andere, die krank werden, wenn sie falsch ernährt werden. Kinder, die oft fiebern und alle für die Jugend typischen Krankheiten haben, werden misshandelt. Sie werden nicht richtig ernährt. Wer zu Krämpfen neigt, muss mit großer Sorgfalt ernährt werden, sonst besteht die Gefahr, dass er zum Epileptiker wird. Festigkeit bedeutet in solchen Fällen im Allgemeinen den Unterschied zwischen Gesundheit und Krankheit oder sogar dem Tod.

Seien Sie in solchen Angelegenheiten unbedingt standhaft. Eine übermäßige Verwöhnung der Kinder ist immer schädlich. Wenn Ihre Kinder krank werden und sterben, können Sie wirklich sagen: „Siehe, mein Werk."

Bringen Sie den Kindern auf die gleiche Weise bei, umgehend zu tun, was ihnen gesagt wird. Wenn ihnen gesagt wird, dass sie zu Bett gehen sollen, sollte dies ohne Verzögerung oder Protest erfolgen. Alle kleinen Aufgaben, die ihnen zufallen, sollten ebenfalls umgehend erledigt werden. Allerdings sollten die Eltern vernünftig sein und es vermeiden, ihre Kinder mit Befehlen zu bombardieren, tausend und eine Dinge zu tun oder zu lassen, die überhaupt keine Rolle spielen. Lassen Sie die Kinder in Ruhe, es sei denn, es ist wirklich notwendig, ihnen Anweisungen zu geben.

Leider sind die meisten Eltern blind gegenüber ihren eigenen Fehlern, sehen aber sehr deutlich die Fehler anderer. Die Fehler, die sie in ihrer eigenen Familie machen, öffnen ihnen die Augen für die anderer und sind dann oft sehr ungeduldig. Ich kenne einen Herrn, der sich hervorragend mit der richtigen Erziehung junger Menschen auskennt, aber als Eltern ist er ein völliger Versager. Er ist so explosiv und es mangelt ihm an Geduld und Festigkeit, vielleicht auch an Liebe, dass ihm sein Wissen nicht geholfen hat. Es ist nicht das, was wir wissen, sondern das, was wir anwenden, das macht oder zerstört.

Gehorsam reduziert Reibungen und erzieht die Kinder zu effizienten Gewohnheiten. Es ist nicht nur wertvoll für die Erhaltung der Gesundheit der Eltern, sondern auch für die Steigerung der Erwerbsfähigkeit des Kindes, wenn die Wehen ernst werden.

Platon sagte, dass Demokratien so gut regiert werden, wie sie es verdienen. Ebenso erhalten Eltern so viel Gehorsam, Respekt, Zuneigung und Liebe, wie sie verdienen, und die drei letzteren sind weitgehend von den ersteren abhängig. Man kann die Bedeutung des Gehorsams kaum genug betonen.

In der Natur erleben wir, dass die Tiere ihren Jungen das selbstständige Leben beibringen, sobald sie die Kraft haben, für sich selbst zu sorgen. Das sollten Eltern ihren Kindern beibringen. Dies kann der Mutter Schmerzen bereiten, denn viele Mütter möchten ihre Kinder so lange wie möglich hilflos, abhängig und vom Kontakt mit der Welt fernhalten. Kluge Mütter behindern ihre Kinder nicht auf diese Weise. Die besten Eltern sind diejenigen, die ihren Kindern früh beibringen, ihren eigenen Weg zu gehen.

Zweifellos ist das größte Glück in einer sympathischen Familie zu finden, in der die Eltern einander und ihre Kinder verstehen und lieben. Eltern, die so beschäftigt sind, dass ihnen die Zeit fehlt, sich mit ihren Kindern vertraut zu machen und diese Intimität aufrechtzuerhalten, verlieren einen Teil ihres Lebens, den ihnen weder Geld noch gesellschaftliche Stellung geben können. Viele warten , bis es zu spät ist, mit ihren Kindern intime Beziehungen aufzubauen. Wenn Kinder jung sind, sind sie von Natur aus liebevoll und dann entstehen schöne Bindungen, die weder Zeit noch Unglück trennen können. Wenn die Kinder erwachsen sind, ist es zu spät, eine solche Beziehung herzustellen. Dann betrachten sie ihre Eltern mit den gleichen kritischen Augen wie andere Menschen, und obwohl sie vielleicht sehr gute Freunde werden, fehlt ihnen die zärtliche Liebe. Die Liebe zwischen Mann und Frau ist instabil, aber die schöne Liebe, die aus der Kameradschaft von Kindern und Eltern entsteht, hält bis zum Ende an.

Während einige Mütter ihre Kinder vernachlässigen, vertiefen sich viele zu sehr in sie. Die Kinder werden das ganze Leben der Mutter. Mit zunehmendem Alter der jungen Menschen erweitert sich natürlich auch ihr Horizont. Im Säuglingsalter können die Eltern das ganze Leben des Kindes ausfüllen, doch schon bald verlangen andere Interessen nach Aufmerksamkeit. Der Mutter droht immer eine Tragödie, wenn sie sich weigert zu sehen, dass ihre Kinder mit zunehmendem Alter die menschliche

Erfahrung benötigen, die sie für individuelles Wachstum und Entwicklung benötigen. Wenn die Mutter keine anderen Interessen hat als ihre Kinder , wird sie eines Tages ein ebenso leeres Herz haben wie das Zuhause, aus dem die Kinder verschwunden sind. Es gibt so viele interessante Dinge auf dieser Welt und jede Mutter sollte ihr Hobby haben. Sie sollte jeden Tag mindestens eine Stunde für sich selbst haben, in der sie sich entspannen und ihren Geist kultivieren kann. Dies wird dazu beitragen, die kommenden Jahre zu füllen, die sich allzu oft als unfruchtbar erweisen. Liebevolle Eltern erhalten den Lohn, den sie von der wunderbaren Intimität erwarten können, die zwischen ihnen und ihren heranwachsenden Kindern besteht. Sogenannte undankbare Kinder haben inkompetente Eltern. Eltern haben kein Recht, Dankbarkeit zu fordern. Sie tun für ihre Kinder nicht mehr, als sie am Morgen ihres Lebens für sich selbst getan haben. Die richtigen Eltern wollen nie Belohnungen. Sie werden jeden Tag zurückgezahlt, solange sie leben. Kinder wachsen unter der Obhut ihrer Eltern auf, aber auch die Eltern entwickeln durch die Gemeinschaft mit ihren Kindern Verständnis, Mitgefühl und Liebe.

Heutzutage behandelt die Gesellschaft Mütter nicht mit der angemessenen Rücksichtnahme. Den Müttern geht es gut, denn sie müssen den Kindern viele ihrer besten Jahre schenken. Dies sind die produktiven Jahre, in denen die Frauen im Allgemeinen nicht in der Lage sind, danach in den wirtschaftlichen Wettbewerb mit dem Rest der Welt zu treten. Die Gesellschaft ist es den Müttern der Menschheit schuldig, dafür zu sorgen, dass sie nicht leiden müssen, weil sie ihr Schicksal erfüllen. Die Mutterschaft ist heute genauso gefährlich wie das Leben eines Soldaten, obwohl sie es nicht sein sollte, und es ist schwieriger, Kinder großzuziehen, als ein erfolgreiches Geschäft zu führen. Allerdings sind die finanziellen Belohnungen für die Mutterschaft im Allgemeinen gleich Null. Das Mindeste, was die Gesellschaft tun kann, ist zu erkennen, dass es diesen Frauen nicht an den lebensnotwendigen Dingen mangelt.

Die meisten Kinder sind Verhörpunkte. Das ist gut so, denn sie lernen durch Neugier. Die Fragen sollten ehrlich oder gar nicht beantwortet werden. Es ist üblich, unwahre Antworten zu geben. Das ist eine schlechte Politik, denn die Antworten sind Teil der Erziehung des Kindes und Unwahrheiten machen die jungen Menschen unwissend und abergläubisch. Es erfordert viel Geduld, ein Kind großzuziehen, und wer nicht bereit ist, ein wenig Geduld aufzubringen, hat kein Recht, Eltern zu werden.

Ob körperliche Züchtigung angewendet wird oder nicht, ist eine Frage, die die Eltern selbst entscheiden müssen. Viele Eltern haben die Angewohnheit, ihre Kinder zu nörgeln. Es heißt: „Tu dies nicht" und „Tu das nicht", bis die Kleinen genauso verärgert sind wie die Amerikaner in Berlin, wo alles, wozu sie Lust haben, „verboten" wird. Die Kinder haben noch keine Vorsicht entwickelt und sind auch nicht in der Lage, an mehr als ein oder zwei Dinge gleichzeitig zu denken. Folglich vergessen sie, was sie nicht tun sollen, und dann kommt der Zorn der Eltern über sie herab. Eltern können es sich durchaus leisten, gegenüber vielen Dingen, die passieren, taub und blind zu sein. Mütter, die ständig Verbote schreien, entwickeln schnell einen ärgerlichen, gereizten Ton, der für alle Beteiligten schlecht ist und weder Respekt noch Gehorsam hervorbringt. Machen Sie es sich zur Regel, die Kinder nur dann zu stören, wenn es nötig ist, und fordern Sie sie auf, jeweils nur eine Sache zu tun.

Werden zu viele Gebote und Verbote ausgesprochen, neigen die Kinder dazu, sie alle zu vergessen. Wenn weniger mit ihnen gesprochen wird, prägt sich das Gesagte tiefer in ihr Gedächtnis ein und die Chancen stehen gut, dass sie sich daran erinnern. Ausgelassenheit ist nicht schlecht, sondern weist auf einen Zustand des Wohlbefindens hin, der zu körperlicher Aktivität, einschließlich der Nutzung der Stimmbänder, führt. Es ist allen jungen Tieren gemeinsam, und das menschliche Tier ist das einzige, das hart bestraft wird, wenn es Glück zeigt.

Wenn die Eltern entscheiden, dass körperliche Bestrafung notwendig ist, sollten sie sicher sein, dass sie verdient wurde, denn ein Kind ärgert sich darüber, ungerecht bestraft zu werden, und unverdiente Bestrafung ist immer schädlich. Viele Eltern werden so wütend, dass sie körperliche Strafen verhängen, um ihre eigenen Gefühle zu lindern, und das ist völlig falsch. Wenn ein Elternteil ruhig entscheidet, dass sein Kind bestraft werden muss, ist dies möglicherweise der Fall. Die Strafe sollte ruhig ausgesprochen werden. Nichts kann feiger und abscheulicher sein als der brutale Angriff eines wütenden Elternteils auf ein wehrloses Kind, und solche Eltern bereuen ihre Taten immer, wenn sie ein Gewissen haben, aber sie sind im Allgemeinen von so schlechter Moral und so voller falschem Stolz, dass sie es tun Sie versäumen es, sich bei den Kindern für die begangene Ungerechtigkeit zu entschuldigen. Diese Eltern fügen ihren Kindern Leid zu, aber am meisten bestrafen sie sich selbst, denn sie töten kindliche Achtung und Liebe. Kinder haben ein sehr ausgeprägtes Gespür für Fairplay.

Wenn man sich für die Verhängung einer körperlichen Züchtigung entscheidet, sollte diese so scharf sein, dass man sich daran erinnert. Eltern, die ihre Gerechtigkeit mit Geduld und Liebe mildern, sind nicht oft gezwungen, auf körperliche Züchtigung zurückzugreifen.

Kinder sollten niemals auf den Kopf geschlagen werden. Das Ziehen oder Schlagen auf die Ohren sollte nicht als zivilisierte Kriegsführung anerkannt werden. Schläge auf den Kopf können das Gehör teilweise zerstören und das Gehirn beeinträchtigen.

Eine weitere Sache, die nicht unbedingt unter Strafe im engeren Sinne fällt, ist das Hochheben von Kindern an einem Arm. Frauen neigen dazu. Oft kommt es zu einer teilweisen Ausrenkung des Ellenbogengelenks. Die Kinder jammern und niemand weiß genau, was los ist. Wenn ein Arm besetzt ist und das Kind vom Bordstein auf die Straße oder über eine Pfütze gehoben werden muss, bücken Sie sich und legen Sie den unbesetzten Arm um den Körper des Kindes, dann entsteht kein Schaden.

Niemand sollte dem Kind suggerieren, dass es schlecht sei. Es ist besser, beim Guten zu verweilen. Wenn einem Kind oft gesagt wird, dass es schlecht ist, wird es bald anfangen, seinem Namen und Ruf alle Ehre zu machen, so wie es Erwachsene oft tun.

Viele Eltern haben die Angewohnheit, ihren Kindern Angst zu machen. Wenn die Kleinen weinen oder ungehorsam sind, wird ihnen gesagt, dass der Schreckgespenst hinter ihnen her ist, oder sie werden damit gedroht, in die Dunkelheit geworfen zu werden, oder vielleicht kommt ein Tier oder eine böse Person, um sie zu holen. Angst schadet jedem, sie schadet sowohl dem Körper als auch dem Geist und ist besonders schlimm für heranwachsende Kinder. Die Angst, die ihnen in der Kindheit eingeflößt wurde, bleibt bei manchen Menschen bis zum Lebensende bestehen. Es ist nicht ungewöhnlich, dass man Menschen trifft, die es nicht wagen, nach Einbruch der Dunkelheit alleine auszugehen, weil sie in der Kindheit Angst hatten. Kinder mögen spannende Geschichten, die natürlich Angst auslösen würden, aber es ist für den Vorleser oder Geschichtenerzähler nicht schwer, den Kleinen mitzuteilen, dass es in der Nachbarschaft keine großen Schwarzbären oder dreisten Räuber gibt und dass es jetzt nichts zu befürchten gibt Dunkelheit.

Viele bringen den Kindern bei, sich für ihren Körper zu schämen. Jeder Teil des Körpers hat seinen Nutzen und was nützlich ist, ist gut. Wer seinen Körper nicht misshandelt, muss sich für nichts schämen.

Die Erziehung von Kindern verlief in der Vergangenheit falsch. Ziel war es, sie mit isolierten Fakten vollzustopfen, von denen viele unwahr sind. Wir entwachsen dieser Tendenz langsam, aber es bleibt zu viel übrig. Vor allem dank Fröbel und Doktor Montessori werden unsere Methoden immer natürlicher. Der Erwachsene lernt durch Handeln und das Kind auch. Doktor Montessori lehrt die Kinder, alle Sinne zu nutzen. Sie schenkt ihnen Stoffe unterschiedlicher Textur und Objekte unterschiedlicher Formen und Farben. So lernen sie Farben, Formen, Glätte, Rauheit usw. kennen. Sie bringt ihnen bei, wie man sich an- und auszieht und wie man ein Bad nimmt. Sie lässt sie im Klassenzimmer herumlaufen, anstatt sie zu zwingen, still und verkrampft an ihren Schreibtischen zu sitzen. Auf diese Weise erhalten sie Erkenntnisse, die sie nie vergessen. Durch die richtige Ausrichtung ihrer

Neugier lernen sie spielerisch lesen, schreiben und rechnen. Kleine Kleinkinder von vier Jahren oder noch jünger können oft lesen, und es wurde kein Zwang ausgeübt. Alles ist durch die Nutzung der Neugier des Kindes entstanden.

Wenn Kinder empfindlich sind, sollten sie nicht mit dreißig oder vierzig anderen Kindern in ein Klassenzimmer gebracht werden. Halten Sie solche Kinder im Freien, wenn das Wetter es zulässt, und lassen Sie sie kräftig werden. Die Ausbildung wird sich später von selbst erledigen. Es nützt nichts, ein empfindliches Kind im oft schlecht belüfteten Schulzimmer zu überfordern und wenig später eine Beerdigung zu veranstalten.

Kindern sollten die wenigen einfachen Grundregeln der Ernährung beigebracht werden, bis sie zur zweiten Natur werden. Eine gründliche Kenntnis der Tatsache, dass es sehr schädlich ist, bei körperlichen oder geistigen Beschwerden zu essen, ist für ein Kind zehntausendmal so viel wert wie die Fähigkeit, eine Kubikwurzel zu extrahieren oder leichtfertig „Arma" zu rezitieren virumque Kanu „Trojae " usw. Die Erkenntnis, dass zu wenig Kauen und übermäßiges Essen zu geistiger und körperlicher Degeneration führt, ist viel wertvoller als die Fähigkeit zu zeigen, dass eine gerade Linie die kürzeste Entfernung zwischen zwei Punkten ist. Dieses Wissen kann so unauffällig vermittelt werden, dass das Kind es nicht tut Erkenne, dass es sich um Lernen handelt, denn es gibt viele Möglichkeiten.

Wenn ein Kind krank wird und alt genug ist, um es zu verstehen, erklären Sie, anstatt mit ihm zu sympathisieren, wie die Krankheit entstanden ist, und denken Sie bitte daran, dass Sie bei der Erklärung die Keime außer Acht lassen können, denn Krankheiten im Kindesalter sind fast ausschließlich auf unsachgemäße Behandlung zurückzuführen Füttern. Der Wert einer solchen Bildung ist unbezahlbar, denn sie ist eine Form der Krankenversicherung. Die Rassenreform bedeutet, dass wir bei den Kindern beginnen müssen.

In Teilen Europas verfügen kultivierte Menschen über ausreichende Kenntnisse in zwei oder drei Sprachen. Das ist sicherlich praktisch. Diejenigen, die möchten, dass ihre Kinder neben Englisch noch eine oder zwei Sprachen beherrschen, sollten bedenken, dass im Säuglingsalter zwei Sprachen ebenso leicht erlernt werden wie eine, wenn sie gesprochen werden. Wer mit vier Jahren drei Sprachen sprechen kann, ist kein Wunderkind. Sie hatten die Gelegenheit zu lernen und Sprachen werden einfach absorbiert. Der Sprachunterricht an den öffentlichen Schulen ist ein Witz. Nachdem sie mehrere Jahre Französisch oder Deutsch gelernt haben, können die Schulkinder nicht über die alltäglichen Dinge des Lebens in diesen Sprachen sprechen, obwohl sie möglicherweise mehr über die Grammatik wissen als die Muttersprachler. Mit anderen Worten: Sie kennen die Wissenschaft der Sprache, aber nicht die Sprache selbst.

Es kommt die Zeit, in der das Kind etwas über den Ursprung des Lebens erfahren möchte. Wenn die Eltern Begleiter waren, können sie dieses Wissen besser vermitteln als alle anderen. Wenn er nicht in der Lage ist, es zu erklären, sollte der Hausarzt in der Lage sein, das Wissen mit Feingefühl zu vermitteln. Ich bin nicht der Meinung, dass dieses Wissen gemischten Klassen an öffentlichen Schulen vermittelt werden sollte, wie einige befürworten. Wenn die Eltern ihrer Pflicht nachkommen, besteht kein Bedarf an öffentlicher Aufklärung über Sexualhygiene.

Der Arzt sollte ein Pädagoge sein, daher verdient er hier Beachtung. Fast alle Familien haben ihre medizinischen Berater, und es liegt in ihrer Macht, mehr Sonnenschein in die Häuser zu bringen, als ihre Honorare decken. Andererseits können sie sowohl schädliche Ratschläge als auch Abhilfemaßnahmen geben, und das tun sie nur allzu oft. Sie sollten den Samen der Wahrheit säen. Wenn der Säugling richtig versorgt wird, wird er nie krank. Da es nur wenige Familien gibt, die über ausreichende Kenntnisse verfügen, um ihre Babys jederzeit gesund zu halten, werden viele Menschen zum Arzt gerufen. Eltern sind im Allgemeinen übermäßig besorgt um ihre Kinder. Fast immer liegt das Problem in erster Linie im Verdauungstrakt und ist auf falsche Ernährung zurückzuführen, und der Arzt kann mit seiner großen Erfahrung die Ängste der Eltern lindern und ihnen gleichzeitig sagen, wo sie ihre Fehler gemacht haben und wie sie ihnen Leid zugefügt haben die Kleinen.

Selbstverständlich dürfen keine Medikamentengaben und keine Fremdkörperinjektionen in den Blutkreislauf erfolgen. Ruhe, Ruhe, Sauberkeit und Wärme sind das, was die Kinder brauchen, um wieder gesund zu werden. Der richtige Arzt wird als Berater intelligenter Eltern, die das Beste für ihre Kinder tun wollen, dafür sorgen, dass es kaum oder gar keine Krankheiten gibt.

Wenn die Eltern nicht wissen, was sie tun sollen, ist es am wirtschaftlichsten, einen Arzt aufzusuchen, der die Natur versteht und ihr vertraut. Achte nicht auf die Frauen mit den vielen Worten, die Ratschläge geben, „denn sie haben viele Kinder bekommen und sie alle begraben".

Es ist nicht so schwierig, gesunde Kinder großzuziehen wie kranke. Es ist so einfach, dass es viele Seiten braucht, um es zu erklären.

KAPITEL XXVIII.

DAUER DES LEBENS.

Das heutige Alter vermittelt einem ein Bild von Altersschwäche und Verfall. Denn es gibt praktisch kein natürliches Alter. Wer in den ersten Lebensjahren so lebt, dass er ungesund ist, dem wird es im fortgeschrittenen Alter nicht mehr gut gehen. Alte Menschen können körperlich und geistig gesund sein. Um dieses wünschenswerte Ziel zu erreichen, ist es notwendig, im ersten Teil des Lebens richtig zu leben. Es ist wahr, dass Menschen sich zerstreuen und reformieren und dann lange in Komfort leben können, aber normalerweise zerstören diejenigen, die zu viel Geld ausgeben, ihr Kapital und geraten in den körperlichen oder geistigen Bankrott.

Es gibt viele, die in ihrer Blütezeit sagen, dass sie nicht alt werden wollen. Ihr Wunsch nach einem kurzen Leben kann leicht erfüllt werden. Es genügt, auf herkömmliche Weise zu leben, und die Chance, vor Erreichen des fünfzigsten oder sechzigsten Lebensjahres zu sterben, ist gut. Einige wenige werden trotz Ausschweifungen siebzig oder älter, aber das sind Ausnahmen. Sie waren von Anfang an mit hervorragenden Verfassungen ausgestattet, die für eine Dauer von mehr als hundert Jahren ausgelegt waren. Wo wir jemanden finden, der trotz Unmäßigkeit lange gelebt hat, sind Tausende daran gestorben.

Die meisten Menschen wünschen sich, lange auf der Erde zu bleiben, und sie können diesen Wunsch verwirklichen. Sie können körperlich gesund und mit zunehmender geistiger Gelassenheit älter werden. Körperliches und geistiges Wohlbefinden sind notwendig, um die Lebenserwartung zu erreichen. Das Alter sollte nicht als vom Rest des Lebens getrennt betrachtet werden. Es ist nur eine der natürlichen Phasen. Wer nicht alt wird, hat es nicht geschafft, vollständig zu leben.

Diejenigen, die ihren Wunsch äußern, jung zu sterben, ändern im Allgemeinen ihre Meinung, wenn sie dem Tod ins Auge sehen. Der Mensch klammert sich an das Leben.

Alter ist ein erstrebenswerter Zustand. Die physischen Stürme sind gedämpft, wenn das Leben gut verbracht wurde. Auf der anderen Seite werden die Fehler und Schwächen der Zügellosigkeit betont, und in solchen Fällen ist das Alter ein Unglück.

Niemand kennt die natürliche Lebenserwartung des Menschen. Anatomen und Physiologen vergleichen den menschlichen Körper mit den Körpern verschiedener Tiere. Darin haben sie ihre Berechtigung, denn wir entwickeln uns alle nach den gleichen Gesetzen. Die meisten Tiere erreichen ein Alter, das fünf- bis sechsmal so lang ist wie ihre Wachstumsperiode, wenn man ihnen erlaubt, so zu leben, wie es die Natur für sie vorgesehen hat. Der Mensch sollte mit seiner Fähigkeit, seine Umwelt zu kontrollieren, sogar noch mehr können. Der Mensch erreicht die körperliche Reife im Alter zwischen zwanzig und fünfundzwanzig Jahren. Dies würde sein natürliches Alter auf einhundertfünfundzwanzig bis einhundertfünfzig Jahre belaufen. Es sind Fälle bekannt , die länger gelebt haben, und wenn der Mensch aufhören würde, sich selbst zu zerstören, und mehr Gedanken und Zeit auf das Wohlergehen der Rasse verwenden würde, könnte das Leben sogar über einhundertfünfzig Jahre hinausgehen . RT Trall , MD, war der Meinung, dass der Mensch zweihundert Jahre alt werden sollte.

„Was der Mensch getan hat, kann der Mensch tun." Wenn sich ein langes Leben lohnt , wird zweifellos eine Zeit kommen, in der man ein langes Leben genießen kann. Die Sorge, der Ärger und die törichte Eile von heute werden mit der Zeit zweifellos teilweise verschwinden. Dann werden Männer und Frauen Zeit zum Leben haben, anstatt nur zu existieren, wie es die meisten Menschen heute tun. Männer haben lange gelebt und fanden das Leben gut. Ein langes Leben um seiner selbst willen ist vielleicht nicht erstrebenswert, aber der Nutzen, den fortgeschrittene Menschen der Rasse bringen können, ist wünschenswert. Gelegentlich erscheint ein brillanter Mensch auf der Bildfläche, der am Morgen des Lebens hervorragende Arbeit leistet, aber die meiste Arbeit, die der Berücksichtigung der Jahrhunderte würdig erschien, wurde von Männern im reifen Alter geleistet.

Galen, der berühmte Arzt, soll ein hohes Alter erreicht haben. Es ist schwer, genau zu sagen, wie alt er war, aber bei seinem Tod war er wahrscheinlich weit über die Jahrhundertmarke hinaus. Sein langes Leben gab ihm Zeit, Arbeiten zu verrichten, die nach Ablauf von achtzehn Jahrhunderten geschätzt werden. Viele hundert Jahre nach seinem Tod dominierte er die medizinische Praxis und heute wird so oft von ihm gesprochen wie von jedem lebenden Mediziner.

Thomas Parr, ein Engländer, starb im Alter von einhundertzweiundfünfzig Jahren. Er war bis zum Schluss gesund und munter. Leider ist sein Ruf weit verbreitet. Er wurde an den englischen Hof gebracht, wo er bewirtet und gegessen wurde, und starb daraufhin. Zuvor hatte er immer ein einfaches Leben geführt. Eine Autopsie wurde durchgeführt und die Ärzte stellten fest, dass seine Organe in ausgezeichnetem Zustand waren. Der einzige Grund, den sie für seinen Tod nennen konnten, war seine Abkehr von dem einfachen Leben, das er in seinem Zuhause geführt hatte.

Henry Jenkins, ebenfalls ein Engländer, wurde einhundertneunundsechzig Jahre alt. Er lebte sehr genügsam und pflegte stets einen freundschaftlichen Umgang mit der Natur. Sein Lieblingsgetränk war Wasser, obwohl er in

Maßen „Hopfenbitter" zu sich nahm. Er war in allen Dingen gemäßigt und es heißt, er sei bis zum Ende seines Lebens nie wirklich krank gewesen. Er war nicht verschrumpelt und geschrumpft, sondern ein gesund aussehender Mann. König Karl II. schickte eine Kutsche, um Herrn Jenkins nach London zu bringen, als er einhundertsechzig Jahre alt war. Der alte Herr weigerte sich zu reiten und ging die zweihundert Meilen bis zur Metropole zu Fuß. Der König befragte ihn zu seinem Leben und wollte wissen, warum er so lange lebte. Herr Jenkins antwortete, dass er immer nüchtern und gemäßigt gewesen sei und dass dies der Grund für seine vielen Jahre sei. Der fröhliche Monarch war weder nüchtern noch gemäßigt, und Sie können sicher sein, dass ihm diese Antwort nicht gefiel. Mr. Jenkins war klüger als Mr. Parr und weigerte sich, sich aufzugeben , obwohl er alt war. Folglich kehrte er in seine Heimat zurück, um das Leben neun Jahre länger zu genießen.

Diese beiden Fälle sind authentisch.

Alle sind mit den Aufzeichnungen der Bibel vertraut. Ob sie figurativ sind oder nicht, ist schwer zu sagen. Es werden jedoch so viele Fälle von Langlebigkeit registriert, dass sie aller Wahrscheinlichkeit nach eine tatsächliche Grundlage haben. Die alten Hebräer müssen ein langlebiges Volk gewesen sein. Einhundertzwanzig Jahre waren kein extremes Alter. In der Genesis sind viele über fünfhundert Jahre alt und einige über neunhundert Jahre alt. Zur Zeit der Apostel war die Lebensspanne der Hebräer kürzer geworden und daher der Ausspruch von dreizig und zehn Jahren. Zwischen der Zeit Moses und der Zeit der Apostel hatten sich die Hebräer von einem halbbarbarischen Volk zu einem Volk entwickelt, das sowohl die Gnaden als auch die Laster einer höheren Zivilisation besaß — oder sollten wir sagen : degeneriert? Die alten Hebräer waren Bauern, die einfach lebten und ihre Kraft aus dem Boden bezogen.

Die Ursache für so viel unnötiges Leid und den vorzeitigen Tod wurde an anderer Stelle in diesem Buch diskutiert. Kurz gesagt, es ist falsches Leben und falsches Denken. Unreine Luft und schlechtes Essen töten genauso wenig wie Sorgen.

Der Körper von Kindern besteht größtenteils aus Wasser. Die Strukturen sind flexibel und elastisch. Die Knochen bestehen größtenteils aus knorpeliger Struktur. Mit zunehmendem Alter der Kinder lagern sich mehr Feststoffe im Körper ab und das Verhältnis von Feststoffen zu Wasser nimmt zu. Kalk lagert sich in den Knochen ab. Wenn sie durchgehend kalkig sind , nennt man sie verknöchert. Nach Abschluss dieses Prozesses kann kein Wachstum mehr stattfinden. Der Knochenaufbau setzt sich bis etwa zum 25. Lebensjahr fort. In diesem Alter ist der Körper leistungsfähig. Die Flüssigkeiten zirkulieren ungehindert. Könnte dieser Zustand beibehalten werden, gäbe es keinen Verfall.

In den ersten Lebensjahren ist die Nahrungsaufnahme im Verhältnis zum Körpergewicht groß. Das Kind ist aktiv und verbraucht viel Kraftstoff, um Strom zu erzeugen und den Abfall zu reparieren. Für den Muskelaufbau ist eine beträchtliche Menge an Nahrung erforderlich. Zu diesem Zeitpunkt heilt ein gebrochener Knochen schnell und Schnittwunden heilen in kurzer Zeit. Mit zunehmendem Alter werden die verschiedenen lebenswichtigen Aktivitäten langsamer und träger. Die Verlangsamung kann durch die richtige Pflege des Körpers nahezu unbegrenzt verzögert werden.

Wenn der Kreislauf aufrechterhalten und die Reinheit des Blutkreislaufs gewahrt werden könnte, ließe sich das Alter verhindern. Ein gesunder Körper ist unter günstigen Bedingungen in der Lage, sich selbst zu reinigen, und solange der Körper durch und durch sauber ist, besteht keine Möglichkeit für Krankheiten und es kann kein Altern auftreten. Mit Altern meine ich nicht so sehr die Anzahl der gelebten Jahre, sondern vielmehr das Ausmaß der Verhärtung und Degeneration des Körpers, die stattfinden.

Manche sind mit vierzig schon so alt, andere mit siebzig.

Wenn Menschen die körperliche Reife erreicht haben , sollten sie beginnen, ihre Nahrungsaufnahme zu reduzieren. Es ist dann kein Baumaterial erforderlich. Es genügt, den Abfall zu reparieren und die Temperatur aufrechtzuerhalten. Mit siebenundzwanzig sollte der Mensch etwas weniger essen als mit zwanzig, und mit fünfunddreißig sollte er seine Nahrungsaufnahme noch weiter reduzieren und seine Mahlzeiten sehr einfach gestalten. Kinder genießen die Befriedigung des Geschmackssinns, aber im Alter von fünfunddreißig Jahren hat ein Mann genug gelebt und erlebt, sodass er wissen sollte, dass die übermäßige Befriedigung von Gelüsten ein vergängliches und unnützes Vergnügen ist, das immer mehr kostet, als es wert ist . Es ist am besten, sich in jungen Jahren gute Gewohnheiten anzueignen, denn wenn man alt ist, ist das schwierig. Der Mann, der sich nach fünfzig reformiert, ist die Ausnahme.

Kinder lieben Getreideprodukte und Zucker. Sie können diese Lebensmittel zwei- oder dreimal am Tag essen und gedeihen. Ein 35-jähriger Mann sollte es sich zur allgemeinen Regel machen, den Verzehr von Stärke auf einmal am Tag zu beschränken. Verschiedene Physiologen sagen, dass täglich bis zu 16 Unzen Trockenstärke (entspricht etwa 30 Unzen gewöhnlichem Brot) notwendig sind. Das ist völlig zu viel. Nur sehr wenige Menschen können gewinnbringend mehr als 100 Gramm Trockenstärke pro Tag essen, und für viele ist das zu viel. Wenn man so viel isst, wie allgemein und professionell empfohlen wird, kommt es zu frühem Verfall und Tod.

Die Arterien sind normalerweise biegsam und elastisch. Wenn zu viel Nahrung aufgenommen wird, ist das System nicht in der Lage, sich selbst zu reinigen. An verschiedenen Stellen bleiben Trümmer zurück. Einer der beliebtesten Übernachtungsplätze sind die Arterienmäntel. Nachdem sich erhebliche Ablagerungen gebildet haben, verlieren die Arterien ihre Elastizität. Sie werden hart und unnachgiebig. Eine normale Arteria radialis kann leicht mit einem Finger komprimiert werden. Manchmal wird die Arteria radialis so hart, dass es schwierig ist, sie mit drei Fingern zusammenzudrücken. Wenn die Arterien härter werden , werden sie brüchiger und manchmal brechen sie, oft mit tödlichem Ausgang.

Diese Verhärtung der Arterien behindert die Durchblutung, da der Tonus und die natürliche Elastizität der Gefäßwände zu einer normalen Durchblutung beitragen.

Solange die Arterien in Ordnung sind, werden alle Körperteile von einem ständig wechselnden Blutstrom umspült. Die Muskeln, die Nerven, die Knochen, eigentlich alle Teile des Körpers, entziehen dem Blutkreislauf jene Elemente, die für die Reparatur oder den Aufbau der verschiedenen Gewebe notwendig sind. Außerdem werfen sie Abfall und Schlacken in den Blutkreislauf, da im ganzen Körper ständig Reparaturen und Verbrennungen stattfinden. Das Blut verlässt diesen Abfall dann mit der Haut, der Lunge, den Nieren und dem Darm, die ihn aus dem Körper ausscheiden.

Solange es genug Treibstoff und Nahrung gibt, aber nicht zu viel, und solange alle Trümmer weggetragen werden, gibt es Gesundheit. Aber wenn dieser Prozess aus dem Gleichgewicht gerät, wird es Krankheiten geben. Die Nahrungsaufnahme ist selten zu gering, allerdings ist die Verdauung häufig so schlecht, dass nicht genügend gute Nahrung ins Blut gelangt. Das Alter ist größtenteils auf übermäßiges und falsches Essen zurückzuführen. So führt übermäßiges Essen zu vorzeitiger Alterung, wenn es nicht schneller abtötet: Wenn zu viel Nahrung aufgenommen wird, wird zu viel ins Blut aufgenommen, sofern die Ernährungsprozesse aktiv sind. Dann kann die gesamte Nahrung im Blut nicht zur Reparatur und als Treibstoff verwendet werden. Der Rest muss entweder ausgeschieden oder als Ablagerungen im Körper gespeichert werden. Findet diese Speicherung in den Gelenken statt, kann es zu Rheuma oder Gicht und manchmal sogar zu einer vollständigen Blockierung der Gelenke (Anchylose) kommen. Wenn es in den Wänden der Blutgefäße gespeichert wird, werden diese hart und unnachgiebig. Unabhängig davon, wo Ablagerungen stattfinden, werden einige davon in den Wänden der Blutgefäße gefunden. Wenn diese Gefäße hart werden , nimmt ihr Kaliber ab. Das Ergebnis ist, dass das Herz sehr viel arbeiten muss, aber selbst dann wird nicht genügend Blut durch die Gefäße gepresst. Der Kreislauf wird träge. Das Blut in den verschiedenen Teilen stagniert.

Dann werden den Teilen nicht genügend guter Sauerstoff und erstklassige Nährstoffe zugeführt und nicht genügend Abfall abtransportiert. Jetzt sind die Milliarden von Zellen, aus denen der Körper besteht, ständig in giftigem

Blut gebadet. Das Ergebnis ist eine Verschlechterung des körperlichen Tonus oder eine Degeneration des gesamten Körpers. Hände und Füße leiden zunächst am meisten unter der schlechten Durchblutung und frieren schnell aus. Wer ständig unter kalten Händen und Füßen leidet, sollte wissen, dass er altert, auch wenn er vielleicht erst zwanzig Jahre alt ist.

Eine solche Erkrankung führt häufig zu Krampfadern in den Beinen. Die Füße sind so weit vom Herzen entfernt und der Rückfluss des Blutes dauert so lange, dass die Durchblutung in den unteren Extremitäten leicht stagniert. Das schlaffe, entspannte Gewebe und die verhärteten Blutgefäße führen dazu, dass das Blut stagniert. Aus diesem Grund kommt Altersbrand an den Füßen so häufig vor und verläuft oft tödlich.

Das Gehirn wird reichlich mit Blut versorgt, doch die Verhärtung der Arterien entzieht diesem Organ oft die notwendige Nahrung. Dann beginnen die höheren Fakultäten abzudanken. Bei einer ausgedehnten Verhärtung kann es zu einer senilen Erweichung des Gehirns kommen. Dies ist immer auf einen Mangel an reinem Blut zurückzuführen. Manchmal sind die Arterien so brüchig, dass sie brechen. Kahlheit ist ein weiteres Symptom für körperlichen Verfall. Die Haarfollikel werden nicht richtig ernährt, da die Arterien so stark verengt und das Gewebe der Kopfhaut so verhärtet ist, dass nicht mehr genug Blut vorhanden ist, um die Haarwurzeln zu ernähren. Die Kahlheit beginnt am Oberkopf und ist in der Regel der einzige betroffene Teil, da dieser am weitesten von der Blutversorgung entfernt ist. Haarausfall ist zum Teil auch auf die Kopfbedeckung der Männer zurückzuführen. Frauen haben selten eine Glatze. Es gibt ein Sprichwort, dass es im Armenhaus keine Männer mit Glatze gibt. Selbst wenn das wahr wäre, wäre das kein großer Trost, denn die Glatzköpfe auf den Straßenreinigungskräften sind zahlreich.

Übermäßiges Essen führt auch zu vorzeitiger Alterung, da es zu einer Gärung im Verdauungstrakt führt. Die produzierten Säuren verursachen eine Degeneration verschiedener Gewebe und wirken sich besonders negativ auf das Nervensystem aus, das das Übel auf andere Teile des Körpers überträgt.

Es ist gut, sich vor Augen zu halten, wie es dazu kommt: Erstens gibt es übermäßiges Essen; Zu viel falsch zubereitete Nahrung gelangt in den Blutkreislauf; das macht das Blut unrein; Es bilden sich Ablagerungen, die zu einer Verhärtung des Gewebes und einer Verringerung des Gefäßlumens führen. das Blut wird unreiner und der Kreislauf schwächer; Das Gewebe wird ständig von unreinem Blut umspült, was zu einer weiteren Degeneration führt. Wenn ein bestimmter Punkt erreicht ist, kann die Natur nichts mehr ertragen und das Leben vergeht.

Wer jung bleiben möchte, muss sich vor allem bei deftigen Essern Gedanken über die Auswahl seiner Speisen machen. Wenn nur genügend Nahrung zu sich genommen wird, um den Körper gut zu ernähren , macht es keinen großen Unterschied, was gegessen wird, vorausgesetzt, es enthält genügend frische Nahrungsmittel, denn wenn nur genug Nahrung zu sich genommen wird, um Treibstoff und Reparaturmaterial bereitzustellen, wird die gesamte Nahrung verbraucht und keines davon bleibt im Verdauungstrakt zurück und bildet Ablagerungen im Körper. Der Körper hält sich dann selbst sauber, oder zumindest erfolgt die Bildung der Ablagerungen so langsam, dass sie kaum wahrnehmbar ist. Dies kann mit dem Prozess verglichen werden, der in den Schornsteinen eines Kessels abläuft. Richtig schüren und sie bleiben sauber. Wenn Sie den Feuerraum mit zu viel Kohle verstopfen, ist die Verbrennung so unvollständig, dass die Schornsteine bald voll sind und die Roste oft durchgebrannt sind. Genauso verhält es sich mit dem Körper: Wenn man zu viel isst, verbrennen die Verdauungsorgane durch die übermäßige Säureproduktion und die Blutgefäße füllen sich mit Ablagerungen.

Da den meisten Menschen die Selbstbeherrschung fehlt, eine normale Nahrungsmenge zu sich zu nehmen, sollten sie verträgliche und nicht zu konzentrierte Lebensmittel wählen. Zu viel Fleisch führt zur Degeneration aller Körperteile und zur Verhärtung. Zu viel Stärke führt zu Säurebildung und Verhärtung. Das Obst und das leichte Gemüse neigen dazu, diese degenerierenden Prozesse zu überwinden.

Stärke ist sicherlich der Hauptverursacher bei alternden Menschen. Es handelt sich um ein so konzentriertes Lebensmittel, dass es leicht zu übermäßigem Essen kommt, insbesondere wenn es in weichen Formen wie Brei, frischem Brot, Grillkuchen und Kartoffelpüree eingenommen wird. Wenn Menschen ihre stärkehaltigen Lebensmittel gründlich zerkauen würden, würde dies die Gefahr einer übermäßigen Nahrungsaufnahme erheblich verringern . Es ist üblich, dreimal täglich Brot zu essen und zusätzlich ein- oder zweimal täglich Kartoffeln zu sich zu nehmen. Wer so viel Stärke zu sich nimmt, trägt mehr Nahrung in den Körper ein, als verwertet werden kann, und mehr Mineralsalze, als ausgeschieden werden können. Die Folge ist die Bildung von Ablagerungen, hauptsächlich aus Kalkkarbonat und Kalkphosphat; Auch Fettablagerungen kommen häufig vor.

Für ein langes und angenehmes Leben wäre es sinnvoll, die Stärkeaufnahme auf einmal täglich zu reduzieren. Auch das Fleisch ist bei übermäßigem Verzehr unangenehm. Ihnen ist die Hauptschuld an der Bildung gelatineartiger Ablagerungen im Körper zuzuschreiben. Allerdings befördern sie nicht so viele Erdstoffe in den Blutkreislauf wie die Stärke. Es ist am besten, Fleisch nur einmal am Tag oder noch seltener zu sich zu nehmen. Selbst im fortgeschrittenen Alter sollte der Verzehr von Fleisch auf keinen Fall mehr als zweimal am Tag erfolgen. Menschen, denen Stärke wichtig genug ist, um sie dreimal am Tag zu sich zu nehmen, oder die gezwungen sind, sich hauptsächlich davon zu ernähren, werden schneller alt und heimelig als diejenigen, die in der Lage sind, reichlicher von den teureren Proteinen zu sich zu nehmen. Das von jungen Tieren und Vögeln gewonnene Fleisch ist nicht so stark mit erdigen Stoffen belastet wie das von alten Tieren und Vögeln.

Früchte und Nüsse enthalten nicht so viele erdige Stoffe wie Stärke und Fleisch. Die süßen Früchte könnten mit Gewinn teilweise die stärkehaltigen Lebensmittel ersetzen. Der darin enthaltene Zucker, der den gleichen Nährwert wie Stärke hat, muss nur sehr wenig aufbereitet werden, bevor er in den Blutkreislauf gelangt. Dadurch wird ein großer Teil der für den Stärkeaufschluss benötigten Energie eingespart. Andererseits ist die Verwendung von zu viel raffiniertem Zucker noch schlimmer als eine übermäßige Einnahme von Stärke. Nüsse sind nicht schwer verdaulich, wenn sie gut gekaut werden.

Der Einwand gegen saure Früchte in den letzten Lebensjahren besteht darin, dass sie das Blut verdünnen und Frösteln verursachen. Dies gilt, wenn sie zu großzügig konsumiert werden. Es ist nicht notwendig, auf den Verzehr saurer Früchte zu verzichten, diese sollten jedoch in Maßen eingenommen und die milden ausgewählt werden. Birnen, milde Äpfel und Weintrauben sind besser als Orangen, Grapefruits und Aprikosen. Wer Mäßigung gelernt hat, kann so viele Früchte essen, wie er möchte, denn er wird nicht durch das geschädigt, wonach ein normaler Appetit verlangt.

Gemüse enthält viele erdhaltige Stoffe, sollte aber aufgrund seiner positiven Wirkung auf die Blutzuckerversorgung mehrmals pro Woche verzehrt werden.

Wer denkt, dass übermäßiges Stärkefressen zu scharf verurteilt wird, wird auf das Pferd verwiesen. Wenn man ihm erlaubt, umherzustreifen und seine natürliche Nahrung, das Gras, zu sich zu nehmen, bleibt er gesund und wird mindestens vierzig Jahre alt. Wenn das Pferd gezwungen wird, große Mengen Mais und Hafer zu fressen, die sehr reich an Stärke sind, wird es schon in jungen Jahren lustlos und langsam. Mit fünfzehn ist er alt und vor zwanzig ist er in der Regel tot. Wenn Pferde unter Gelenksteifheit leiden, kann ein paar Wochen auf der Weide, wo sie nur grünes Gras und Wasser haben, die Gelenksteifheit beseitigen und sie jünger machen. Dies zeigt, was der Verzehr des grünen Salats der Natur für sie bewirkt. Jeder gute Viehzüchter wird Ihnen sagen, dass das Füttern von zu viel Getreide „eine Kuh ausbrennt". Bei einem Menschen bewirkt es genau das Gleiche, es brennt ihn aus und füllt ihn mit Klinkern. Viele Menschen denken, dass es schwierig sei, beim Essen und Trinken maßvoll zu sein, aber das ist nicht der Fall. Es vermittelt ein solches Gefühl des Wohlbefindens und der Geborgenheit, dass es für diejenigen, die es noch nicht erlebt haben, unglaublich ist.

Viele beneiden die Reichen und denken, dass sie ein ausgelassenes Leben führen können und dies auch tun. Reiche Männer müssen so einfach leben, als ob sie arm wären, sonst verlieren sie bald die geistige Leistungsfähigkeit, die ihnen ihr Vermögen beschert hat, denn wenn die Gesundheit nachlässt, lässt die geistige Leistungsfähigkeit nach.

Nach Angaben der Saturday Evening Post sind die Essgewohnheiten vieler unserer einflussreichsten Geschäftsleute sehr einfach und die Menge der verzehrten Lebensmittel gering. John D. Rockefeller könnte kaum einfacher und klarer leben als er. William Rockefeller, George F. Baker, James Stillman, Otto H. Kahn, Thomas Fortune Ryan, George W. Perkins, J. Ogden Armor , John H. Patterson, Jacob H. Schiff und Andrew Carnegie, allesamt Wirtschaftsriesen mit genügend Geld Menschen, die sich von den teuersten Delikatessen ernähren, leben angeblich einfacher als der durchschnittliche Amerikaner, der sich über die hohen Lebenshaltungskosten beklagt. Es ist der Preis, den sie für ihren Erfolg zahlen mussten, und es ist der Preis, den Sie und ich zahlen müssen, um erfolgreich zu leben, auch wenn unser Erfolg möglicherweise nicht in Form von finanzieller Macht auftritt.

Die einzige auffällige Ausnahme unter den Finanzgrößen von der Regel der Einfachheit war JP Morgan. Seine Essgewohnheiten waren etwas grob, aber aufgrund seiner robusten Konstitution wurde er über 75 Jahre alt. Wenn er sich nur ein bisschen mehr um ihn gekümmert hätte, wäre er heute noch am Leben. Man sagt, dass ihm seine starken schwarzen Zigarren offensichtlich keinen Schaden zugefügt hätten, aber wer von seiner letzten Krankheit liest, kann dieser Aussage verständlicherweise nicht zustimmen. Herr Morgan begann mit genügend Vitalität, um weit über die Jahrhundertgrenze hinaus zu leben und zu arbeiten. John D. Rockefeller war in jungen Jahren körperlich nicht stark. Er wurde gezwungen, gut auf sich selbst aufzupassen und maßvoll zu sein. Mittlerweile ist er über siebzig und erfreut sich bester Gesundheit.

John W. Gates starb als Märtyrer des Übermaßes, teilweise des Übermaßes an Nahrung. Ihm fehlte das Gleichgewicht. Sein Sohn trat in seine Fußstapfen und starb jung.

Frank A. Vanderlip , der in finanzieller Hinsicht eine große Rolle spielt, nimmt nur zwei Mahlzeiten pro Tag zu sich, die ihm genug Nahrung geben, um gute Arbeit zu leisten, und er sagt, dass dieser Plan zu mehr Effizienz führt. Vielleicht ist es jetzt, da Männer wie Mr. Vanderlip mit zwei Mahlzeiten am Tag gut auskommen, an der Zeit, diejenigen, die so leben, nicht mehr als Modeerscheinungen zu bezeichnen. Drei Mahlzeiten am Tag zu sich zu nehmen ist eine Gewohnheit und viele kommen mit zwei Mahlzeiten sehr gut zurecht und tun dies auch, und einige nehmen nur eine Mahlzeit täglich zu sich.

Auch EH Harriman lebte einfach. Er veranschaulicht das Übel eines schlecht kontrollierten Geistes. Er starb, als er kaum sechzig war, wahrscheinlich weil sein gebrechlicher Körper zu schwach war, um seinen großen Ehrgeiz zu beherbergen. Er nahm sein Geschäft mit, wohin er auch ging. Als sein Arzt Krankheit und Geschäfte verbot, versteckte Mr. Harriman ein Telefon in seinem Schlafzimmer, und sobald der Arzt weg war, war er am Telefon.

Eine weitere Ursache für vorzeitiges Altern ist das Trinken von sehr hartem Wasser. Die Erdstoffe werden mit dem Wasser in den Blutkreislauf aufgenommen und ein Teil davon in den verschiedenen Geweben abgelagert. Menschen ab dem mittleren Alter sollten Wasser trinken, das nur einen geringen Anteil an Salzen enthält. Wer täglich frisches Obst oder frisches Gemüse isst, bekommt alle Salze, die der Körper braucht. Auch junge Menschen sollten kein übermäßig hartes Wasser trinken. Wir können den Schaden, der durch zu hartes Wasser entsteht, gut an der Krankheit veranschaulichen, die als Kretinismus bekannt ist. Diese Krankheit ist in einigen Teilen Europas weit verbreitet. Man sagt, die Krankheit sei erblich bedingt, was fraglich ist. Vererbt werden die Umwelt und die Gewohnheiten der Eltern. Die Hauptursache ist zweifellos der Überschuss an Erdstoffen im Trinkwasser. Die Idioten sind in Gesicht und Figur ungünstig. Sie erreichen weder die normale geistige noch körperliche Reife. Sie sind alt, lange bevor der normale Mensch seine Blütezeit erreicht hat. Sie sterben jung und werden selten älter als dreißig Jahre. Die Knochen sind früh vollständig verknöchert, was die Ursache für ihre geringe Statur und ihre Stumpfheit ist. Die Schädelknochen verhärten so früh, dass das Gehirn keinen Platz mehr hat, sich auszudehnen.

Es besteht keine Notwendigkeit, auch nur in mildem Ausmaß an der Krankheit Kretinismus zu leiden. Wenn das Wasser sehr hart ist, lässt sich leicht destillieren, was zum Trinken benötigt wird. Dieses Wasser sollte zumindest abgekocht werden. Es ist viel besser, einen mit erdigen Stoffen ausgekleideten Wasserkocher zu haben, als eine solche Auskleidung in unseren Arterien zu haben.

Der übermäßige Gebrauch von Speisesalz ist eine weitere Ursache für vorzeitiges Altern. Es ist ein gutes Konservierungsmittel und mariniert Fleisch sehr gut. Die Menschen nutzen Salz schon seit langem als Konservierungsmittel und vielleicht haben sie sich dadurch angewöhnt, Salz zu essen, indem sie es zuerst auf die zu konservierenden Lebensmittel und dann auf fast alle Lebensmittel auftragen. Zu viel Salz, insbesondere Speisesalz, trägt dazu bei, diejenigen zu mumifizieren oder zu verunreinigen, die zu viel davon zu sich nehmen. Der Zusatz von Natriumchlorid zu

Lebensmitteln ist unnötig. Den gesamten Bedarf dieses Salzes finden wir in unserem Obst, Gemüse und Getreide. Salz sollte in Maßen verwendet werden.

Alkohol, Tabak und Kaffee sind schädlich. Es zeigt sich jedoch, dass die meisten alten Menschen über viele Jahre hinweg eines oder mehrere dieser Medikamente konsumiert haben und dass dies oft der Hauptgrund dafür ist, dass sie ein hohes Alter erreichen. Übermäßiges Essen verursacht mehr Todesfälle als jeder andere Einzelfaktor. Der Konsum von Tabak, Kaffee oder Alkohol verringert tendenziell das Verlangen nach Nahrung, und daher erweisen sich diese Drogen manchmal als lebensrettend, obwohl es sich zweifellos um rassistische Übel handelt. Sie können und werden niemals die Selbstbeherrschung ersetzen. Die Sinne wurden uns zu unserem Schutz gegeben, aber die meisten Menschen missbrauchen sie zur vorübergehenden Befriedigung und gehen so den Weg der Selbstzerstörung.

Unter sonst gleichen Bedingungen wird ein gesundes Kind länger leben als ein geschwächtes. Aber andere Dinge sind nicht gleich, und so kommt es oft vor, dass ein Schwächling genauso gute Überlebenschancen hat wie ein gesunder Mensch. Starke Menschen verschleudern ihr Erbe häufig bereits im Alter von vierzig oder fünfzig Jahren. Gesunde Menschen sind sehr unvorsichtig. Es geht ihnen gut, also denken sie, dass es ihnen immer gut gehen wird. Was für eine Überraschung ist es, wenn sie nach dreißig feststellen, dass sie nicht ungestraft tun können, was sie vorher tun konnten, scheinbar ohne schlechte Ergebnisse! Wenn man sie auf ihre Essgewohnheiten hinweist, prahlen sie damit, dass sie „Tacks essen" können. Rauchen und Trinken seien harmlos, heißt es! Aber der Tag der Abrechnung kommt immer und die Rechnung ist oft so groß, dass sie unter der herkömmlichen Behandlung von heute sterben.

Der Schwächling wurde gezwungen, vorsichtig zu sein. In seiner Jugend entwickelte er die Gewohnheit zur Mäßigung, und sein Gesundheitszustand verbesserte sich mit zunehmendem Alter. Er wird vielleicht nie stark sein, aber große körperliche Stärke ist für die Gesundheit nicht unbedingt erforderlich. So sterben die Starken oft und die Schwachen überleben. Wenn beide Klassen mit gleicher Sorgfalt leben würden, würden die Starken jedes Mal überleben und die Schwachen übertreffen.

Um auch im späteren Lebensabschnitt weiterhin gesund zu bleiben, ist eine gewisse Pflege der Haut notwendig. Die Haut neigt dazu, hart zu werden, was nicht zugelassen werden sollte. Bei richtiger Pflege bleibt es immer weich. Als unsere Vorfahren kaum bekleidet durch Wälder und Ebenen streiften und die Haut dem Regen und der Sonne ausgesetzt war, war keine besondere Pflege erforderlich. Es erfüllte seinen Zweck, den Körper zu schützen, und wurde durch den unmittelbaren Kontakt mit den Elementen bei jedem Wetter ausgeübt. Jetzt hat die Haut kaum noch die Möglichkeit, ihre Schutzfunktion auszuüben und ist dadurch nicht mehr so aktiv, wie sie sein sollte. Die Haut muss aktiv sein, um sich von den Abfallstoffen zu befreien, die die Blutgefäße hinterlassen. Die beste Übung für dieses wichtige Organ ist das Reiben. Der ganze Körper sollte jeden Tag eingerieben werden, am besten zweimal täglich. Auch eine gelegentliche Einreibung mit Olivenöl tut gut. Durch die Abreibungen wird der Körper widerstandsfähiger. Sie tragen außerdem dazu bei, die Durchblutung aktiv zu halten und die Haut glatt und weich zu halten. Das Blut wird in die Nähe der Oberfläche gebracht. Mit zunehmendem Alter nimmt die Durchblutung in der Nähe der Oberfläche und in den Extremitäten immer weniger zu. Das ist ein langsamer Tod.

Das tägliche Einreiben ist wichtiger als das tägliche Bad. Bei ausreichender Einreibung ist nur wenig Baden nötig, denn eine aktive Haut reinigt sich selbst.

Es gibt viele Männer, die bis zum Alter von vierzig, fünfzig oder sechzig Jahren konventionell gelebt haben. Sie waren gesund, was bedeutet, dass sie die meiste Zeit arbeiten konnten, litten jedoch unter einigen Krankheiten, die sie zeitweise arbeits- oder geschäftsunfähig machten. Ab einem bestimmten Alter stellen sie fest, dass es körperlich sicher bergab geht und sie geistig nicht mehr so aktiv sind wie zuvor. Die Frage ist: Kann unter den gegebenen Umständen etwas getan werden? Nur sehr wenige dieser Menschen sind in einem so schlechten körperlichen Zustand, dass der Tod innerhalb der nächsten Jahre unausweichlich ist. Wenn sie den richtigen Rat einholen und ihn befolgen, können sie im Allgemeinen noch weitere dreißig bis sechzig Jahre bei verbesserter Gesundheit leben.

Ein berühmtes Beispiel dafür ist der Italiener Louis Cornaro , der im Jahr 1566 im Alter von einhundertzwei Jahren starb. In seiner Jugend war er sehr indiskret und ausschweifend. Er lebte ein wildes Leben, bis er vierzig Jahre alt war, und dann befand er sich in einer so schlechten körperlichen Verfassung, dass es nur noch eine Frage von wenigen Monaten war, bis das Ende kommen würde. Er hatte alles, was das Leben lebenswert machte, außer Gesundheit, und so beschloss er, den Versuch zu unternehmen, wieder gesund zu werden und sein Leben zu verlängern. Er gab sein altes Leben auf, begann einfach zu leben und wurde kein Verschwender, sondern ein nützlicher Bürger. Aus dem, was er geschrieben hat, können wir nicht viele eindeutige Informationen über seine Gewohnheiten gewinnen, aber wir erfahren, dass er die Menge der aufgenommenen Nahrung reduzierte und weniger Sorten verwendete. Außerdem trank er sparsam Wein. Er hatte keine konkreten Vorstellungen über die Ernährung, außer dass es am besten sei, sich maßvoll zu ernähren und Lebensmittel zu meiden, die ihm nicht zusagen. In seinen eigenen Worten: „Nach und nach begann ich, mich von meinem ungeordneten Leben zu lösen und mich nach und nach dem geordneten Leben zuzuwenden. Auf diese Weise gab ich mich dem gemäßigten Leben hin, das seitdem nicht mehr ermüdend war." obwohl ich aufgrund meiner schwachen Konstitution gezwungen war, mit der Qualität und Quantität meiner Speisen und Getränke äußerst vorsichtig zu sein. Menschen, die mit einer starken Konstitution gesegnet sind, können jedoch auf viele andere zurückgreifen Arten und Qualitäten von Speisen und Getränken und nehmen davon in größeren Mengen zu sich als ich; so dass das Leben, dem sie folgen, zwar gemäßigt, aber nicht so streng sein muss wie meines, sondern viel freier."

Diese Sätze wurden fünfzig oder sechzig Jahre nach der Änderung seiner Lebensweise geschrieben und zeigen, wie gut Herr Cornaro die wichtige Tatsache erkannte, dass nicht alle Menschen gleich behandelt werden müssen. Sie zeigen auch, dass es Herrn Cornaro nach der Umstellung nicht schwerfiel, einfach genug zu leben, um sich der Gesundheit zu erfreuen. In fast allen Fällen ist es vorübergehend unangenehm, den Weg, der zum Tod führt, zu verlassen und den Weg einzuschlagen, der zum Leben führt, aber wenn man sich an den neuen Weg gewöhnt hat, erscheint er schöner und angenehmer als der alte.

Wenn Cornaro mit vierzig Jahren gestorben wäre, was fast jeder Mensch in dieser Situation getan hätte, wäre sein Leben ein Totalverlust gewesen. Einige von denen, die seine treuen Gefährten waren und mit ihm verschwanden, hätten ein paar Jahre lang an ihn gedacht und seinen frühen Tod bereut, denn „er war ein wirklich guter Kerl." Er lebte über sechzig Jahre lang ein nützliches Leben und hat uns für seine schönen Ermahnungen zur Mäßigung in die Pflicht genommen.

Viele der physischen Wracks, denen wir begegnen und die wahrscheinlich noch ein paar Monate bis ein paar Jahre länger leben werden, wenn sie so weitermachen, sitzen im selben Boot wie Herr Cornaro mit vierzig . Sie haben genug Erfahrung, um gute Arbeit zu leisten und der Menschheit von Nutzen zu sein. Anstatt zu leben und der Welt ihr Bestes zu geben, sterben sie. Die Welt musste diese Menschen erziehen, und das ist teuer. Anstatt weiterzuleben und ihre Arbeit zu tun, verlassen sie uns, obwohl sie anfangen sollten, uns für das zu vergelten, was wir für sie getan haben. Sie sind Aufsteiger.

Angenommen, Andrew Carnegie wäre zu dem Zeitpunkt gestorben, als er sein Stahlgeschäft verkaufte. Bei den meisten Menschen hätte er eine unangenehme Erinnerung hinterlassen, denn obwohl wir ihn aus geschäftlicher Sicht als erfolgreich hätten betrachten sollen, würden viele von uns sagen, dass die Mittel am Ende nicht gerechtfertigt waren. Allerdings hat Herr Carnegie seitdem viele Jahre damit verbracht, die Verbreitung von

Wissen voranzutreiben und sich für den Weltfrieden einzusetzen. Wenn Carnegie, der Geschäftsmann, vielleicht fast vergessen ist, wird Carnegie, der Pädagoge, in liebevoller und dankbarer Erinnerung bleiben. Er beeinflusst jetzt die Zeiten zum Guten, und dieser Einfluss wird die Jahrhunderte überdauern.

Ein Mann hat kein Recht zu sagen, dass er des Lebens überdrüssig ist und sterben möchte. Das Rennen hat Anspruch auf ihn. Wir lernen aus unseren Fehlern. Die Rasse im Allgemeinen muss für die Bildung jedes Einzelnen bezahlen und leiden. Wenn ein Mann durch Erfahrung ein gewisses Maß an Weisheit erworben hat, haben wir das Recht, es als unser Eigentum zu beanspruchen.

Viele Männer sind auf ihrem Gebiet weise, aber sie waren so damit beschäftigt, sich um die Angelegenheiten zu kümmern, die ihnen Erfolg brachten, dass sie es versäumten, zu lernen, wie man gesund wird. Diese Menschen sind es sich selbst und der Menschheit schuldig, sich genügend Zeit zu nehmen, um zu lernen, wie man lebt, damit sie gesund arbeiten können. Je besser die Gesundheit, desto feiner das Produkt. Gesundheit und Leistungsfähigkeit gehen Hand in Hand.

Was soll ein Mann tun, wenn er das mittlere Alter erreicht hat und feststellt, dass er degeneriert? Ein Mann sollte wissen, wie man mit vierzig lebt, aber wenn er es nicht weiß , sollte er es sofort lernen. Es mag wahr sein, dass „ein Mann mit vierzig ein Narr oder ein Arzt ist", doch es gibt Zeit, und wenn es einem Mann mit vierzig an Weisheit mangelt , sollte er sich sofort welche aneignen. Solch eine Person sollte sich den bestmöglichen Gesundheitsberater holen und jeden Mann meiden, der sie dazu drängt, Drogen zu nehmen. Was er braucht, ist keine Medizin, sondern das Erlernen des Lebens. Ich bin zuversichtlich, dass der aufmerksame Leser in diesem Buch genügend Wissen finden wird, um den Schlüssel zur Situation zu finden.

Wenn der Betroffene Betäubungsmittel und Aufputschmittel einnimmt, muss er sofort damit aufhören. Selbst die am wenigsten schädlichen Getränke wie Bier und leichter Wein sollten vermieden werden, bis eine gute Gesundheit erreicht ist. Diese Getränke müssen niemals verwendet werden. Wenn sie selten und in Maßen eingenommen werden, schaden sie nicht.

In jedem Fall, den ich beobachtet habe, war es notwendig, die Nahrungsaufnahme zu vereinfachen, das heißt, die Menge und Anzahl der zu jeder Mahlzeit eingenommenen Nahrungsmittel zu reduzieren und auch das Kochen zu vereinfachen. Das Ergebnis ist , dass der Einzelne weniger Nahrung bekommt, diese aber von besserer Qualität ist, da beim herkömmlichen Kochen ein Großteil der Nahrung verdirbt.

Die meisten dieser Männer vernachlässigen den Sport. Es ist notwendig, aktiv und offen zu sein und auch das wichtige Organ, die Haut, gut zu pflegen. Verstopfung kommt häufig vor und ist ein sehr lästiges Symptom, das bei richtiger Lebensweise mit der Zeit verschwindet. Die Aufnahme von Giften aus einem verstopften Unterdarm ist einer der Faktoren, die zu vorzeitiger Alterung führen. Wenn die Verstopfung überwunden ist, stellt sich ein körperliches Wohlbefinden und eine geistige Klarheit ein, die bei einer Verstopfung nicht möglich sind.

Die Behandlung einer solchen Erkrankung ist im Großen und Ganzen die gleiche wie die Behandlung eines Katarrhs oder einer anderen heilbaren Krankheit, das heißt, die Fehler des Lebens finden und korrigieren.

Es ist wirklich überraschend, wie wenig Nahrung Menschen im Alter von fünfzig oder sechzig Jahren benötigen. Wenn solche Menschen genug essen, um gut ernährt zu sein, aber nicht genug, um schlechte Gefühle hervorzurufen, entsteht keine Krankheit. Menschen, die an einer Krankheit sterben, sind körperliche Versagen, denn das natürliche Ende kommt nicht in einem körperlichen Umbruch. Wer so lebt, wie er sollte, wird ohne Schmerzen sterben. Der Organismus wird einfach müde und geht in den letzten Schlaf.

Es gibt Leute, die sagen, dass es keinen physischen Tod geben muss. Harry Gaze hat vor einigen Jahren ein unterhaltsames Buch zu diesem Thema geschrieben und hierzulande Vorträge gehalten. Es wird den durchschnittlichen Naturforscher nicht überzeugen, dass Menschen ewig leben können, denn in der Natur gibt es einen ständigen Wandel. Die Ordnung des Lebens ist Geburt, Entwicklung, Fortpflanzung, Verfall und Tod. Es ist unwahrscheinlich, dass der Mensch eine Ausnahme darstellt.

Man geht davon aus, dass die Menschen früher größer waren und länger lebten als heute. Es gibt nicht viel Grundlage, auf der sich ein solcher Glaube stützen könnte, außer in einigen wenigen Fällen. Die letzte Volkszählung zeigt, dass es in den Vereinigten Staaten mehrere tausend Hundertjährige gibt . In der Technical World erschien im März 1914 ein Artikel von Byron C. Utecht mit dem Titel „Wann ist der Mensch alt?“ Dieses Magazin sammelt seine Fakten sorgfältig. Ich zitiere ein paar Absätze:

„Abraham Wilcox aus Fort Worth, Texas, ist einhundertzwölf Jahre alt, aber er genießt das Leben sehr. Als Konstitution geht er jeden Tag zwei Meilen oder mehr zu Fuß und gelegentlich trinkt er sogar ein kleines Glas Bier. Mit der ganzen Begeisterung eines Jungen freut er sich auf einen Besuch der Panama-Pazifik-Ausstellung im Jahr 1915. Herr Wilcox liest jeden Tag die Zeitungen und interessiert sich für alles über ihn, von den Speisen, die für sein Abendessen zubereitet werden, bis hin zu den neuesten Errungenschaften Mit Flugzeugen . Dieser alte Mann sieht vierzig oder fünfzig Jahre jünger aus, als er wirklich ist. Seine Haut ist weiß, aber nicht von tiefen Falten geprägt. Sein Sehvermögen ist ausgezeichnet und er geht fast aufrecht. Vor dreißig Jahren gab er das Rauchen auf, wie seine Ärzte ihn gewarnt hatten war im Alter dem Tode nahe und der Tabakkonsum würde das Ende nur beschleunigen.

„In den Ozark Mountains im Marion County, Arkansas, gleich hinter der Missouri-Grenze, lebt Mrs. Elmyra Waggoner. Auch sie ist einhundertzwölf Jahre alt. Sie hat tausend Falten im Gesicht und sieht ihrem Alter entsprechend aus, aber in ihren Taten ist sie sechzig. Bis vor wenigen Jahren, als sie noch über die Hundertjahrgrenze hinaus war, hatte Frau Waggoner einen großen Garten und konnte auf den Feldern arbeiten. Während sie die Arbeit im Freien aufgegeben hat, ist sie es immer noch aktiv. An schlechten Tagen sitzt sie am Kamin in ihrem Haus in den Bergen und dreht sich. An angenehmen Tagen kann man sie auf dem Hof herumlaufen sehen. Kürzlich hat ihre Ururenkelin in Protein, Missouri, sechs Meilen vom Waggoner-Haus entfernt, geheiratet . Diese einhundertzwölfjährige Frau ging zur Hochzeit, genoss es und ging dann zurück nach Hause, eine Strecke, die viele Menschen in ihrem halben Alter ermüden würde. Es gibt Dutzende von Personen bei Protein, die dafür bürgen und von Ähnlichem berichten Leistungen von Mrs. Waggoner, die bemerkenswerte körperliche Kraft zeigen.

„Nach den Gründen für ihr langes Leben gefragt, lächelte die alte Frau und sagte, dass sie es hasse, zuzugeben, dass sie alt wird. ‚Sauberes, ehrliches Leben, viel Arbeit, viel gutes Essen und der Wunsch, anderen zu helfen, wenn sie krank sind oder …‘ Ich glaube, in Schwierigkeiten zu geraten, hat mir mein langes Leben beschert. Ich war immer so sehr damit beschäftigt, mich um andere zu kümmern und an sie zu denken, dass ich nie Zeit hatte, mir Gedanken darüber zu machen, ob ich alt werde oder nicht.‘"

„Asa Goodwin aus Serrett , Alabama, ist einhundertsechs Jahre alt. Seine Ausdauerfähigkeiten sind sogar noch bemerkenswerter als die von Mrs. Waggoner oder Abraham Wilcox. Er geht jeden Tag fünf Meilen zu Fuß. Er arbeitet täglich mehrere Stunden in seinem Garten, isst alles, was er mag, und liest ohne Brille. Seine Familie ist wahrscheinlich die größte in den Vereinigten Staaten. An einem kürzlich zu seinen Ehren abgehaltenen Treffen nahmen achthundertfünfzig Personen teil, dreihundertfünfzig sind Blutsverwandte. Goodwin war ein Jäger Sein ganzes Leben lang nimmt er sein Gewehr zur Hand und beweist, dass er immer noch gut zielen kann. Er führt seine Langlebigkeit und Vitalität auf sein großes Interesse an Outdoor-Sport und der Jagd zurück, als er als junger Mann eine robuste Konstitution entwickelte, die ihm viele Jahre erhalten blieb Jahre nachdem er aus Altersgründen gezwungen war, die anstrengende Arbeit aufzugeben. Er behauptet, dass er mit dem Leben so beschäftigt gewesen sei, dass er einhundertsechs Jahre alt geworden sei, bevor ihm das klar geworden sei, und dass er, wenn möglich, noch fünfzig Jahre leben möchte. „Ich habe das Gefühl, ich könnte es auch schaffen", erklärt er. „Jetzt kann ich es." Nimm meine Leichtigkeit und meinen Trost und die Welt sieht für mich gut aus. Ich habe immer ein gemäßigtes Leben geführt, nie getrunken, nie lange gearbeitet und trotzdem genauso viel oder sogar mehr Spaß gehabt als der durchschnittliche Mann, denke ich. Das ist erst jetzt der Fall „Wenn ich nichts zu tun habe, mache ich mir Sorgen, und wenn ich mich in dieser Situation befinde , gehe ich spazieren oder jäte Unkraut im Garten und fühle mich dann besser."

Diese Menschen befinden sich nicht in den höheren Lebensbereichen, die manche nennen, aber es ist ihnen gelungen, dort zu leben, wo fast alle scheitern. Sie waren nützliche Mitglieder der Gesellschaft, zufrieden damit, das Leben so zu nehmen, wie es kommt, und so haben sie viel von dem Süßen gesammelt. Sie haben das Leben genossen, und wer es genießt, macht anderen Freude. Es braucht ein Publikum, um selbst die besten Stücke zu machen.

Frau Waggoner ist nicht reich, aber sie hat eine Philosophie, die reich genug ist. Sie weiß, dass sie durch Geben empfängt. Sie hat dieses Wissen gelebt, was ihr Segen gebracht hat.

Diese Menschen haben alle ein einfaches Leben geführt und gearbeitet. Es ist kein Geheimnis, in Würde alt zu werden. Es bedeutet Selbstbeherrschung, einfaches Leben, Arbeit für Körper und Geist, Sauberkeit von Körper und Geist, und der wichtigste Teil der körperlichen Sauberkeit ist ein sauberer Dickdarm. Meistens ist es notwendig, einen ruhigen Geist zu haben, denn Ärger und Sorgen sind gesundheitsschädlich.

Die durchschnittliche Lebensspanne verlängert sich. Im 16. Jahrhundert wurde der durchschnittliche Europäer nicht einmal zwanzig Jahre alt. Jetzt wird er etwa vierzig Jahre alt. Der gleiche Anstieg ist in Amerika zu verzeichnen. In Indien und China liegt die durchschnittliche Lebenserwartung immer noch unter 24 Jahren. Mit fortschreitender Zivilisation besteht die Tendenz, dass sich die durchschnittliche Lebensdauer verlängert, vorausgesetzt, das Leben wird nicht so komplex, dass Wissen durch zu große Künstlichkeit zunichte gemacht wird.

Es ist jedoch zu beachten, dass es nicht der letzte Teil des Lebens ist, der verlängert wird. Wir lassen zu, dass im Laufe der Jahre immer weniger Säuglinge sterben. Der Anteil der erwachsenen Bevölkerung, der ein höheres Alter erreicht, ist nicht größer als in der Vergangenheit. Unsere Lebensweise ist so falsch, dass Tuberkulose, Typhus, Krebs, Nierenerkrankungen, Lungenentzündung und Kreislaufdegeneration eine große Zahl derjenigen dahinraffen, die wir als Menschen mittleren Alters bezeichnen, die aber eigentlich junge Menschen sind. Es handelt sich um

Degenerationskrankheiten. Es liegt in unserem Interesse, diese Krankheiten zu reduzieren. Anständiges Leben reicht aus.

Die Lebenserwartung von Menschen über fünfzig ist noch geringer als vor dreißig Jahren. Menschen mittleren Alters sterben an Krankheiten, die auf jahrelange schlechte Gewohnheiten zurückzuführen sind. Deshalb sollten diese Menschen lernen, gut zu leben, wenn sie länger leben würden.

Die Ernährung älterer Menschen kann in etwa der eines Erwachsenen in der Blüte seines Lebens entsprechen, nur dass weniger gegessen werden sollte. Wer richtig lebt, hat keine Verdauungsstörungen. Wer normal ist, wird feststellen, dass der Wunsch nach mehr Nahrung nicht mehr so groß ist wie früher im Leben, und dies sollte als Orientierung dienen. Ältere Menschen erhalten mit zwei moderaten Mahlzeiten am Tag alle Nährstoffe, die sie benötigen. Wenn der Drei-Mahlzeiten-Plan am Tag bevorzugt wird, ist das in Ordnung, allerdings sollte bei jeder Mahlzeit weniger eingenommen werden.

Weißmehlprodukte sind leichter verdaulich als Vollkornprodukte, letztere sind für normale Menschen jedoch sehr gut verdaulich und ein besseres Lebensmittel als Weißmehl . Ich kenne einen Herrn in seinem achten Lebensjahrzehnt, der stärker und jünger geworden ist, indem er die herkömmlichen Essgewohnheiten aufgegeben hat und sich hauptsächlich von moderaten Mahlzeiten mit Milch und Vollkornkeksen ernährt hat. Wie Cornaro sagte, brauchen einige mehr als andere, aber alle sollten moderat sein.

Eine Mahlzeit am Tag mit Milch und Keksen ist in Ordnung. Diese Kekse sollten gut gebacken und gut gekaut sein. Die Milch sollte langsam eingenommen werden.

Eine weitere Mahlzeit kann Fleisch, Eier oder Fisch mit etwas gekochtem und rohem, saftigem Gemüse sein.

Wenn eine dritte Mahlzeit eingenommen wird, kann diese aus gemahlener Milch oder Buttermilch bestehen; oder einer der süßen Früchte, und die süßen Früchte können jederzeit anstelle von Brot oder Keksen verwendet werden. Hüttenkäse ist zu jeder Zeit ein gutes Nahrungsmittel und kann mit sauren oder süßen Früchten eingenommen werden.

Nehmen Sie im Sommer beliebig oft Obst zu sich. Da die sehr sauren, saftigen Früchte dazu neigen, Frösteln zu verursachen und das Blut zu verdünnen, ist es ratsam, sie im fortgeschrittenen Alter in Maßen zu sich zu nehmen. Das bedeutet aber nicht, dass diejenigen, die sie mögen, sie meiden sollten. Im Winter schmecken die süßen Früchte am besten. Milde Äpfel und Bananen können beliebig oft verwendet werden. Orangen sollten seltener eingenommen werden, ebenso Grapefruit, Ananas und andere stark säurebeladene Früchte.

Als allgemeine Regel gilt, dass stärkehaltige Nahrungsmittel nur einmal am Tag verzehrt werden sollten, aber wer sehr moderat ist, kann sie auch zweimal täglich einnehmen, ohne dass es zu schlechten Ergebnissen kommt. Vegetarier ersetzen Fleischgerichte durch Eier und Milch. Sie enthalten auch Linsen, Erbsen, Bohnen und das Protein im Vollkornweizen und anderen Getreidesorten. Linsen, Erbsen und Bohnen müssen in Maßen eingenommen werden, denn sie sind reich an Nährstoffen und verursachen bei übermäßigem Verzehr schnell Krankheiten. Nüsse sind, wenn sie gut zerkaut sind, auch in Ordnung.

Die allgemeine Fütterungsgrundlage sollte einmal täglich Stärke und einmal täglich Protein in Maßen sein. Es können alle Arten von Stärke und alle Arten von Proteinen verwendet werden. Am besten ist es, mäßiger Früchte zu tragen als in den früheren Lebensjahren. Alle gewünschten saftigen Gemüsesorten können gegessen werden. Durch einfaches Garen der Speisen, wie in diesem Buch empfohlen, sind sie leichter verdaulich als bei der herkömmlichen Art des Garens. Einfaches Kochen trägt dazu bei, die Gesundheit zu erhalten und das Leben zu verlängern.

Arbeit ist einer der größten Segnungen des Lebens. Wer lange leben und nützlich sein möchte, muss Körper und Geist trainieren. Wie bei allen anderen Segnungen ist es schädlich, wenn man es übertreibt. Es ist bedauerlich, dass manche Menschen zu hart arbeiten müssen, denn es gibt eine Klasse von Menschen, die nichts Nützliches tun und sich damit begnügen, Verschwender zu sein.

Arbeit wurde als Fluch angesehen. Das ist ein Fehler. Wer in der Hoffnung und Erwartung lebt, eines Tages mit der Arbeit aufzuhören, um das Leben zu genießen, wird am Ziel feststellen, dass sich ein Leben ohne Arbeit nicht lohnt . Wer es sich leisten kann, kann mit Vorteil die Menge seiner produktiven Arbeit verringern und sich stärker in kulturelle Richtungen entwickeln, aber es ist gefährlich, mit der Arbeit aufzuhören. Der Mensch ist so beschaffen, dass es ohne Aktivität von Körper und Geist zu Degeneration kommt. Was ist trauriger, als einen fähigen Menschen zu sehen, der eine Kompetenz erworben hat und sich dann zurückzieht, um sie zu genießen? Es macht ihm keinen Spaß. Entweder muss er sich einer körperlichen oder geistigen Arbeit widmen, oder er stirbt bald. Wir müssen ein lebhaftes Interesse an etwas haben, sonst herrscht Stagnation.

Es gibt viele schöne Dinge im Leben, und wir sollten sie pflegen, solange wir jung genug sind, um zu lernen, sie zu genießen. Die erhabensten Geister aller Zeiten haben uns ihre Inspirationen und Sehnsüchte in Poesie, Prosa, Musik, Malerei, Bildhauerei und anderen Formen hinterlassen. Wir sollten versuchen, das Verständnis für diese Themen zu kultivieren, nicht unbedingt für alle, aber für eines oder mehrere, denn mit dem Verständnis gehen die Erhebung und Erweiterung des Geistes einher, die immer vorhanden sind, wenn Mitgefühl vorhanden ist, und Mitgefühl ist eng mit Verständnis verbunden. Kultur in einer oder mehreren Richtungen erweitert den Geist und macht einen Menschen nicht nur für sich selbst, sondern auch für andere wertvoller . Wir können den Wert der Schönheit des Lebens nicht in Dollar und Cent abschätzen, aber wer allein an weltlichen Gütern reich ist, ist in der Tat arm.

Es ist notwendig, sich für die Aktivitäten rund um uns zu interessieren. Wer an nichts oder niemanden außer sich selbst denkt, ist für die Welt fast tot, obwohl er den gleichen körperlichen Aktivitäten nachgeht wie andere Menschen. Die Tendenz besteht darin, mit zunehmendem Alter in eine Sackgasse zu geraten und dort zu verharren. Es ist leicht, trotz des Alters sowohl einen geschmeidigen Geist als auch einen geschmeidigen Körper zu bewahren, und dies kann durch intelligenten Einsatz erreicht werden. Täglich sollte man sich eine kurze Zeit nehmen, um sich über die Geschehnisse auf der Welt zu informieren und darüber nachzudenken. Ein geistiges Hobby ist am besten. Ein Garten oder ein paar Vögel können eine nahezu unerschöpfliche Quelle des Interesses darstellen. Wer daran zweifelt, sollte über die Komödien und Tragödien unter so einfachen Wesen wie der Spinne, der Fliege und dem Käfer lesen. JH Fabre hat charmant darüber geschrieben und ihnen ein Interesse gewidmet, das in guten Romanen selten zu finden ist. Dieser Naturforscher ist ein gutes Beispiel dafür, was erreicht werden kann, wenn man Jahre dafür hat und sich damit begnügt, von Tag zu Tag weiterzuarbeiten, ohne zu viel an den nächsten Tag zu denken. Mit fünfzig war Herr Fabre praktisch unbekannt. Jetzt, mit etwa neunzig Jahren, ist er einer der am meisten bewunderten und beliebtesten Männer. Seine Anerkennung kam erst spät und er hat in seinen späteren Jahren viele seiner besten Arbeiten geleistet. Wenn Herr Fabre im Durchschnittsalter von vierzig Jahren gestorben wäre, wäre die Welt seiner schönen Einsicht beraubt worden.

Eine weitere Ursache für das Alter ist die geistige Alterung. Ein Mensch beginnt zu altern, indem er sich mit dem Thema beschäftigt. Das dreizehnjährige Mädchen muss aufhören zu toben und herumzurennen, weil es nicht damenhaft ist. Mit fünfundzwanzig ist es sehr, sehr unwürdig, ein bisschen zu laufen. Mit vierzig muss eine Frau eher ruhig sein, denn Natürlichkeit würde Frivolität bedeuten. Die Menschen werden ständig zu alt, um dies und das zu tun, nicht weil sie den Wunsch und die Fähigkeit verloren haben, sondern weil es in ihrem Alter unpassend ist. Das ist Torheit. Behalte ein junges Herz ein Leben lang. Ein herzliches Lachen ist eines der besten Stärkungsmittel der Natur. Tanzen schadet mit fünfzig nicht mehr als mit fünfzehn und ist nicht so gefährlich.

Die Entspannung der Muskeln und das Erschlaffen des Gesichts sind sowohl auf die mentale Einstellung als auch auf den Verlust der Spannkraft zurückzuführen. Junges Denken und der Umgang mit Kindern sind hilfreich und gesund. Menschen, die sehr steif und würdevoll sind, sind geistig unfruchtbar. Die charmanten Menschen sind diejenigen, die bereit und in der Lage sind, die Ziele und Bestrebungen anderer zu verstehen und mit ihnen zu sympathisieren, und um dies zu tun, ist es notwendig, aufzutauen.

Die Kunst des Lebens ist herrlich, wenn sie richtig entwickelt wird.

Sorgen sind so schädlich, dass ihre Opfer weder so leben noch arbeiten können, wie sie sollten. Es ist notwendig, diese schlechte Angewohnheit zu überwinden. Die meisten Sorgen sind auf engstirnigen Egoismus zurückzuführen. Vieles davon ist darauf zurückzuführen, dass andere nicht das tun, was wir tun. Zu versuchen, andere dazu zu bringen, unsere Standards zu akzeptieren und sich dann Sorgen zu machen und zu ärgern, weil sie es nicht tun, ist Torheit. Wenn Gewalt angewendet wird, um jemanden zu bekehren , ist die Bekehrung nur oberflächlich und dauert nur so lange, wie die Heuchelei des bekehrten Individuums anhält. Um das Beste aus dem Leben herauszuholen, müssen wir großzügig, nachsichtig, geduldig und verzeihend sein.

Ein normales Alter ist schön. Es ist das Privileg, ja mehr noch, die Pflicht jedes intelligenten Wesens, es zu erreichen. Wenn wir uns anpassen, werden wir länger leben.

Mit dem Alter verhält es sich wie mit der Gesundheit. Wir können es haben, wenn wir es wünschen. Allein Unfälle können uns beides vorenthalten. Hoffen wir, dass der Tag kommen wird, an dem Männer und Frauen nicht damit zufrieden sein werden, zu sterben, weil das Leben gerade erst beginnt, sondern dass sie so leben werden, wie sie leben sollten und könnten, und dass sie sich so als Segen für die Menschheit erweisen.

KAPITEL XXIX.

ENTWICKLUNG ZUR GESUNDHEIT.

Mit zwanzig Jahren haben die meisten Menschen eine Krankheit. Es kann sich nur um einen leichten Katarrh, eine leichte Verdauungsstörung, Augenbeschwerden, ein schlechtes Gehör oder eine andere Krankheit handeln. Sehr selten treffen wir einen Menschen in diesem Alter, dem es vollkommen gut geht.

Den meisten Menschen wird beigebracht zu glauben, dass Gesundheit etwas Mysteriöses ist, das zu ihnen kommen oder an ihnen vorbeigehen kann, mit dem sie aber wenig oder gar nichts zu tun haben. Wenn es ihnen gut geht, haben sie Glück, aber wenn sie krank sind , trifft sie keine Schuld.

Die meisten von ihnen gehen im Krankheitsfall zu Schulärzten und hoffen auf Heilung. Sie nehmen Medikamente oder Injektionen von Seren oder werden operiert. Wenn sie mit den Ärzten fertig sind, sind sie nicht klüger als zuvor.

Einige haben Freunde, die ihnen sagen, dass sie ihre Lebensweise ändern müssen, wenn sie gesund sein wollen. Sie sind so interessiert, dass sie zu einem Heiler gehen, der an die Natur glaubt. Er sagt ihnen, dass es ihnen gut oder schlecht geht, je nachdem, was sie wollen, dass es ihnen jederzeit gut gehen kann, wenn sie wollen, denn wenn sie so leben, wie sie sollten, ist Gesundheit eine natürliche Folge.

Das klingt zunächst nach Unsinn. Es ist anders als alles andere, was sie gehört haben. Der Leidende kommt oft zu dem Schluss, dass der Heiler ein Narr oder ein Schwindler ist. Er erinnert sich, dass er, als er zu den Schulärzten ging, ihn beschallt und geschlagen und alle seine Ausscheidungen untersucht haben. Sie waren sehr gründlich und wissenschaftlich. Der Naturheiler geht im Allgemeinen nicht auf so viele Details ein. Er fragt genug und untersucht genug, um das Problem zu finden, und dann hört er auf. Dies wirft ihm der Patient vor, denn er geht davon aus, dass der Heiler aus Unwissenheit kurz ist.

Also geht er zurück zu seinem alten Arzt. Da seine Beschwerden auf eine gestörte Ernährung zurückzuführen sind, erholt er sich nicht. Er denkt darüber nach, was der Naturheiler gesagt hat, und je mehr er darüber nachdenkt, desto vernünftiger klingt es, und er kehrt wieder zurück. Dieses Mal erhält er Anweisungen und befolgt sie ausreichend, um davon zu profitieren, aber nicht treu genug, um gesund zu werden. Er ist davon überzeugt, dass die Schulmediziner Unrecht haben, glaubt aber dennoch, dass der Naturheiler kaum Recht haben kann.

Nach einer Weile beschließt er, sich an die Arbeit zu machen, geht zum Heiler und holt sich Anweisungen und befolgt sie. Die Ergebnisse sind überraschend. Die Beschwerden, die er seit Jahren hat, können innerhalb von ein oder zwei Monaten verschwinden, oder sie werden immer weniger offensichtlich, aber es dauert eine ganze Weile, bis sie ganz verschwinden.

Der Heiler gibt Anweisungen. Die wichtigsten sind diejenigen, die die Ernährung betreffen. Es wird ein Plan vorgelegt, der gute Ergebnisse bringt. Der Heiler erklärt nicht, dass dies nur eine richtige Ernährungsmethode ist und dass es noch andere gute gibt. Der Patient ist von den daraus resultierenden Vorteilen begeistert, kommt zu dem Schluss, dass er das einzig richtige Leben führt, und wird allzu oft zum Essensverrückten, der versucht, allen um ihn herum seine Vorstellungen aufzuzwingen. Hier ist der Heiler schuld, denn er sollte erklären, dass eine Methode notwendig ist, dass es aber nicht die eine und einzige Methode der Ernährung gibt.

Wenn der Patient einigermaßen intelligent ist, erkennt er mit der Zeit, dass es nicht so sehr darauf ankommt, was er isst, sondern auf seine Essweise und Mäßigung, die hilfreich sind, und dass jeder Plan, bei dem Mäßigung und Einfachheit befolgt werden, besser ist als die gewöhnliche Art zu essen .

Wenn sich der Patient gesund entwickelt und einen umfassenderen Blick auf die Lebenskunst erhält, erhält er eine bessere Perspektive auf das Leben. Er lernt, dass unter gleichen Bedingungen gleiche Ursachen immer gleiche Wirkungen hervorrufen, dass das Gesetz der Kompensation immer wirksam ist und wir daher bekommen, was wir verdienen. Er verliert seine Angst vor vielen Dingen, die ihm zuvor große Sorgen bereiteten. Er sieht in Krankheit und Tod das Wirken eines Naturgesetzes und nicht eines Zufalls.

Manche Patienten erkennen von Anfang an, dass Heiler, die im Einklang mit der Natur arbeiten, Recht haben, aber die meisten Menschen sind nicht so logisch aufgebaut. Es dauert oft ein bis drei Jahre, bis sich Menschen dazu entschließen, ihr Leben so zu ordnen, dass ihnen die Gesundheit zur Verfügung steht.

Früher sollte der Arzt heilen, was unmöglich war. Auf die neue Art erzieht der Heiler die Menschen, und wenn sie dann ihr Wissen leben , werden sie gesund.

Der Heiler muss in die Pflege aller Körperteile einweisen, schlechte Gewohnheiten ausmerzen und versuchen, an ihrer Stelle gute Gewohnheiten einzuführen.

Sich nach den richtigen Grundsätzen zu ernähren, ist die hilfreichste und wirksamste Hilfe bei der Wiederherstellung der Gesundheit. Der Patient stellt fest, dass sich sein Geschmack im Laufe der Jahre ändert und einfacher und gemäßigter wird. Er ernährt sich gut mit der Hälfte bis einem Drittel dessen, was er früher zu sich nahm und für notwendig hielt.

Das Folgende ist die Aufzeichnung der Nahrungsaufnahme der letzten Hälfte eines Monats für einen Mann in den Dreißigern. Vor einigen Jahren änderte er seine Lebensweise, um wieder gesund zu werden, was ihm auch gelang. Jetzt nimmt er je nach Wunsch nur noch ein oder zwei Mahlzeiten am Tag zu sich, gegen drei Mahlzeiten am Tag hat er zwar nichts einzuwenden, aber er findet es am besten, seltener zu essen. Er ist in guter körperlicher Verfassung, so schwer, wie er sein sollte, und er hatte seit einigen Jahren keine wirklichen körperlichen Probleme . Seine Arbeit ist mental, aber er geht viel zu Fuß und schwimmt drei- bis sechsmal pro Woche, zusätzlich zu ein paar festen Übungen.

Es wurde im Frühling aufgenommen, das Wetter war im Durchschnitt kühl. Das ist etwas leichter als üblich, da die Aufnahme in einer Zeit außergewöhnlich harter geistiger Arbeit entstand. Bei kaltem Wetter werden schwerere Lebensmittel zu sich genommen.

Mittagessen: Nichts.

Abendessen: Drei Scheiben Roggentoast, sehr dünn, Sellerie, drei Scheiben gebratene Zwiebeln, Erbsenteller, ein Glas Bier.

Mittags Abendessen: Lammbraten, Spinatgericht, eineinhalb Gerichte Sommerkürbis, Salat und Tomatensalat.

Abendessen: Nichts.

Mittagessen: Gericht aus gebackenen Linsen, Gemüsesuppe, Salat.

Abendessen: Zwei kleine Orangen, Hüttenkäse.

Mittagessen: ein Stück Lebkuchen, eine Tasse Kakao, zwei Würfel Zucker.

Abendessen: Zwei kleine Orangen, Hüttenkäse.

Mittagessen: Gericht aus gedünsteten Pflaumen, ein Esslöffel Hüttenkäse.

Abendessen: Zwei Eier, zwei Scheiben Buttertoast.

Mittagessen: Kleine Grapefruit.

Abendessen: Gemüsesuppe, Gericht mit gedünsteten Rüben, Gericht mit Erbsen.

Mittagessen: Nichts.

Abendessen: Eine halbe Grapefruit, drei gedünstete Feigen, ein Glas Milch.

Mittagessen: Teller mit Erdbeeren, großer Teller Rhabarber mit Grapefruitsaft und Sahne als Beilage; eine halbe Portion Frischkäse.

Abendessen: Zwei kleine Bratäpfel.

Mittagessen: Kleine Grapefruit.

Abendessen: Zwei Eier, Rübenteller, Spinatteller, Tomatenscheiben.

Mittagessen: Ein roher Apfel.

Abendessen: Zwei zerkleinerte Weizenkekse, ein Glas Milch.

Mittagessen: Gericht mit Rhabarber.

Abendessen: Gemüsesuppe, ein Ei, eine Salzkartoffel.

Mittagessen: Gericht mit Rhabarber.

Abendessen: Süßkartoffel, Pastinakengericht, Erbsenkompott.

Mittagessen: Eisbecher, Stück weißer Kuchen. Abendessen: Käsekuchen, Obstsalat.

Mittagessen: Ein hart gekochtes Ei, etwa eineinhalb Scheiben Weißbrot, zwei große Radieschen, eine junge Zwiebel, Butter.

Abendessen: Nichts.

Die Portionen entsprechen den üblichen Restaurantportionen. Außer den genannten wurden keine weiteren Verbände verwendet. Dieser Mann liebte früher sehr gern Süßigkeiten und verwendete reichlich Salz. Jetzt findet er seine Speisen angenehmer, wenn sie pur eingenommen werden, weil sie einen besseren Geschmack haben. Er verwendet selten Salz oder Pfeffer. Er hat seine Nahrungsaufnahme vereinfacht, weil er feststellt, dass er sich besser und stärker fühlt und besser denken kann, als wenn er bei jeder Mahlzeit eine größere Auswahl und Menge an Nahrungsmitteln zu sich genommen hätte.

Lebensmittelwissenschaftler sagen, dass täglich zweitausendsiebenhundert bis dreitausenddreihundert Kalorien benötigt werden, aber Sie werden feststellen, dass dieser Mann im Allgemeinen weniger als die Hälfte davon hält, wenn Sie in der Lage sind, die Lebensmittelwerte zu berechnen.

Menschen, die versuchen, gesund zu werden, werden oft als Dummköpfe und Spinner bezeichnet, wenn sie sich richtig behandeln, aber das spielt keine Rolle, denn solche Dummköpfe erleben im Allgemeinen noch, wie ihre weisen Kritiker vorzeitig dem Erdboden gleichgemacht werden.

Versuchen Sie bei der Beantwortung von Gesundheitsratschlägen, Ihr Gleichgewicht zu bewahren. Machen Sie sich gründlich gesund, bevor Sie versuchen, andere anzuleiten.

KAPITEL XXX.

RÜCKBLICK.

Mehrere hundert Seiten wurden den Themen gewidmet, denen Aufmerksamkeit gewidmet werden muss, um eine gute körperliche und geistige Gesundheit zu erreichen, um das Beste aus dem Leben herauszuholen und das Beste zu geben, das heißt, um ein erfülltes Leben zu führen. Die Grundlage der Gesundheit ist innere Sauberkeit. Um diese zu erreichen, ist es notwendig, Selbstbeherrschung und Mäßigung zu üben sowie guten Willen und Freundlichkeit gegenüber anderen zu kultivieren. Freundlichkeit und Liebe schmieren das Leben und sorgen für einen reibungslosen Ablauf. Neid, Gehässigkeit, Hass und die anderen negativen Emotionen wirken wie Sand in den Lagern und erzeugen Reibung in der lebenswichtigen Maschinerie, die sie am Ende zerstören.

Erfolg im Leben bedeutet Ausgeglichenheit, Ausgeglichenheit und Anpassung. Wir müssen uns so anpassen, dass wir im Einklang mit anderen sind, und wir müssen im Einklang mit der Natur sein. Unser Geist wird manchmal im Widerspruch zu den Naturgesetzen stehen. Dann müssen wir genügend Selbstbeherrschung üben, um sie wieder in Einklang zu bringen, denn Naturgesetze haben keine Rücksicht auf Personen. Es heißt, wir brechen diese Gesetze, aber das stimmt nicht. Wenn wir sie oft genug missachten, brechen sie uns. Wir müssen unsere Einheit mit der Natur, unser Einssein erkennen . Wir müssen erkennen, dass wir ein Teil der Natur sind und nicht über ihr stehen, und dass wir daher denselben festen Gesetzen unterliegen, die den Rest der Natur regieren. Diese Gesetze dienen unserem Wohl. Versuche, sich ihrer Funktionsweise zu entziehen, deuten auf mangelndes Verständnis hin.

Zwietracht führt zu Krankheit und Tod. Harmonie führt zu Gesundheit und einem langen Leben.

Die Anpassung muss sowohl körperlich als auch geistig erfolgen.

Der physische Teil bedeutet, so zu leben oder sich so anzupassen, dass alle Körperfunktionen normal ablaufen. Der Körper reguliert sich selbst und wenn wir nichts tun, ist die Gesundheit unser Teil. Allerdings ist das Leben in unserer heutigen Zivilisation so komplex, dass die Anforderungen an unser Nervensystem übermäßig hoch sind. Es ist einfach, so zu leben, dass wir gesund sind, aber dies zu tun ist nicht konventionell und daher nicht sehr beliebt.

Um unter den gegenwärtigen Bedingungen eine gute körperliche Gesundheit zu haben, ist es notwendig, einige Anstrengungen zu unternehmen. Der

Aufwand ist nicht groß genug, um lästig zu sein, und erfordert nicht viel Zeit. Es ist wichtig, sich Gesundheitswissen anzueignen, das der Mehrheit heute fehlt. Dieses Wissen ist äußerst ausgezeichnet, aber es nützt dem Einzelnen nichts, wenn es nicht angewendet wird. Wir alle wünschen uns Gesundheit, aber das reicht nicht aus. Wir müssen den Willen haben, es zu haben. Wenn wir sagen, dass wir es nicht können, sollte dies im Allgemeinen so interpretiert werden, dass wir es nicht tun werden.

Einige wichtige Themen, zu denen besondere Kenntnisse erworben werden sollten, sind: Essen, Trinken, Bewegung, Pflege der Haut, Schlaf, Arbeit und Spiel, Atmung, Kleidung und geistige Einstellung.

Diese und andere Themen wurden recht ausführlich diskutiert. Es ist unmöglich, vollständige Informationen in Tabloidform bereitzustellen. Es ist auch unmöglich, ein Buch dieser Art einmal zu lesen und alle darin enthaltenen Informationen zu erhalten. Wer es ernst meint, wird sich mit dem Thema befassen, anstatt es nur zu lesen.

Ich möchte Sie daran erinnern, dass fast alle unsere Krankheiten auf fehlerhafte Ernährungsgewohnheiten zurückzuführen sind. So war es laut diesem Weisen zur Zeit des Hippokrates und so ist es auch heute. Es ist eine gängige Aussage, dass etwa 90 Prozent. unserer körperlichen Beschwerden sind auf falsche Ernährung zurückzuführen, und das ist die Wahrheit. Daraus folgt, dass es am wichtigsten ist, die richtigen Ernährungsgewohnheiten zu kennen und in die Praxis umzusetzen. Eine falsche Ernährung führt zu einer fehlerhaften Ernährung, in deren Folge körperliche und seelische Krankheiten auftreten.

Es gibt viele Ernährungssysteme, und fast alle führen zu guten Ergebnissen, wenn das wichtigste Gebot befolgt wird, nämlich Mäßigung. Einfachheit führt zu Mäßigung.

Diejenigen, die vernünftig mit ihrer Nahrungsaufnahme umgehen, werden oft zur Zielscheibe der Lächerlichkeit, mit der sie von denen abgefeuert werden, die sich mit dem Thema nicht auskennen oder zu selbstgefällig sind, um ein wenig Selbstbeherrschung zu üben. Spott ist eine der tödlichsten Waffen, aber sie schadet niemals denen, die die Kühnheit haben, sich auf die grundlegenden Fakten zu beschränken und Dinge und Ideen nach ihrem wahren Wert einzustufen. Warum sollten wir uns vom Witz und Sarkasmus träger Wollustfahrer leiten lassen, die täglich ihre Körper durch ruinöse Genüsse entweihen?

Es besteht keine Notwendigkeit, hart und streng zu werden, noch ist es notwendig, in tödliche Gewohnheiten der Maßlosigkeit zu verfallen. Manchmal können wir gut mit dem Strom schwimmen, aber manchmal ist es auch notwendig, flussaufwärts zu paddeln. Das Leben verlangt von denen, die gesund leben wollen, ein gewisses Maß an Ausdauer, und das kommt nicht aus Genusssucht, sondern aus Selbstverleugnung. Es ist notwendig, fast täglich etwas zu tun, wozu wir keine Lust haben.

Man sollte bedenken, dass es bei richtiger Ernährung schwierig ist, körperlich und infolgedessen geistig gestört zu werden. Erlauben Sie mir, vier kurze Sätze zu wiederholen, die hilfreich und äußerst wichtig sind und zur Erziehung jedes Kindes gehören sollten:
Wenn du krank bist, iss nichts, sondern lebe von Wasser.
Essen Sie nur, wenn Sie Lust auf Essen haben.
Zerkauen Sie alle Lebensmittel gründlich.
Seien Sie bei Ihrer Nahrungsaufnahme immer moderat.

Dies sind die vier goldenen Essensregeln, und wenn sie befolgt würden, würden sie uns vor einer unkalkulierbaren Menge an Sünde und Leid bewahren. Sie würden die Lebensdauer und die Lebensfreude erhöhen. Sie würden zu unserem körperlichen und geistigen Wohlbefinden beitragen . Daher verdienen sie die ihnen gegebene Betonung.

Kurz gesagt: Körperliche Gesundheit basiert auf innerer Sauberkeit, die nur durch Mäßigung erreicht werden kann, also dadurch, dass man den Körper nicht gewohnheitsmäßig überlastet, insbesondere nicht mit Nahrungsmitteln. Unser Körper gedeiht, wenn er benutzt wird, aber nicht, wenn er missbraucht wird. Für unser körperliches Wohlbefinden ist es notwendig, Luft, Sonnenschein, Wasser, Nahrung, Schlaf, Ruhe, Bewegung, Arbeit und Spiel im richtigen Verhältnis zu bekommen und darüber hinaus einen freundlichen, ausgeglichenen Geist zu entwickeln. Drogen wie Alkohol, Kaffee, Morphium, Brom und Hunderte andere, die man nennen könnte, sind nicht nur unnötig, sondern auch schädlich.

Die mentale Seite ist genauso wichtig wie die physische Seite. Mit einem gesunden Körper ist es leicht, glücklich zu sein. Verdauungsbeschwerden und Gallenbeschwerden können aus der schönsten Landschaft eine trostlose Wüste machen. Körper und Geist reagieren und interagieren aufeinander. Wenn einer im Gleichgewicht ist, ist es leicht, den anderen ins Gleichgewicht zu bringen. Es erfordert einen ausgeglichenen Körper, um die beste Frucht hervorzubringen – einen feinen Geist.

Es ist notwendig, ehrlich zu sich selbst zu sein. Stellen Sie sich dem Leben mutig und ehrlich. Wenn Sie dies tun, werden Sie bald erkennen, dass die körperlichen und geistigen Krankheiten, unter denen Sie leiden, größtenteils auf Ihre eigene Schuld zurückzuführen sind. Dann können Sie entscheiden, ob Sie sie fortbestehen lassen oder sie beenden möchten, aber wenn Sie sich dafür entscheiden, krank zu bleiben, tragen Sie Ihr Kreuz ohne zu klagen, denn Sie haben kein Recht, andere mit Ihren selbst auferlegten Leiden zu belasten.

Versuchen Sie andererseits, das Leben aus der Sicht anderer zu betrachten, und Sie werden oft feststellen, dass das, was Sie für das höchste Gut und das Wünschenswerteste im Leben halten, für sie keiner großen Anstrengung würdig erscheint. Abwechslung verleiht dem Leben Würze. Die eigenen Ansichten und Verhaltensweisen anderen aufzuzwingen, schien den meisten Menschen schon immer wünschenswert, aber es ist der Gipfel der Torheit und Dummheit. Solange die Rasse existiert, wird es viele Menschen mit unterschiedlichen Gesinnungen geben, und das ist das Beste. Wir können anderen keinen Nutzen wie Gesundheit oder Güte aufzwingen. Anstatt anzuziehen, stößt der Prozess des Erzwingens ab.

Was wir mental tun können, um uns selbst und anderen zu nützen, ist, uns anzupassen, Freundlichkeit und Nächstenliebe zu pflegen, aufgeschlossen und nachsichtig zu sein, langsam zu sein, wenn es darum geht, Anstoß zu nehmen und zu beleidigen, und die kleinen Widrigkeiten zu akzeptieren, die das Schicksal für uns bereithält alles mit guter Gnade, und dadurch unsere Seelen in Geduld zu besitzen.

Seien Sie körperlich moderat.

Kultivieren Sie geistig Gleichmut.